同心

医患共话听神经瘤

梁建涛　主编

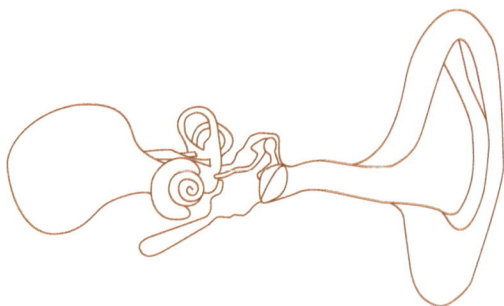

清华大学出版社

北京

图书在版编目（CIP）数据

同心：医患共话听神经瘤 / 梁建涛主编 . -- 北京 : 清华大学出版社 , 2025.4.（2025.10重印）
ISBN 978-7-302-69085-6

Ⅰ . R739.61

中国国家版本馆 CIP 数据核字第 2025UJ9658 号

责任编辑：辛瑞瑞　孙　宇
封面设计：钟　达　王　倩
责任校对：李建庄
责任印制：丛怀宇

出版发行：清华大学出版社
　　　　　网　　　址：https://www.tup.com.cn，https://www.wqxuetang.com
　　　　　地　　　址：北京清华大学学研大厦 A 座　　邮　　　编：100084
　　　　　社 总 机：010-83470000　　　　　　　　邮　　　购：010-62786544
　　　　　投稿与读者服务：010-62776969，c-service@tup.tsinghua.edu.cn
　　　　　质量反馈：010-62772015，zhiliang@tup.tsinghua.edu.cn
印 装 者：三河市龙大印装有限公司
经　　销：全国新华书店
开　　本：165mm×235mm　　　印　张：18.25　　字　数：252 千字
版　　次：2025 年 5 月第 1 版　　印　次：2025 年10月第 3 次印刷
定　　价：98.00 元

产品编号：102908-01

编 委 会

主　　审：鲍遇海

主　　编：梁建涛

副主编：宋　刚

作　　序：凌　锋　赵国光　王一方　张鸿祺

书名题写：菅凤增

编　　委（按姓氏拼音排序）：

耿浩铭　兰　天　梁建涛　刘　东　沈　童　宋　刚

唐元辰　王　旭　吴晓龙　向思诗　肖　玮　张晓蕾

张冰晗　周益强

让医院像家一样温暖
——改善病人的就医体验

生老病死，是人类不可抗拒的自然规律，也是所有人都要经历的人生体验。特别是生病，应该算是每个人最痛苦的事情，也是最难受的体验。

梁建涛主任撰写的《同心：医患共话听神经瘤》一书，恰恰就是在改善这样的体验。这本书体现了医生和患者之间平等的对话：在本书的第 1 章，梁主任和他的同事们努力用科学道理来科普听神经瘤这种疾病的发生发展过程，同时也用最通俗的语言向患者解释医生对这种疾病的理解。本书的第 2 章通过患者的言语述说了他们的患病体验，而这些恰恰是医生们在日常的工作中忽视的细枝末节。这些患者体验俨然都成了医生们的一面镜子：每天上班前，都应该在这面镜子前面正正衣冠，想想我们都要用什么样的态度和语言与患者沟通；在进入中国国际神经科学研究所（CHINA-INI）的大堂时，在"如履薄冰 如临深渊 全力以赴 尽善尽美"的所训面前，再次理理自己的思绪，想想用什么样的态度来为患者做抉择，用什么样的技术来为患者解除痛苦。

医患之间这样的对话现在少之又少，梁建涛主任能把这些内容写到书中实在是难能可贵。我们太需要这样的医生了！梁主任和他这样的医生没有忘记自己进入医院工作的初心：用良心和技术去帮助所有需要帮助的人。

梁建涛主任是我的博士研究生，我一直叫他"梁子"，似乎这样更亲近。梁子是一个非常有感情和温和的医生：真诚、温暖，未言先笑，操着一口山西普通话，一张口就充满着温情，很容易拉近人与人之间的距离。

梁子也是一位技艺非常高超的外科医生，在听神经瘤的手术方面，经德国的听神经瘤世界大师萨米教授和鲍遇海主任的指点，技术上突飞猛进，短短几年，就突破了 1000 多例听神经瘤手术的数量，面神经保存率达到 98%，小型听神经的保听率也超过 60%！这是了不起的成绩，这标志着他的手术质量已然达到了世界的先进水平！

技术的飞跃固然是一件值得高兴的事，也是所有神经外科医生毕生的追求。但作为一名医生，所追求的更多的应该是患者的就医体验。大家都是肉身凡胎，谁得了听神经瘤会坦然处之？

作为医生，我们整天生活工作在这样的环境里，很多事情都容易漠视。习惯性的漠视就会带来不关注，甚至冷漠，而冷漠就像一把尖刀直扎患者的心脏！面对患者，由于知识信息的不对称，很容易滋长医生的傲慢，哪怕只是一个小小的表情，都会成为压倒患者的一座大山！所以患者才能发出这样的感叹：

只要医生给我一句安慰的话，给我一个微笑，给我一个发自内心的建议，我内心都会感动不已；

如果手术时出现了突发情况，能站在我的角度出发、根据我的实际情况、替我选择最优解的那位医生，把我当成至亲去考虑，那样，无论手术是什么结果，我都不会遗憾，不会后悔。

我一直坚信，站在患者角度看问题的医生，是这世上最美丽的医生；信任是发自内心的，信任是医患关系的灵魂。

我常说：大医精诚的实质就是将心比心，要能站在患者的角度去考虑问题。在为患者作抉择的时候，想到自己的命有多重，患者的命就有多重，这才是真正从科学过渡到人文。记得我在跟患者谈话时常常会这样说："如果这个患者是我的亲人或是我自己，我会……"时，患者或家属都会非常惊讶继而感动。为什么我们的患者从不敢这样问医生呢？是不敢冒犯医生还是觉得这样问会很晦气？其实我觉得这正是患者最看重的一点！本来科学的指标就不可能绝对准确，任何指南仅是参考。如果生硬地把每一个人都套在指南里，那一定是有人获益、有人遭殃。只有你设身处地为患者着想，把冰冷的指南放在温暖的手中捂着，就像把听诊器捂热和再放在患者身上，才会增加信任患者或家属，才能跨越医患之间的鸿沟。

如今各大医院都争相评比，评比的基础主要是基于一些冰冷的绩效数字和文章、名头，这种排名很容易把医院变成一个只追求绩效的"产品工厂"，无限夸大技术的万能；这种排名也很容易给民众带来一个错误认识：似乎任何疾病都可以像 4S 店中给汽车换零件那么简单有效。这种思维模式非常可怕，医患双方都变成了"机械"：医院容易发生过度干预，患者会盲从盲信，不达目的则产生医患矛盾和纠纷。然而，人体是一个庞大的系统，无数小的系统相互关联又相互隔离，太多的真相都没有被揭示。所以"科学 + 人文"的模式断不可偏废！其实技术的能力在各大医院几乎都是一致的，对技术和科学的追求也都是我们的目标。医学必须有戒律，不能无限发展。我们研究的系统医学就有三条戒律：

第一条：医生不能因治疗导致患者死亡，或使用治疗干预增加患者死亡的概率。原则上，任何对患者有可能造成潜在危害的治疗都是过度干预，医生必须尽可能避免过度干预。

第二条：医生必须学习和掌握有关普遍疾病的知识，并且要尽可能地用所有一切被认为是普遍有效的药物和手段治疗患者。

第三条：医生必须尽可能用一切手段来了解作为特殊个体的患者，认识干预如何导致其内稳态的变化。

这三条戒律就是我们行医的准则，而贯穿其中的润滑剂就是人文关怀。

人文关怀的结果是患者通过真实的就医体验而口口相传形成的口碑。"金杯银杯，不如老百姓的口碑。"梁子通过他的耐心、用心、爱心共筑了与患者的同心，这样温暖的就医体验就是 China-INI 的软实力，也是医学本真的切实体现。其实我们还有很多细节需要改进，比如患者的术后反应都很大，头痛、呕吐，是否可以改善？患者都非常害怕进 ICU，我们的 ICU 工作人员可否更加亲切和温暖？大楼里的琴声能否经常回响？

大楼里能否有更多的艺术展览让患者放松？在大楼里等候手术的家属有无休息和饮水的地方？他们夏天可否不晒、冬天可否不冷？医院里的一站式服务、各种指示牌能否更加清晰？门诊的候诊处能否安静有序？能否让每个患者来到 China-INI 都会有良好的就医体验？……需要改进的地方还有很多，在这些地方下功夫，远超急功近利的评比！

我们已经迈进人工智能的时代，这个时代可以提供更多的信息和数据把系统医学（即"科学＋人文"的个体化治疗）体现得更加精准，让我们对每个个体做出独立的判断。更多的机器人或 AI 模型可以代替人类工作和作出决策。人类已不需要用大量的时间去死记学习知识的知识，那省出来大量的时间和精力去干什么呢？我们更应该考虑的是患者是否满意？患者最需要的是什么？我们为患者作的抉择是温暖的吗？我们如何实现让老百姓不得病、晚得病？人类的自愈力和健康的根本出路在哪里？

这是一场革命，是要革去我们固有的思维模式，让更多的人文情怀渗透进科学的公式中，这个世界只要还有人类存在，一定不会缺少医生这个崇高的职业。医生不仅是为患者疗伤治病，更重要的是，无论到什么时候，肉体凡胎的人都需要从心理到生理的慰藉和温暖。替患者作出温暖的抉择，可能是在高科技发展的时代，医生存在的最正当理由！

《用心》是 CHINA-INI 专家编写的第一本医学科普人文书，2019 年出版后，当年就成为社会人文类十大畅销书之首。《同心：医患共话听神经瘤》也即将出版，我希望将来再出版一些类似《初心》《放心》《安心》《爱心》等"心"系列有关人文关怀的丛书，共同铸就 China-INI 的文化传承，让医学充满温暖和爱！

凌　锋

中国国际神经科学研究所首席专家

2024 年 12 月

积跬步，致千里

从 2000 多年前中华经典《黄帝内经》提出"上医治未病"到《健康中国 2030 规划纲要》提出"以提高人民健康水平为核心"的理念，我们可以看到，健康促进是一个历久弥新的话题。"没有全民健康，就没有全面小康"，全民健康已然上升到了国家战略的高度，而健康科普正是其中一项重要的内容。习近平总书记指出："科技创新、科学普及是实现创新发展的两翼，要把科学普及放在与科技创新同等重要的位置。"在推进健康中国行动的大背景下，医学科普工作承载着提高全民健康素养、培养健康生活理念的重要使命。然而将医学专业语言转化为准确又能听得懂的科普语言，让专业壁垒深厚的医学知识"飞入寻常百姓家"，是一件极具挑战的事。

神经系统疾病作为影响我国国民健康与生活质量的一大类疾病，其预防、诊断和治疗不仅是广大患者和家属的共同关切，更关乎人民福祉。《同心：医患共话听神经瘤》一书的付梓，是梁建涛医生和他的团队针对听神经瘤，进行的大量科学文献、诊疗指南和临床经验的精心梳理，对听神经瘤术前、术中、术后 200 个常见问题进行了深入浅出的问答，并配以专业图片，力求做到科学严谨、形象易懂。在梁建涛医生的团队里，"医疗无小事"的理念深入人心，他们坚信医疗过程中的每一个细节都关乎生命与健康，容不得丝毫马虎和懈怠。他们把患者和家属的担心和关注，都转变成诊疗工作常规，把复杂的问题简单化，把简单的问题标准化。每一名临床医生、麻醉医生、护士日复一日地训练和操作，就是为了保证患者的安全，这也是我们医护人员在这家医院工作的意义！

医学人文精神是人文精神在医疗领域的具体体现，是以患者为本的精神，强调在医疗过程中对人的关心、关怀和尊重。医疗服务中的人文关怀如同生命中的阳光、空气和水，受益而不觉，失之则难存。作为直面人的科学，医学比其他科学更强调人文关怀，需要用有温度的服务方式关照生命、关照患者、关照家属。本书在第 2 章中，从患者和家属的角度讲述了 20 位听神经瘤病患的故事，通过文字内容，我们既可以感受到他们最初面对疾病的迷茫、痛苦和无助，也能够体会到在医务人员人文关怀中，他们的感恩、感动和感悟。医患携手，共同面对、共同决策、共同分担，成为新时代下人文关怀的最好体现。

传播健康知识，提升健康素养，权威正确的医学科普不能缺位，换位思考的人文关怀弥足珍贵。知而不行，是为空言无实；行而不知，是为冥行盲索。在医学科普和人文关怀的道路上，唯有立足当下，知行合一，方可行稳致远。在日常的医疗工作中，从不想做、不会做，到能做、会做、多做，把科普和人文的一点一滴融于工作之中，积跬步，致千里！

衷心希望本书的出版能够激发社会各界对听神经瘤以及神经系统疾病防治的关注，共同推动神经疾病健康知识的普及，以科学的态度和方法了解疾病、预防疾病、面对疾病、战胜疾病，让健康之光照亮每一个家庭，让每一个生命都享有更加健康、美好的明天。

赵国光

首都医科大学宣武医院院长

2024 年 12 月

"大脑袋"楼里有故事

　　"大脑袋楼"是老百姓对首都医科大学宣武医院神经外科大楼的昵称，因其外观形似一个大脑而得名，它是一座地标性的医疗大楼，位于宣武医院南侧，是我国神经外科的摇篮之一，许多神经外科的新技术与新文化都氤氲于此。

　　对于大多数人来说，听神经瘤是一种颇为陌生的疾病，即使是非神经外科专业的医护人员也知之甚少，遇到早期症状时，常常是疑窦丛生，一是因其长在大脑的深处，二是因其危害评估各异，就组织分化而言，属于良性，而就颅内占位挤压及并发症的危害又不亚于恶性肿瘤，一旦被其"击中"，患者如掉进冰窟，必然经历震惊、拒绝、紧张、恐惧、战栗甚至崩溃，然后渐次平静，咀嚼痛苦之余，开启多方求助、求医的迷途，如同在黑夜里寻求火把，幸运者虽免不了片刻的彷徨、焦虑，终究会步入早期快速确诊、中期有效治疗、晚期最优化康复的轨道。谁是那位擎火把的"引路人"，读完《同心：医患共话听神经瘤》，心中自有答案。

　　我与本书主编梁建涛医生只有几次谋面的浅缘，多是因参加凌锋、鲍遇海老师主持的临床哲学讨论会，那时，宣武医院神经研究所的新楼，也就是患者眼里的"大脑袋"楼还没有落成，大家还挤在病房的小示教室里"挥斥方遒"。每次研讨现场梁医生都坐在后排，默默地听与记，眉宇间流淌的那份虔诚与温和之气让与会者敬佩。真正见识其锐气与慧根的是书稿初成之时，包括谋篇布局的运筹，书名的精心推敲，让我看到了凌锋教授《用心》一书的人文血脉。

医学科普因为关涉人世间生老病死之苦，出版量、传播面均位于前列，因此，想做好医学科普，创新就显得特别重要。传统的"晓之以理""有问必答"的模式因为贴近百姓的问题意识不能完全舍弃，而医学人文之风吹拂之下，"动之以情""共情—共享—共荣"的叙事模式也大有市场，梁建涛医生将两种模式巧妙结合，从知识、情感二元轨道上解决了听神经瘤这种疾病的知识科普、就诊辅导和身心抚慰的多元需求。

在重大疾病诊疗的过程中，一个最揪心的话题是医患同行的节点太少，也太匆忙，专科诊室里短暂交流的那几分钟或十几分钟里，即使再有效率，也不可能解决所有的困惑。梁建涛医生的团队在总结了 1000 多例听神经瘤患者的全要素、全流程、全方位的问题清单的基础上，梳理出 200 个难点问题，按照"初诊识别"（住院前）、"确诊手术"（院中）、"疗养康复"（院后）时间顺序予以细微剖析、解答，他大量使用非专业词汇，通俗地讲述听神经瘤发生发展的演进史，丝丝入扣地回应患者的痛点、难点和焦点，尤其是对于病中各种风险的分析，不会只是为了免责而去交代风险，而是客观分析风险的可能，并做好各种预案去抵御风险；不会只跟患者罗列所有的风险，而不去分析风险的比例，并提出可以降低风险的办法；参照凌锋老师的《用心》一书，才知道这些原则本就是宣武医院神经外科文化的精髓，是"大脑袋"楼里弥散的精气神。

有经验的医生有一句口头禅："患者不会照着教科书来生病"，每一个患者都有其独特性，梁建涛医生团队在"叙事医学"的学习中逐渐摸索出一整套柔性工作法（从接诊到确诊、从手术到康复、从答疑到宣教），他们绝不会只是简单地用文献数字、工作规范和冰冷的指南去处理问题，而是针对患者的个性实情做"私人订制"，提出有温度的指南去面对千奇百怪的病情。他们不仅关心患者的生理与病理，还要关心患者的心情与社情，不让患者及家属惊慌失措；不会只看片子和化验单，而是重视患者的疾苦故事，重视物理检查发现的蛛丝马迹；不会只是凭感觉遵照指南向患者交代病情，而是把患者当亲人，入情入理展开诉说。

梁建涛医生邀集患者参与，以他们的亲历的 20 个故事"入股"，共同绘就了听神经瘤诊疗的"全景图"，不仅有诊疗"框架图"，技术"路线图"，还有身心交映、医患共情的"太极图"，读来十分亲切。

在现代诊疗中，医护人员无疑具有知识、技能的优势，患者无法比肩，殊不知，在疾病体验方面，医护人员存在着天然的短板，患者的疾苦体验叙事、诊疗感悟叙事补齐了他们的短板，我们应该感恩患者与家属，让他们成为医疗叙事的共同主角，也感谢有梁建涛医生这样的团队，奋力打捞"沉默"的患者叙事，让他们参与诊疗"大合唱"，不仅唱出了"和弦"，更唱出了"和谐"。

什么是好的医院？大脑袋楼的叙事医学实践告诉我们，不仅需要"有品质"的诊疗技术，更需要"有温度"的临床服务，一些临床医生告诉我，医疗品质可以测量，而人文医疗的温度难以规定，我告诉他们一条捷径：到"大脑袋楼"里去观摩、心摹和手追，都读读《用心》与《同心》，品读核心要义："入情入理"，记得是"先入情，后入理"。

王一方

北京大学医学人文学院教授

2025 年 3 月

将心比心，医患同心

我拿到梁博（我们习惯这样称呼他）和他的患者朋友们共同完成的书稿后，先从第二部分看起，刚看了几页就被吸引住了，像得到一本精彩的小说，急切地想把它一口气读完。

这是一本独特的科普书，既有对医学问题理性清晰的解答，又有患者的真实体验和医生的用心回应。每位患者用不同的笔触，如实地还原了自己术前、术后躯体和心理的体验，书中的故事有焦虑、痛苦、面对现实、勇敢接受；有温情、感激、浴火重生、参透人生。作为神经外科医生，每天都要面对各种名称的复杂疾病，似乎习以为常。但对于患者来说，"脑肿瘤""开颅"两个词落在自己的头上，而且治疗还有可能出现死亡、昏迷、残疾、面瘫等常人想都不敢想的意外，每个患者都会感觉五雷轰顶，极度惊慌，在这种情况下把自己交给医生，真可谓是性命相托。

医生的作用是多重的，不仅手术技能和责任心会大大影响患者的预后，而且自己的一言一行都会对患者的心理状态产生重要的影响。此时，患者和医生就构成了一个特殊的"命运共同体"，虽然一开始难免会有试探和猜疑，但相互信赖是双方全力以赴战胜病痛的基石。梁博花了大量的时间与患者建立了很好的连接，从患者方更多体会到的是来自医生术前术后的关心、出院后遇到问题时的及时沟通等；对于梁博来说，术前的准备、预案的制定，手术台上，不断权衡如何保证面听神经功能的前提下全切肿瘤，在显微镜下精心地将肿瘤从脑干和神经上一点点剥离出来，都耗费着大量的体力和精力。

梁博是山西人，他具备山西人的优点：纯朴、精明。梁博纯朴，他有着朴实、纯粹的职业操守和行医方式：用手去祛除病变，用心去关爱患者。梁博也很精明，在求学和成长的过程中，不断寻找机会、潜心学习、精进技艺，不断琢磨每一例听神经瘤的治疗过程和患者的反应，总结经验，寻找新的解决方法，成为一位有思想、有办法、有爱心的医者。

我在一次讲课中说，如果喜欢的话，医生是最好的职业：做自己喜欢的事情，还能够帮助别人；不仅可以养家糊口，还可以体会到帮助患者消除病痛的荣誉感；最重要的是在与患者的交往过程中，不断地体会人生。

这本书不仅仅是一本专业科普读物，它更向我们展现了一幅幅医患双向奔赴、并肩战斗的真实画面。感谢梁博和他的患者朋友这样一个特殊的编者团队。

张鸿祺

首都医科大学宣武医院神经外科主任

2024 年 12 月

前　言

在老百姓心中，开颅手术是天大的事。当患者知道自己得了听神经瘤并需要开颅治疗时，一定感觉惊慌失措，觉得天要塌下来了。

在门诊、病房、网络问诊平台上，经常会有患者忐忑不安地问我："我为什么会得听神经瘤？听神经瘤是良性还是恶性？会遗传吗？能治好吗？一定要做开颅手术吗？手术风险大吗？术后会面瘫吗？术后会耳聋吗？术后会复发吗？复发了怎么办？……"

迄今为止，国内还没有专门针对听神经瘤的科普书籍，患者只能通过网络，如微信、抖音等了解只言片语，而且不同来源的信息有时相互矛盾，这也常常让患者陷入矛盾，不知何去何从。对于疾病，医生在观察，患者在体验。无论医生如何换位思考，也很难真正从患者内心，体会他们从身体到心理的感受。

首都医科大学宣武医院作为国家神经疾病医学中心，有责任、有义务为广大听神经瘤患者进行客观、全面且有温度的科普，消除患者的困惑和不安。

为了让患者能更全面了解听神经瘤的治疗过程，帮助患者克服面对这种疾病时内心的恐惧，我们决定邀请听神经瘤患者讲述自己在漫漫寻医路上的心路历程，让患者参与这本医学科普人文书籍的编写。于是，《同心：医患共话听神经瘤》应运而生。

本书共分为 3 部分：第 1 章"您来问，我来答"选取了患者术前、术中及术后关心的 200 个问题，包括术前 50 个，手术 70 个，术后 80 个，从病因、症状、检查、诊断、治疗、手术、康复、饮食、复查等方面，由宣武医院手术、麻醉、护理等专业人员编写，尽量采用接地气、生活化的语言，对 200 个问题做客观且温暖的解答，帮助患者及家属对听神经瘤有一个全方位、立体式的了解。第 2 章"听神经瘤背后的故事"选取了 20 位听神经瘤患者及家属记叙的在寻医和就诊过程中的故事，这些故事记录了他们曾经的惶恐不安、对开颅手术的切身感受，以及对健康、对人生的新的理解。第 3 章 "听神经瘤的治疗历史" 简要回顾近 130 年来，听神经瘤治疗从粗放手术到精准手术，从高死亡率、高面瘫率到全切肿瘤、保面保听的历史变迁。

本书的特色在于：一是为方便患者及家属理解，在介绍听神经瘤诊疗的过程中避免晦涩难懂的专业术语及居高临下冷冰冰的说教文字，同时，向患者及家属理性传递在医疗过程中医生和患者的局限性。二是通过 "医患共话" 的方式，解读了患者和医生在面对疾病过程中的心路历程；20 篇细腻感人的文章，对读者会产生极大的触动。

求医路上，患者一把辛酸泪，谁知其中味？

行医路上，医生为你欢喜为你忧。

吴越同舟，攻坚克难，一起加油！

感谢 2019—2024 年在首都医科大学宣武医院接受手术的 1200 位听神经瘤患者，感谢他们对宣武神外性命相托的信任，也正是因为他们的帮助，才促成本书成功付梓。

感谢为本书撰写文章的 34 位听神经瘤患者和家属，鉴于篇幅所限，本书收录其中的 20 篇，并邀请他们作为特邀编委。为更好地现身说法，特邀编委均同意实名进行署名，他们的无私分享将会帮助未来的听神经瘤患者渡过难关，迎来曙光。

感谢德国萨米教授、鲍遇海教授对我听神经瘤手术理念和技术的引领和教诲。

感谢参加本书编写的各位专业人员。

感谢凌锋教授、赵国光教授、王一方教授、张鸿祺教授为本书倾情作序，感谢菅凤增教授为拙作题写书名。

感谢郭莉萍教授、赵斌教授和王倩女士对本书的推荐。

感谢清华大学出版社在本书出版过程中给予的大力支持。

因专业水平有限，不足之处在所难免，敬请读者及各位同道不吝赐教。希望本书的出版能对千千万万的听神经瘤患者有所裨益。

梁建涛

2025 年 3 月

目　录

第 1 章　您来问，我来答 ·· 1

　第 1 节　术前部分 ··· 3

　第 2 节　手术部分 ··· 27

　第 3 节　术后部分 ··· 57

第 2 章　听神经瘤背后的故事 ·· 85

　故事 1　我已重返三尺讲台 ································· 87

　故事 2　老父亲的生死一搏 ································· 99

　故事 3　我的左耳听不见了 ································· 106

　故事 4　听神经瘤治疗"流水账" ······················· 113

　故事 5　孕期遇上了听神经瘤 ····························· 124

　故事 6　别开生面的"游历" ······························· 139

　故事 7　生命万岁 ··· 149

　故事 8　寻常的补牙，不寻常的 2021 年 ··············· 155

　故事 9　我的重生之旅 ······································ 160

　故事 10　重获新生　重新启航 ··························· 176

　故事 11　遇见阴雨后，方知晴日好 ····················· 184

　故事 12　巴山蜀水话"听瘤" ····························· 193

　故事 13　设计师的听神经瘤就医故事 ················· 196

　故事 14　起死回生的宣武之旅 ··························· 207

　故事 15　亦真亦幻亦如梦 ································· 216

　故事 16　被打了一巴掌，又赏了一颗糖 ·············· 223

　故事 17　因为有你们，我才能涅槃重生 ··············· 230

故事 18　拯救母亲 ……………………………………… 236

故事 19　意外的收获 …………………………………… 239

故事 20　爱若晨曦，穿透阴霾 ………………………… 252

第 3 章　听神经瘤的治疗历史 ……………………………… 263

参考文献 …………………………………………………… 269

第 1 章

您来问，我来答

第 1 节　术前部分

1 什么是听神经瘤?

　　听神经瘤是起源于前庭神经施旺细胞的良性肿瘤，又称前庭神经鞘瘤（图 1-1），占颅内肿瘤的 6% ~ 9%。占桥脑小脑角区域（简称 CPA 区）肿瘤的 80% ~ 90%。按照分子遗传学特性，可分为散发型听神经瘤（约占 95%，常为个体发病，不具有遗传学特性，无典型分子病理学表现）和神经纤维瘤病 2 型（neurofibromatosis type 2，NF2）听神经瘤（约占 5%，常为家族发病，多具有遗传学特性，分子病理学特征性的表现为 NF2 基因缺失）。听神经瘤的发病率为（8 ~ 10）/10 万人，而随着近年来人们健康意识的不断提升以及诊疗技术的飞速进步，越来越多"隐匿"的听神经瘤患者被不断发现，也使得听神经瘤的"实际"发病率不断提升。听神经瘤早期常表现前庭神经及蜗神经压迫症状，出现听力下降（最常见，约占 95%）、耳鸣（约占 70%，以高频音段为主）；

肿瘤生长到一定程度时，可影响到周围邻近的三叉神经、面神经以及小脑，出现面部疼痛或感觉减退、眩晕（常伴有步态不稳、平衡失调）、面瘫或面肌痉挛等症状；后期当肿瘤体积巨大时，常引起为颅内压增高、脑干压迫、脑积水等症状，患者往往出现头痛、恶心或呕吐、认知功能障碍、大小便失禁，甚至出现偏瘫、偏身感觉障碍等症状，危及生命。

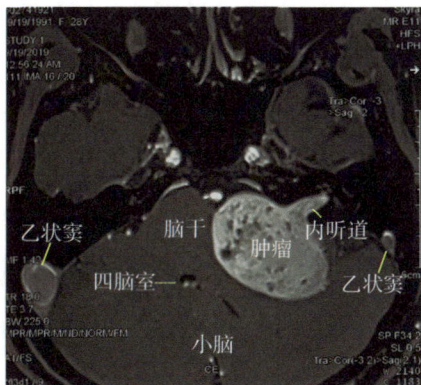

图 1-1　核磁显示听神经瘤

2 听神经瘤是良性肿瘤还是恶性肿瘤？

听神经瘤是起源于前庭神经鞘膜的良性肿瘤。从专业角度而言，这里的"良性"指的是病理学上组织分化良好，而通常患者所认为的"良性"则指肿瘤生长缓慢、病灶不会转移、治疗效果好、患者预后佳等，两者有所同，也有所不同。一般情况下，大约 60% 的散发性听神经瘤增长速度 < 1 mm/ 年，散发型听神经瘤患者年均增长速度约为 1.1 mm/ 年，听神经瘤不出现颅内或全身远处转移，且通过手术彻底切除后，复发情况少见，预后良好。因此，针对这些临床特征，听神经瘤属于患者眼中的"良性肿瘤"。

然而，听神经瘤中一种特殊类型——NF2 型听神经瘤，因其特殊的发病机制（NF2 基因缺失），导致其具有发病时间较早（青年起病）、家族遗传（显性遗传）、多发病灶（双侧听神经瘤或合并颅内、全身其他部位肿瘤）、手术全切无法根治（易出现复发）等"非良性肿瘤"的特征。此外，听神经瘤位于颅内深在部位，周围邻近重要结构（脑干、小脑、动脉、静脉、颅神经等）较多，具有一定的手术难度和风险。另外，有研究报道，约有 20% 的听神经瘤，尤其是囊性听神经瘤，在 5 年随访观察期内出现肿瘤迅速增长的情况。因此，听神经瘤虽为良性肿瘤，但仍需谨慎对待，做好定期复查（图 1-2）。

3 为什么会得听神经瘤？有什么危险因素吗？

散发型听神经瘤目前仍无明确的发病原因，如饮食、职业和生活习惯等，我们一般将其归结为"内因"，即所谓的体质因素。关于致病的高危因素，已有的研究主要集中在辐射暴露和手机使用方面。据报道，高剂量电离辐射暴露［平均剂量（4.6±1.9）Gy］可能与儿童听神经瘤的高发病率有关，然而在低剂量电离辐射暴露情况下并未发现这种致病特性。而另一位广为流传的"罪魁祸首"——手机，虽有部分研究指出，在同侧使用手机 10 年后罹患听神经瘤的风险增加了 60%。然而，这些

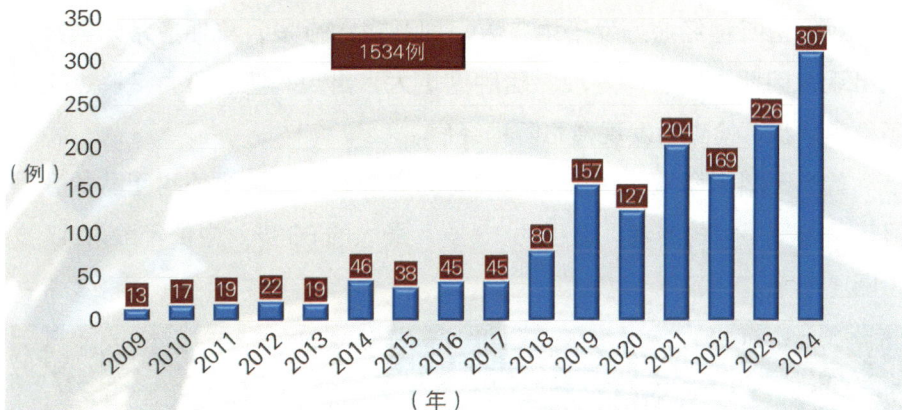

图 1-2　2009—2024 年首都医科大学宣武医院神经外科听神经瘤逐年手术量

研究均存在不同程度的设计缺陷，因此所得到的结论并不准确。听神经瘤是一个古老的疾病，电离辐射的历史也不过百余年，手机应用也不过50 年。目前，普遍的观点认为，正常情况下使用手机并非听神经瘤的高危因素。

NF2 型听神经瘤是 *NF2* 基因突变导致的常染色体显性遗传病，具有较为明确的发病病因，且具有家族遗传性。当然，有 50% 的 NF2 听神经瘤患者，并没有 NF2 听神经瘤家族史，为基因突变导致。

4　听神经瘤会遗传吗?

散发型听神经瘤一般不会出现遗传，而 NF2 型听神经瘤则属于常染色体显性遗传疾病，致病基因是具有一定概率遗传给后代（单亲患病，则后代具有致病基因的概率 > 25%；双亲患病，则后代具有致病基因的概率 > 75%），但有致病基因并不意味着一定会发病（出现听神经瘤），因此对后代进行动态随访是非常有必要的。

5

5 听神经瘤常见于哪个年龄段？

散发型听神经瘤好发于中年人，即 30 ～ 50 岁，早期通常无典型症状出现，因此未能及时发现，随肿瘤增大，出现耳鸣、听力下降、走路不稳等症状，检查后发现罹患听神经瘤。

首都医科大学宣武医院（以下简称宣武医院）神经外科团队的数据显示，接受手术的患者，最小的 13 岁，最大的 83 岁，中位年龄为 47 岁（图 1-3）。

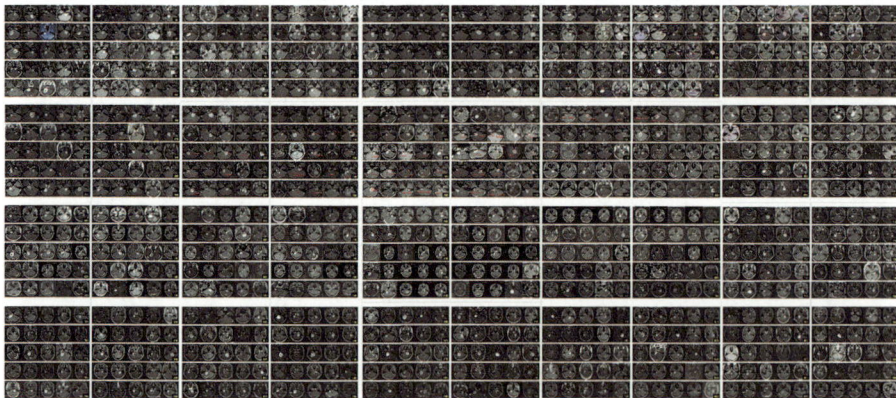

图 1-3　2018 年 12 月 10 日—2024 年 05 月 17 日 1000 例手术听神经瘤影像图

相较于散发型听神经瘤，NF2 型听神经瘤发病年龄较早，青少年时即可出现较为明显的症状。

6 听神经瘤在颅内哪个位置？

听神经瘤的位置相对固定，附着在内听道口，多数肿瘤部分位于内听道内（内听道位于双侧外耳道连线上），部分位于内听道外，即脑桥－小脑角区即 CPA 区，该区域位于人体后颅窝的前外侧，距离表面约10 cm。由前内侧的脑桥外缘、前外侧的岩骨内缘及后方的小脑半球前外侧缘构成一个锥形窄小的空间，包含前庭神经、听神经、面神经、三叉神经及小脑前上动脉等神经、血管结构（图 1-4）。

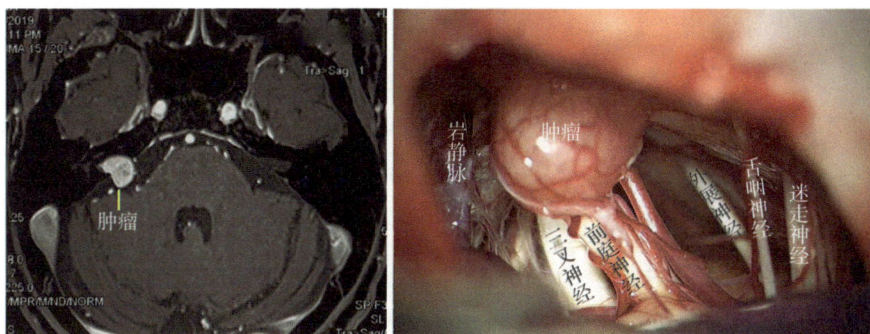

图 1-4　听神经瘤及术中显微镜下结构

7　听神经瘤常见症状有哪些?

听神经瘤早期常表现前庭神经及蜗神经压迫症状，出现听力下降（最常见，约占 95%）、耳鸣（约占 70%，以高频音段为主）；肿瘤生长到一定程度时，可影响到周围邻近的三叉神经、面神经以及小脑，出现面部疼痛或感觉减退、眩晕（常伴有步态不稳、平衡失调）、面瘫或面肌痉挛等症状；后期当肿瘤体积巨大时，常引起为颅内压增高、脑干压迫、脑积水等症状，患者往往出现头痛、恶心或呕吐、认知功能障碍、大小便失禁，甚至出现偏瘫、偏身感觉障碍等症状，危及生命。

8　怀疑听神经瘤，应该到哪个科室就诊?

应该到神经外科或耳鼻喉科就诊。在国外，神经外科和耳鼻喉科对听神经瘤几乎平分秋色，而国内大概 90% 的听神经瘤手术是在神经外科完成的。

如果怀疑听神经瘤，患者要做的最重要的检查是"头部磁共振成像（MRI）"，因为听神经瘤位于后颅窝，做 CT 检查伪影较大，小听神经瘤容易漏诊，而 MRI 检查观测比较清晰，不容易漏诊。无论在哪个科室，如果医生没有建议做 MRI 检查，患者可以提醒医生，是否需要做 MRI 检查。因为在临床中，偶有单侧耳鸣、听力下降的患者，因没有及时做 MRI 检查导致漏诊，把听神经瘤"养"得很大时才发现。

9　怀疑听神经瘤，需要做哪些检查？

1）影像学检查：①头部平扫＋增强 MRI。推荐使用头部或颅底薄层扫描平扫＋增强 MRI，包含轴位（水平位）、矢状位、冠状位三个层面，以及平扫 T_1、T_2、Flair、DWI、ADC、增强等序列，针对肿瘤累及部位、大小、性质等信息进行全面、详细的评估。②颅底薄扫（或内听道薄扫）CT。了解患者内听道扩大及其周围骨质情况、颈静脉球毗邻关系、乳突导静脉位置、横窦 – 乙状窦移行部位等，为手术策略的制订提供参考依据。

2）听力学检查：包括纯音测听（PTA，常表现为单侧或不对称的感音神经性听力下降）、听性脑干反应（ABR，常表现为蜗后病变，Ⅰ、Ⅲ、Ⅴ波波幅下降、潜伏期延长）、言语识别率（SDS）、畸变产物耳声发射（DPOAE）。

10　听神经瘤会影响人的寿命吗？

听神经瘤属于良性肿瘤，中、小型听神经瘤（直径＜ 3 cm）未累及脑干及产生脑积水，及时手术，是不会影响人的寿命的；大型听神经瘤压迫脑干，或产生较为严重的脑积水，如不及时手术，会危及生命；当肿瘤累及后组颅神经时（舌咽、迷走、副神经），患者常会出现咳嗽、吞咽反射障碍，反复出现误吸而导致较为严重的肺炎，也是致死、致残的高危因素。

11　如何对听神经瘤进行分型或分级？

听神经瘤按照影像学形态特征、大小及侵及范围，可有不同分型。

1）按照影像学形态特征分型：可分为实性听神经瘤与囊性听神经瘤。

（1）实性听神经瘤：影像学表现为实体肿瘤，占听神经瘤的 52% ~ 96%（平均 80%）。

（2）囊性听神经瘤：为听神经瘤特殊类型，占 4% ~ 48%（平均20%）。具有以下特点：①生长快速（2 ~ 6 mm/ 年）；②容易压迫、粘连周围颅神经和脑干，产生脑水肿和相关神经症状；③生物学行为难以预测。其病因目前未明。影像学上既可表现为中央型厚壁囊肿，即中央型囊性听神经瘤；也可表现为周围型薄壁单个或多个小囊肿，即周围型囊性听神经瘤。

2）按肿瘤大小及侵袭范围分级：目前存在多种分级方式，依据指南推荐采用 Koos 分级（图 1-5）。

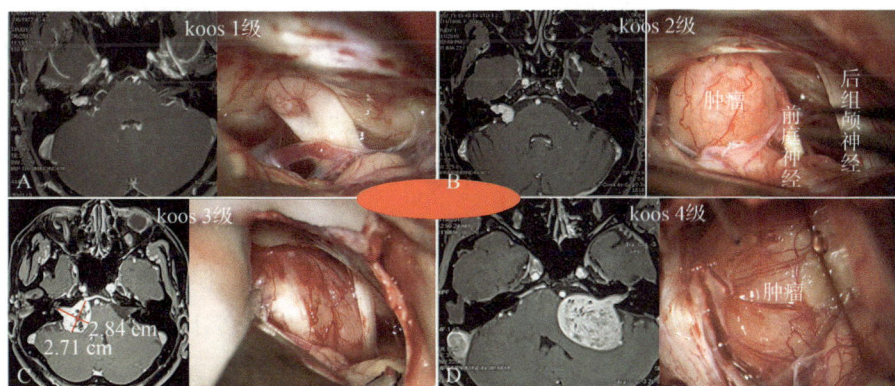

图 1-5　听神经瘤的 Koos 分级

Koos 1 级：肿瘤局限在内听道以内。

Koos 2 级：肿瘤侵犯桥小脑角，但是肿瘤的直径小于 2 cm。

Koos 3 级：肿瘤占据桥小脑角池，一般不伴有脑干的移位，并且肿瘤的直径小于或等于 3 cm。

Koos 4 级：巨大肿瘤，直径大于 3 cm，伴有脑干移位脑积水。

12　听神经瘤患者可以结婚吗？

散发型听神经瘤不具有遗传性，不影响结婚。在此，建议年轻的听神经瘤患者，婚前把实情告诉对方，毕竟颅内肿瘤不容忽视，后期有手术可能，手术还有面瘫、耳聋、切除不彻底等风险。如果肿瘤直径为 2 cm 左右，建议患者先做手术，根据手术结果，双方再理性选择是否结婚。在首都医科大学宣武医院神经外科，近几年已经有几位年轻患者，恋人间相互鼓励，相互支持，婚前完成手术，效果不错，解除了后顾之忧，轻装上阵，走进婚姻殿堂。

13 女性听神经瘤患者可以怀孕吗？

妊娠期间，肿瘤较非孕期生长迅速，原因可能与孕妇血容量增加、激素水平改变及体内水钠潴留导致听神经瘤血液供应丰富、周围水肿增加有关。部分听神经瘤瘤体组织中还可检测到雌激素受体（ER）、孕激素受体（PR）相应的激活型配体，往往会在妊娠、哺乳期分泌增多，从而促进肿瘤生长。所以对于直径大于 1 cm 的肿瘤，采用手术或伽玛刀控制肿瘤后，再妊娠为妥。临床上曾遇到妊娠期间，听神经瘤快速增大，出现脑干、小脑受压和脑积水，颅内压增高，不得不终止妊娠，先行手术治疗。

NF2 多为双侧听神经瘤，具有遗传性，可以结婚，但如果 NF2 基因突变属于胚系突变（生殖细胞的突变，多来自家族遗传），遗传概率高达 50%，不大建议妊娠。目前，通过基因工程改造 NF2 基因的技术，还没有广泛地应用于临床。

14 听神经瘤生长速度快吗？

通常而言，近六成的散发型听神经瘤生长速度 < 1 mm/ 年，散发型听神经瘤患者生长速度约为 1.1 mm/ 年，NF2 听神经瘤则为 1.7 mm/ 年。有研究表明，肿瘤的生长速度往往与初始体积成正相关，而与发病年龄成负相关。对于 NF2 听神经瘤患者，一侧听神经瘤切除后，对侧听神经瘤生长速度有增快的报道；而伴有椎管内肿瘤的 NF2 听神经瘤患者，其听神经瘤生长速度高于无椎管内肿瘤的患者。

15 听神经瘤可以预防吗？

散发型听神经瘤患者，因其发病机制不明确，因而无法精准预防；NF2 听神经瘤患者因其病因位于基因层面，目前尚无有效的预防手段。

16 听神经瘤容易和哪些疾病混淆？

听神经瘤常需与 CPA 区的其他常见肿瘤相鉴别，包括脑膜瘤、胆脂瘤及面神经鞘瘤（图 1-6）。

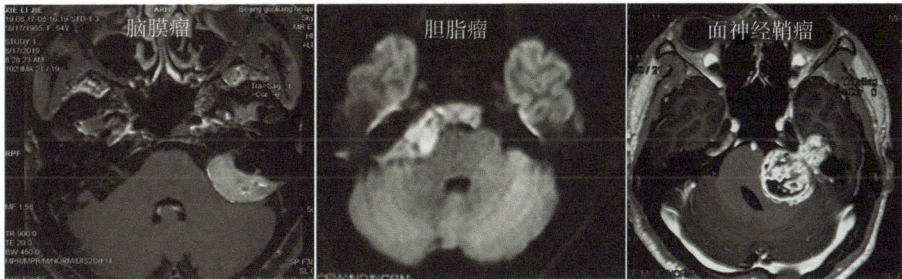

图 1-6　听神经瘤与其他 CPA 正常见肿瘤区别

（1）脑膜瘤：多不累及内耳道，偶尔可部分进入内耳道内，但 CT 上内耳道多无扩大；而脑膜瘤多呈半球形等 T_1、T_2 信号肿块，增强后扫描明显均匀强化，并伴有"脑膜尾征"。

（2）胆脂瘤：多为先天性，有"见缝就钻"的特点，MRI 上胆脂瘤呈长 T_1 长 T_2 信号，DWI 像呈高信号，增强扫描无明显强化。

（3）面神经鞘瘤：面神经鞘瘤术前常出现面瘫，而听神经瘤术前出现面瘫的概率很低。面神经瘤位于内耳道的前上象限，内耳道前上壁骨质可见破坏，形成沟通内耳道 – 面神经管迷路段的肿块；而听神经瘤多向内耳道口生长，较大时延伸至桥小脑角区形成内耳道 – 桥小脑角区肿块，但不累及面神经管迷路段。两者在 MRI 上的信号强度及强化方式无明显差别。薄层 MRI 或 MR 水成像有助于显示肿瘤在内耳道内的起源神经。

17 听神经瘤的治疗方法有哪些？该怎样选择？

听神经瘤的治疗方法包括动态观察、手术治疗和伽玛刀治疗。以听神经瘤的 Koos 分级为标准选择治疗手段。

Koos 1 级（单纯内听道内肿瘤）：建议动态观察，每 6 个月行头颅或颅底增强 MRI 检查，只要肿瘤局限在内听道内，就可以一直观察。如果突出内听道外，可选择手术或伽玛刀治疗；如果患者高龄，无法耐受手术，首选伽玛刀治疗。

Koos 2 级（直径 1 ~ 2 cm 肿瘤）：如果首次发现，可以选择动态观察、手术或伽玛刀治疗，根据患者年龄、身体状况、本人意愿、心理素质具体而定。

Koos 3 ~ 4 级：如果身体状况允许，强烈建议手术治疗；如果患者存在无法耐受手术等情况，可选择伽玛刀治疗。

此外，伽玛刀可作为术后残留或早期复发病灶的辅助治疗方式。

18 听神经瘤什么情况下可以选择观察？

Koos 1 级（单纯内听道内肿瘤）：建议动态观察，每 6 个月行头颅或颅底增强 MRI 检查（颅底薄层扫描平扫 + 增强 MRI，对肿瘤评估更为翔实客观），评估肿瘤是否增长。

Koos 2 级（直径 1 ~ 2 cm 肿瘤）：如果首次发现，结合患者年龄、身体状况、本人意愿、心理素质，也可以选择动态观察

19 听神经瘤观察期间，应该重点观察哪些指标？多长时间复查磁共振成像为宜？

多个听神经瘤自然病程队列研究结果显示，对于小型听神经瘤患者而言，部分肿瘤可长期处于稳定状态，并维持较好的听力水平；在为期 10 年的随访过程中，仅有部分患者出现肿瘤增大，且往往在早期内出现（随访期 1 年之内）。因此，建议在确诊后的 6 个月，通过头部增强 MRI 明确肿瘤是否出现增大，随后每年 1 次复查。随访观察 5 年，若肿瘤体积仍较为稳定，则可每 2 年行头部增强 MRI 进行随访观察。

20 什么是伽玛刀？伽玛刀需要开刀吗？会有伤口吗？

伽玛刀治疗是利用立体定向技术，对颅内靶点（指需要治疗的正常

或病变组织）精确定位，把高能量放射线一次性、大剂量窄束伽马射线精确地聚焦于靶点上，使之产生局灶破坏而达到治疗疾病目的方法。

由于聚焦在靶点的射线剂量高，而周围剂量迅速递减，因此靶点以外的正常组织只接受较小的照射剂量，使靶区周围几乎不受放射线的损害，其毁损靶区的效果类似于手术刀样切除，故被形象地称为"伽玛刀"（图 1-7 为首都医科大学宣武医院伽玛刀治疗设备）。

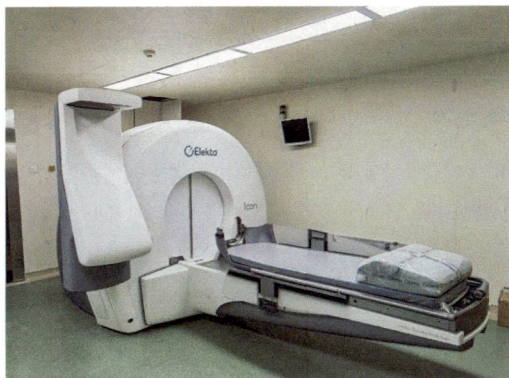

图 1-7　伽玛刀治疗设备

伽玛刀的治疗原理类似于放大镜的聚焦过程。把放大镜置于阳光下，放大镜下面会形成一个耀眼夺目的光斑，即焦点。焦点以外的地方，人的感觉如常，但在焦点处却有很高的热度，足以将一些物体点燃。

因此，伽玛刀专治颅内病变且不用开颅，目前有头架固定、面罩固定两种方式，前者需要头钉固定，后者则完全无创。

21　治疗听神经瘤什么情况下可以选择伽玛刀？

对于听神经瘤来说，伽玛刀治疗可以作为显微外科手术以外的一种替代治疗选择，尤其适用于：①年龄大、全身状况差而不能耐受手术者；②手术后残留或者复发的肿瘤；③需要保留听力的患者；④双侧小且多发的神经鞘瘤；⑤肿瘤直径 < 3 cm。

22 伽玛刀怎么治疗听神经瘤？效果如何？

伽玛刀治疗听神经瘤其实就是将 192/201 束窄射线束通过类似于"放大镜"原理的机器聚焦在听神经瘤上，经过射线照射后，肿瘤中心出现液化、坏死、囊变、失增强效应，而后瘤体逐渐皱缩。

治疗过程：①佩戴立体定向头架（图 1-8）；②在头架固定下完成MRI 检查；③医生根据影像结果制订伽玛刀治疗计划（图 1-9）；④接受射线治疗。整个治疗的过程可比喻为"大海里寻宝"，戴头架就类似于给大脑建立一个坐标系，MRI 检查就是在绘制"寻宝图"，做计划就是在标定"宝藏的经度、纬度、深度"，射线治疗才能根据计划精准地找到"宝藏"。

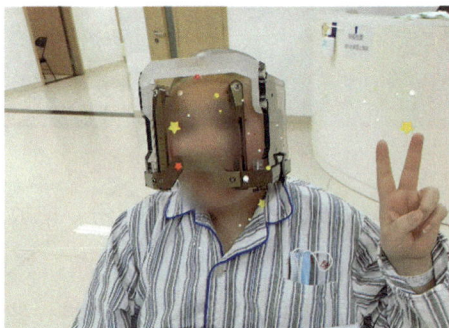

图 1-8　患者佩戴立体定向头架

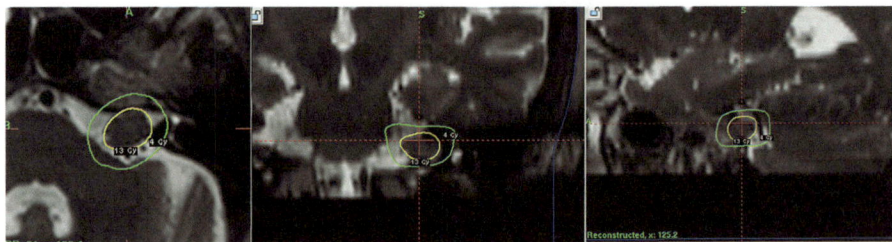

图 1-9　医生根据影像结果制订伽玛刀治疗计划

根据文献报道，伽玛刀治疗听神经瘤的目的是在控制肿瘤的同时能保留现有的功能，如面神经和听神经。根据美国匹兹堡伽玛刀中心 829例患者数据研究提示，伽玛刀治疗后 6 年，平均 98.6% 的患者都能得到控制，治疗 10 ～ 15 年后 73% 的肿瘤缩小，25.5% 的肿瘤停止生长。所以伽玛刀治疗后超过 90% 的患者肿瘤控制良好。

23　伽玛刀治疗需要做几次？如果以后复发了还能做吗？

一般伽玛刀治疗听神经瘤多为单次治疗，只需要一次便可以达到控制肿瘤的效果，但一般用于治疗直径小于 3 cm 的肿瘤。对于肿瘤比较大但又没法接受开颅手术的患者，由于需要尽可能地保护耳蜗、面神经及减少脑干损伤，可能会考虑剂量分期治疗。

一般来说，伽玛刀治疗听神经瘤长期控制率可达 90%，部分肿瘤复发后仍然可以考虑采用伽玛刀治疗，不过还是需要排除严重的脑干压迫、脑积水等情况。

24　伽玛刀治疗如果失败了怎么办？是不是就没法做开颅手术了？

伽玛刀治疗听神经瘤是一个复杂的影像变化。因此，正确地认识伽玛刀治疗后听神经瘤影像的动态变化非常重要。

伽玛刀治疗后 6 ～ 12 个月肿瘤中心出现液化、坏死、囊变，T_1WI 呈等低信号，T_2WI 呈等高混杂信号，增强扫描呈明显不均匀增强或环形增强，而后肿瘤体积逐渐皱缩；12 ～ 24 个月后肿瘤才有明显缩小；36 个月后肿瘤形态变化基本稳定；5 年后肿瘤一般不再生长，MRI T_1WI 呈稍低信号，T_2WI 呈稍高信号，增强扫描瘤体强化减弱或失增强效应。因此，在坏死、液化、囊变过程中，会出现一定程度的体积增大，伴轻度脑水肿，但这种增大往往由肿瘤放疗后坏死肿胀所致，随着坏死产物的吸收，肿瘤会缩小，脑水肿也随着肿瘤缩小逐渐消退，故不应认为是肿瘤复发、病情加重、治疗失败。

如果确定伽玛刀治疗失败，仍然可以考虑开颅手术，有研究表明立体定向放射治疗后挽救性手术 5 年肿瘤控制率仍然高达 91%。

25 伽玛刀治疗后会影响听力吗?

伽玛刀治疗会使听力下降，主要限制因素在于耳蜗与肿瘤的最近距离、伽玛刀治疗的边缘剂量相关。一般听力下降多在治疗后 2 年开始出现。

一般来说，开颅手术后听力保留率约 20%，而伽玛刀治疗后的听力保留率为 60% ~ 70%。

26 伽玛刀治疗会导致面瘫吗?

伽玛刀治疗可能会引起面瘫，但整体概率较低，主要和伽玛刀治疗的边缘剂量相关。一般认为，12 Gy 是一个安全有效的剂量，发生面瘫风险较低，一般在 1.3% ~ 4.0%。

27 伽玛刀治疗还有其他的危害吗?

伽玛刀治疗后还可能出现三叉神经功能障碍，约 19% 的患者可能出现三叉神经痛。另外，治疗后有出现瘤周水肿和脑积水的可能，发生概率分别为 8%、1.5%。

28 伽玛刀治疗后，肿瘤多久会消失?

听神经瘤接受伽玛刀治疗后，需要经历较长的时间才会慢慢缩小，如果肿瘤消失，可能需要 10 年或者更长的时间。

29 伽玛刀治疗后多久复查，多久能怀孕?

伽玛刀治疗后一般建议：前 2 年保持 6 个月 / 次的随访，2 ~ 5 年保持 1 年 / 次的随访；如果一直稳定，随后可以 2 年 / 次。

伽玛刀治疗后建议 2 年后开始进行备孕，以期减少射线对胚胎的影响。

30 双侧听神经瘤是怎么回事?

双侧听神经瘤是 NF2 的特征性表现之一。NF2 是一类严重的常染色体显性遗传疾病，隶属于神经纤维瘤病家族（图 1-10）。据国外报道，每 25 000 名新生儿中便有一人罹患该疾病，临床上 NF2 特征性的表现为双侧听神经瘤或一侧听神经瘤合并脑膜瘤、胶质瘤及其他神经鞘瘤（颅内或椎管内）等，由此造成患者听力丧失、瘫痪等严重的神经功能缺损症状，最终导致死亡。更为严峻的是，数据显示近 10 年间 NF2 听神经瘤发病率已由 1/210 000 上升至 1/100 000，严重威胁着国民的"脑健康"。

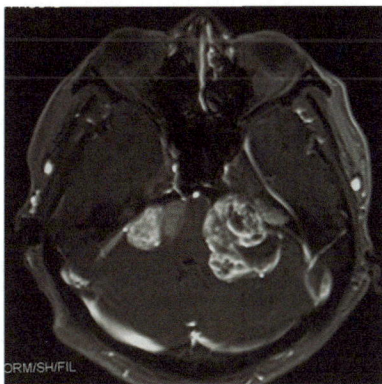

图 1-10　典型 NF2：双侧听神经瘤

31　散发型听神经瘤和神经纤维瘤病 2 型（NF2）听神经瘤有什么区别？

听神经瘤按照分子遗传学特性可分为散发型听神经瘤和 NF2 听神经瘤，两者的区别主要表现在以下几个方面。①构成比：散发型听神经瘤约占听神经瘤患者的 95%，NF2 听神经瘤约占 5%。②遗传性：散发型听神经瘤一般不具有遗传倾向，而 NF2 听神经瘤为常染色体显性遗传疾病。③家族史：散发型听神经瘤常为个体发病，而 NF2 听神经瘤则具有较为典型的家族史。④分子病理学：散发型听神经瘤往往不具有特征性的分子病理学改变，而 NF2 听神经瘤特征性的表现为 NF2 基因缺失，分子病理（基因检测）是诊断 NF2 听神经瘤的"金标准"。⑤发病年龄：NF2 听神经瘤患者往往发病年龄较小。⑥生长速度：数据显示，散发型听神经瘤患者年均增长速度约为 1.1 mm/ 年，NF2 听神经瘤则为 1.7 mm/ 年，略"快"

于散发型。⑦合并症：NF2 听神经瘤常合并对侧听神经瘤、颅内多发肿瘤（脑膜瘤、神经鞘瘤等）、椎管内肿瘤等，散发型听神经瘤往往不合并上述疾病。⑧复发风险：对于手术全切后的听神经瘤，NF2 听神经瘤患者复发风险高于散发型听神经瘤患者。⑨药物治疗：散发型听神经瘤尚无有效的治疗药物，而 NF2 听神经瘤已有部分靶向药物适用于临床治疗。

32 NF2 听神经瘤的诊断标准是什么？

目前采用的是美国国立卫生研究院（NIH）诊断标准或曼彻斯特诊断标准：①双侧听神经瘤（须经 MRI、CT 或组织学证实）。②单侧听神经瘤，同时一级亲属中有 NF2 听神经瘤。③患者本人有下列任何两种疾病，如神经纤维瘤、脑（脊）膜瘤、神经鞘瘤、神经胶质瘤，同时一级亲属中有 NF2 听神经瘤。

或经基因检测明确 NF2 基因缺失的听神经瘤患者：①两个及以上的神经鞘瘤或脑（脊）膜瘤，并且至少两个肿瘤的基因检测显示 22 号染色体杂合性缺失及 NF2 基因突变，若存在 SMARCB1 常见突变则定义为 SMARCB1 相关神经鞘瘤。②一个神经鞘瘤或脑脊膜瘤，并且存在 SMARCB1 种系性变异。

33 NF2 听神经瘤需要做基因检测吗？

基于 NF2 听神经瘤的临床特点，基因检测对于 NF2 听神经瘤患者诊疗而言是极为必要的，其目的在于：①明确 NF2 听神经瘤诊断。目前，临床上 NF2 听神经瘤仍沿用传统的诊断标准（NIH 或曼彻斯特诊断标准），该类标准是基于影像学的诊断，并不能直接反映 NF2 基因状态，其诊断的金标准仍为基因诊断。②明确其基因突变类型。通过对患者本人、直系亲属进行基因检测，可以判定患者为体细胞突变（属于后天性的一种改变，主要存在于患者体细胞内，这种突变一般不会造成后代遗传性改变，只会对患者本人的细胞、组织发生改变）还是胚系突变（属于可遗传性突变，存在于生殖细胞内，大部分来自父母遗传，有较大的概率会再一次遗传给自己的后一代），这对于指导患者后续生活、家属健康监测具有极为重要的意义。③指导预后及治疗。有研究表明，*NF2* 基因缺失类型的不同，有可能对患者预后结局产生不一样的影响，例如无义突变、非移码突变类型的患者，以及 NF2 外显子 2 ~ 13 区发生突变的患者，其预后往往较差。

34　听神经瘤可以用药物控制吗？

对于散发型听神经瘤尚无有效的药物治疗方案。

对于 NF2 听神经瘤，临床上尝试采用靶向药物治疗，包括血管内皮生长因子受体拮抗剂（贝伐珠单抗），表皮因子受体抑制剂（吉非替尼、厄洛替尼），mTOR 信号通路抑制剂（依维莫司），MEK 信号通路抑制剂（苏尼替尼）等，然而，这些药物的使用仅停留在临床试验阶段，迄今尚无指南推荐临床使用。

35　老年听神经瘤的诊断和治疗有什么特别之处吗？

老年听神经瘤患者常具有早期诊断率低、病程长、常合并脑积水等特点。早期诊断率低是由于听神经瘤早期症状时常与老年性或神经性耳聋相混淆，容易出现误诊、漏诊；同时，老年人常因脑组织萎缩，使得 CPA 区局部代偿空间增大，高颅内压症状发生率较低，患者往往耐受性较好，易造成病情延误、病程时间长。老年患者因衰老所致的运动、记忆功能下降，易掩盖步态不稳、认知下降等典型脑积水表现，从而错过最佳诊疗时机。老年患者往往基础疾病较多，重症患者通常一般情况较差，可能对手术治疗造成困难。此外，老年患者预期寿命较短，患者手术收益有限，这些因素对于老年听神经瘤的治疗方案制订都具有独特的意义。

36　听神经瘤大小和听力下降有关系吗？

关于听神经瘤体积与听力损失程度之间的关系，目前尚无统一观点。

有学者认为，听神经瘤大小与听力损失程度之间无相关性。亦有学者认为，小肿瘤比中、大肿瘤更容易引起突发性耳聋，且听力损失较重，预后相对差。

数据表明，肿瘤大小与听力损失程度之间并不存在绝对的对应关系，但一般认为是听神经瘤越大，听力损失的概率也越大。相比单一的肿瘤大小而言，结合肿瘤发生部位的肿瘤大小似乎与听力损失程度关联性更大。例如，内听道内听神经瘤，较小的体积便可导致中、重度的听力损失；而生长在 CPA 区的听神经瘤，若内听道内部分较少，肿瘤体积较大的情况下仍有可能表现为听力损失不严重，甚至听力完好无损。

37 经常使用手机会得听神经瘤吗？

目前普遍的观点认为，正常情况下使用手机并非听神经瘤的高危因素。虽有部分研究指出，在同侧使用手机 10 年后，罹患听神经瘤的风险增加了 60%；然而，这些研究均存在不同程度的设计缺陷，所得到的结论并不准确。所以，并没有确切证据表明，经常使用手机会得听神经瘤。

38 什么是有效听力？什么是国际 AAO-HNS 听力分级？

目前有效听力（serviceable hearing）的评定是基于美国耳鼻咽喉 – 头颈外科学会（AAO-HNS）听力分级（图 1-11）。A 级：听力良好，PTA ≤ 30 dB，SDS ≥ 70%；B 级：有实用听力，PTA ≤ 50 dB，SDS ≥ 50%；C 级：有可测听力，PTA > 50 dB，SDS ≥ 50%；D 级：无可测听力，SDS 大于 50%。一般认为，A、B 级听力即为有效听力。

39 听力检查时患者需要注意什么？

患者的听力检查是在一个相对密闭的隔音间进行，需要 20 ~ 30 分钟，检查人员根据检查项目，会给患者佩戴头戴式耳机、骨导耳机及入耳式耳塞。在进行纯音测听时，检查人员会给患者一个手持遥控器，需要患者听到短音之后按动手里的按钮进行记录，这项检查需要患者配合，没有听到短音时不能随便按动按钮，否则会影响检查结果。言语分辨率检查时播放普通话词组或语句，需要患者尽可能地准确复述。听觉诱发电位是一项客观的检查项目，检查时患者平静躺好即可。因为脑电信号可能会对波形有一定的干扰，需要患者尽量安静、放松，切勿思维活跃或精神紧张。听力检查不是侵入性检查，需要的是患者的高度配合。因此，除幽闭恐惧症患者以外大多数人都能够进行，术后 3 天内的患者由于伤口疼痛可能难以耐受长时间的检查，可以等到出院前一天或者当天再进行这项检查。

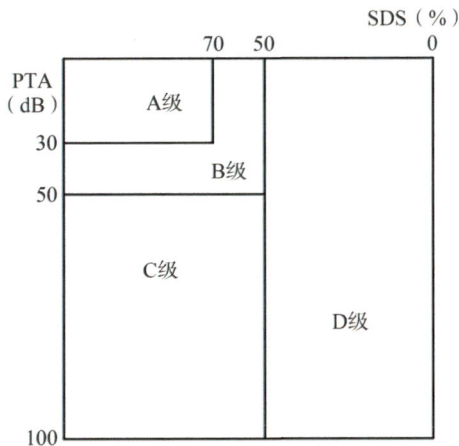

图 1-11　AAO-HNS 听力分级示意图

PTA：纯音平均听阈；SDS：言语识别率

40　患者怎么简单解读自己的听力报告？

听力检查后，医生会出具一张纸质报告夹到患者病历里，其中包括纯音测听、言语分辨率及听觉诱发电位 3 项检查结果（图 1-12）。听觉诱发电位的波形比较复杂，建议由专业医生阅图并进行解读。言语分辨率不是常规检查项目，同样建议由医生解读。纯音测听的结果左下角有一个小的表格，其中分别标注了左右侧气导（AC）的数值，可以简单看出患者听力的情况，根据现有的听力分级标准，10 ~ 15 dB 为正常，

16 ~ 25 dB 为稍有听力减退，26 ~ 40 dB 为轻度听力减退，41 ~ 55 dB 为中度听力减退，56 ~ 70 dB 为中重度听力减退，71 ~ 90 dB 为重度听力减退，91 dB 以上为极度听力减退。

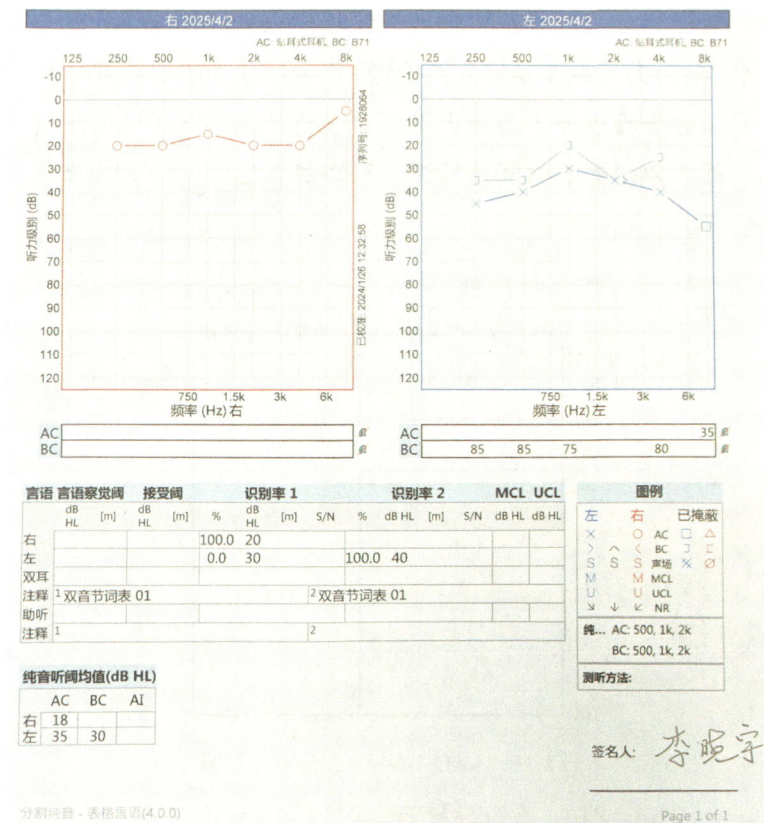

图 1-12　听力检查报告

41 听神经瘤合并顽固性眩晕，手术对缓解眩晕有帮助吗？

关于听神经瘤手术治疗与眩晕改善率，迄今尚无系统性的研究报道。顽固性眩晕是听神经瘤手术的重要指征。笔者团队曾对 3 位肿瘤体积不大但反复发作且症状严重的顽固性眩晕患者采用手术治疗，术中切除肿瘤并切除前庭神经，术后顽固性眩晕得以明显缓解。

42 听神经瘤合并脑积水是怎么回事?

前文提到听神经瘤位于 CPA 区，毗邻小脑与脑干。当肿瘤体积较大而压迫脑干时，位于脑干中心及周围的脑脊液循环系统（中脑导水管、第四脑室、正中孔及外侧孔）受影响，由此产生梗阻性脑积水（图 1-13）。听神经瘤合并脑积水患者中绝大多数为这种情况。然而，亦有部分患者的临床影像上并未出现肿瘤压迫脑室系统、脑脊液循环通路尚且畅通，其原因可能是听神经瘤所致的脑脊液蛋白水平升高，造成蛛网膜颗粒粘连及蛛网膜下腔炎症等，最终导致脑脊液吸收系统障碍。CT 或 MRI 检查可表现为脑室系统进行性扩张和（或）蛛网膜下腔扩张，其典型症状为头痛、下肢无力、步态不稳、尿失禁、共济失调、反应迟钝、进行性自主语言减少、躯体活动减少、认知功能下降等。

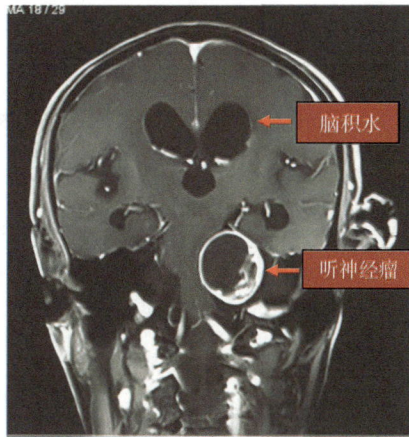

图 1-13　听神经瘤合并脑积水

43 听神经瘤术后，脑积水会自行好转吗?

随着手术切除对肿瘤压迫效应的解除，大部分梗阻性脑积水患者会得到显著改善。然而，对于交通性脑积水患者而言，肿瘤的切除并不会显著改善患者的脑积水情况，原因在于其脑脊液吸收障碍仍未得到纠正。老年患者常合并皮质萎缩，当梗阻解除后，脑室亦难以复原。此外，脑积水患者脑室因长时间扩张，导致顺应性明显下降，听神经瘤切除后脑室难以快速恢复。经验表明，听神经瘤合并脑积水，术前、术后需进行充分评估，术后行腰大池引流或腰椎穿刺放液试验，症状改善显著者可考虑二期行脑积水手术治疗（脑室腹腔分流或腰大池腹腔分流）。另有部分患者在肿瘤切除后的早期脑积水症状会有显著改善，随后患者突发症状反复、加重，此时需尽早行分流术治疗，患者往往预后较好。

44 高血压、糖尿病、心脏病、脑梗死等患者可以接受听神经瘤手术吗？

高血压、糖尿病、心脏病、脑梗死等基础疾病的患者，经过科学、系统的评估后认为能够耐受手术风险的，是可以接受听神经瘤手术的。原则上，对于年龄 80 岁以下的患者，具备手术治疗指征，围术期间收缩压在 160 mmHg、舒张压在 100 mmHg 以下者，可以不做特殊处理；收缩压 > 180 mmHg，可通过口服药物控制血压达标。罹患急性心肌梗死的患者，须经 6 个月治疗且无发作情况下，再行听神经瘤手术；心力衰竭患者，需在症状控制及心功能稳定 4 周后，方可考虑接受听神经瘤治疗。对于糖尿病，通过口服药物或注射胰岛素治疗血糖达标后，即可行手术治疗。而对于急性脑血管病患者而言，通常需将手术推迟 6 周以上。

45 面瘫和面部麻木是一回事吗？

两者截然不同。

面瘫是指面部运动受限或不能，由面神经功能障碍所致，临床上表现为病侧面部表情肌瘫痪，前额皱纹消失、眼裂扩大、鼻唇沟平坦、口角下垂。在微笑或做露齿动作时，口角下坠及面部㖞斜更为明显。病侧不能做皱额、蹙眉、闭目、鼓气和噘嘴等动作。鼓腮和吹口哨时，因患侧口唇不能闭合而漏气。进食时，食物残渣常滞留于病侧的齿颊间隙内，并常有口水自该侧淌下。由于泪点随下睑外翻，使泪液不能按正常引流而外溢。

面部麻木是指面部感觉减退或感觉异常，由三叉神经功能障碍所致，而面部表情、活动不受影响，患者自己能感觉到不舒服，但不影响外形和美观。

46　听神经瘤合并三叉神经痛是怎么回事？

听神经瘤起源部位毗邻三叉神经，当肿瘤体积较大，侵及三叉神经、中颅窝 Meckel 腔、三叉神经脑干端（REZ 区）时，或推挤血管压迫相应区域时，常可造成三叉神经痛。临床上表现为：在头面部三叉神经分布区域内，突发发作的电击样、刀割样、烧灼样、顽固性且难以忍受的剧烈性疼痛。常因说话、洗脸、刷牙、进食或微风拂面，甚至走路时诱发。疼痛历时数秒或数分钟，呈周期性发作。听神经瘤所致的三叉神经痛常为顽固性疼痛，药物控制不佳。年轻人出现上述特点的三叉神经痛合并听力减退、耳鸣等症状时，需警惕听神经瘤可能。

47　听神经瘤合并面肌痉挛是怎么回事？

听神经瘤起源部位毗邻面神经，当肿瘤体积较大，侵及面神经、内听道、面神经脑干端（REZ 区）时，或推挤血管压迫相应区域时，有可能诱发面肌痉挛。临床上表现为：发作性的一侧面部不自主抽搐。抽搐呈阵发性且不规则，程度不等，常于面部表情活动时诱发，可因疲倦、精神紧张及自主运动等而加重。起病多从眼轮匝肌开始，然后涉及整个面部。出现上述特点的面肌痉挛合并听力减退、耳鸣等症状时，需警惕听神经瘤可能。

48　听神经瘤手术需要剃光头吗？

听神经瘤手术通常采用耳后发际内直切口或者弧形切口。

对于女性患者或者头发较长的男性患者，不需要剃光头，只需在耳后手术切口周围局部剃发，既不影响外观，也不会因此导致感染，头发垂下来根本看不出剃发部位（图 1-14）。但局部剃头后，在手术前一定要注意清洗干净。

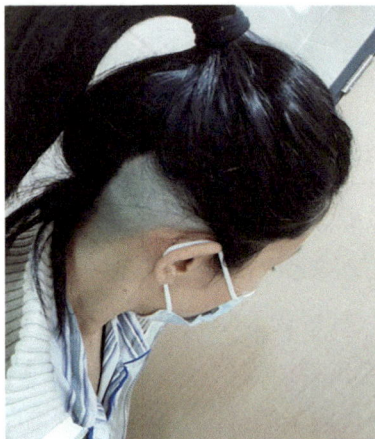

图 1-14 听神经瘤术前头皮备皮

49 确诊听神经瘤后，如何选择医院和手术医生？

现在是信息时代，当确诊听神经瘤后，患者一方面可以到三甲医院的神经外科或耳鼻喉科就诊，一方面也可以通过百度、好大夫在线、抖音、小红书等媒体平台，以及加入听神经瘤患者群，对听神经瘤的基本情况、治疗策略、手术适应证及其风险等进行全面了解。

听神经瘤手术属于神经外科的经典手术，国内三甲医院神经外科基本都可以开展，但因为肿瘤和面听神经关系密切，需要高精尖的手术设备、熟练的麻醉配合、护士配合及电生理监测等，所以最好选择省级医院、国家级医院神经外科平台为佳。当然，省级或国家级的神经外科中心，医生治病的侧重点不同，一般都有自己擅长的亚专业，需要选择擅长颅底肿瘤亚专业的医生。

50 听神经瘤患者，如何进行心理建设？

当得知自己患有听神经瘤这一闻所未闻的颅内肿瘤，想必所有人都会六神无主、慌作一团。

通过百度、抖音、小红书等途径，了解到听神经瘤是生长较为缓慢的良性肿瘤，无论是手术治疗还是伽玛刀，目前技术都很成熟，总体治疗效果还不错，就不必过于紧张、焦虑了。

术前多听听不同医院、不同医生的建议，如果需要采用手术治疗，理性地选择手术医院和手术医生，并以积极、饱满的情绪面对手术。情绪是可以相互传染的，患者有信心，医生也会没有心理压力，手术时不会瞻前顾后。

术后反应因人而异，每位患者都会出现，只是轻重程度、持续时间不同而已，越是心态放松，积极乐观，反应也越轻。

总之，听神经瘤患者尽可能调整自己，以积极的心态，迎接挑战。

第 2 节　手术部分

1　什么样的听神经瘤应该选择手术治疗？

听神经瘤是否选择手术，应根据肿瘤大小、患者年龄、身体状况、患者意愿等综合考虑。

Koos 1 级（单纯内听道内肿瘤）：除非患者有顽固性眩晕可以考虑手术，其余均建议动态观察，只要肿瘤局限在内听道内，就可以继续观察。

Koos 2 级（直径 1 ~ 2 cm 肿瘤）：如果首次发现，可以选择动态观察、手术或伽玛刀治疗，根据患者年龄、身体状况、本人意愿具体而定。

Koos 3 ~ 4 级（直径大于 2 cm 肿瘤）：如果患者年龄小于 65 岁，身体条件允许，建议手术治疗。如果肿瘤巨大且合并脑积水，引起严重的颅内高压、危及生命，需要紧急手术治疗。

2　听神经瘤手术的目标是什么？

听神经瘤手术的最高目标是肿瘤全切 + 保留神经功能，避免脑干及小脑梗死、颅内出血等手术并发症。

对于直径大于 2 cm 的肿瘤，要达到"全切 + 保面 + 保听"的目标，还是有一定难度的。因为切除肿瘤和保留神经功能是一对矛盾，肿瘤切除越彻底，神经损伤的可能性就越大，如果两者发生严重冲突，应当以保留功能为主，为防止永久性重度面瘫等，医生会选择性地残留少部分肿瘤。术后可以随访观察，也可以选择伽玛刀治疗，尽可能地延长肿瘤复发、增大所需的时间。

手术过程是寻找一个最佳平衡点的过程。具体的手术策略要根据患者年龄、职业、肿瘤特征（包括肿瘤质地、血供、粘连程度）、术中电生理监测指标变化等决定，做到最大限度切除肿瘤的同时保护神经功能，避免其他并发症的出现。

3 听神经瘤手术有生命危险吗？

听神经瘤手术是脑干区域的手术，相对来讲手术难度较高。听神经瘤手术有130年的历史，早期的听神经瘤手术，死亡率超过80%。随着显微神经外科及颅底技术、麻醉技术、监测技术的不断发展，听神经瘤手术的死亡率已经显著下降，国内外报道目前的手术死亡率低于1%。首都医科大学宣武医院神经外科从2018年12月至2024年5月共完成1000例听神经瘤切除术，手术相关死亡1例，死亡率为1/1000。

听神经瘤手术引起死亡的主要原因是术中损伤脑干及小脑的供血动脉和引流静脉，引起术后脑干、小脑的大面积梗死，或者术后再次出血，压迫脑干引起严重的神经功能障碍，最终导致死亡。总体来说，当今的听神经瘤手术已经非常成熟，手术导致的死亡风险极低。

4 听神经瘤手术后会变傻吗？

听神经瘤手术常见的并发症是耳聋、面瘫、脑脊液漏、颅内感染，这些一般不会引起认知功能障碍。如果术中损伤血管引起小脑及脑干损伤，或者术后出血，则可能导致患者偏瘫、意识障碍、脑积水、智力减退等严重并发症，但概率很低，不足1%。

5　听神经瘤手术风险主要包括哪些？

发生率较高的风险包括手术侧听力丧失、周围性面瘫，其次是颅内感染、脑脊液漏、伤口愈合不良和视物重影等。在少数情况下，发生脑干梗死、术区血肿等严重并发症，必要时需要急诊手术治疗。

6　听神经瘤患者手术前要做哪些准备？

需要完善头颅 MRI 和 CT 等影像学检查及听力检查（图 1–15）。完善心、肺、肝、肾等全身健康状况的生化实验室检查，由麻醉医生评估是否能够耐受全身麻醉手术。术前完成手术区域的备皮，并于术前一晚禁食、禁水、充分休息、放松情绪以迎接手术。

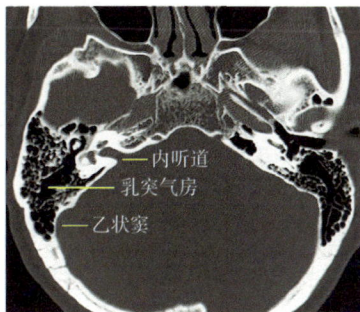

内听道
乳突气房
乙状窦

图 1-15　颅底骨窗位薄层 CT 图像

7　长期吸烟对听神经瘤手术的预后有无影响？

吸烟对手术结果有负面影响，吸入的一氧化碳（CO）和尼古丁会增加心率和血压及身体对氧气的需求。吸烟会导致血管收缩，肺部小气道变窄，更容易塌陷，并导致吸烟者感染、咳嗽、肺部并发症和机械通气时间延长的易感性增加，术后恢复延迟。吸烟还会抑制参与伤口愈合的免疫反应，伤口感染、伤口愈合延迟的风险增加，并增加血栓形成的风险。

8　长期吸烟的患者，术前需要戒烟吗？

理想的情况下建议术前戒烟 4～8 周。有证据表明，虽然尼古丁的半衰期因人而异，但短期戒烟也可能受益。吸烟后，烟碱通常在 2 小时后降低，CO 水平降低显著少 12 小时，也可能改善氧输送。

9 高血压患者，血压高到什么程度会暂缓听神经瘤手术？

听神经瘤手术为择期手术，即经过一段时间的调整，让患者的状态在术前调整到最佳状态再行手术。美国心脏病学会 / 美国心脏协会（ACC/AHA）2017 年发布高血压指南指出，轻、中度高血压（< 180/110 mmHg）可以进行手术，不增加患者围术期心血管并发症发生的风险，但建议重度高血压（≥ 180/110 mmHg）应延迟择期手术，争取时间控制血压。

10 如果患者近期植入冠状动脉支架，是否需要推迟听神经瘤手术？

为了避免中止双重抗血小板药物治疗，冠脉球囊扩张 2 周内、裸金属支架植入 30 天内、药物洗脱支架植入 3 个月内不推荐进行听神经瘤手术。

11 听神经瘤手术前禁食、禁水的要求是什么？

长时间禁食容易出现脱水、低血糖，口渴感、饥饿感会让患者烦躁不安，还可致胰岛素抵抗。如果患者没有胃肠道动力障碍，建议术前 6 小时禁食固体食物，术前 2 小时禁食清流质食物。根据目前的加速术后康复方案，若患者无糖尿病史，推荐手术 2 ~ 3 小时前饮用 300 mL 含 12.5% 碳水化合物的饮料，缓解饥饿、口渴、焦虑情绪，降低术后胰岛素抵抗和应激的发生。

12 听神经瘤手术的术前评估，麻醉医生需要关注什么？

术前评估中，麻醉医生首先需要充分了解患者的健康状态和特殊病情，了解全身状态和器官功能存在的问题，有无需要优化的治疗措施，听神经瘤对患者神经功能的影响，麻醉医生还需要评估患者对全身麻醉和手术的耐受力，与外科医生沟通手术情况，并制订具体的麻醉实施方案。

13　高血压患者，手术当天早上能吃药吗？

为了手术和麻醉过程中患者的安全，应按照麻醉医生的建议服用降压药，通常情况下麻醉医生会建议按平时服药规律正常服用降压药，因为高血压患者如果停用降压药，手术当天血压可能会反弹性升高，手术中容易出血，而且也会带来其他心脑血管方面的并发症。如果服用利血平，请及时告知麻醉医生，其可能会要求在手术之前停掉该药物，改用其他短效降压药。如果口服药物，可用少量的清水将药物送服，等到手术时，胃已经基本排空，药物也已经吸收进入血液循环，这样麻醉时既不会引起呛咳，还可以最大限度地减少手术中的风险。

14　医院如何安排手术顺序？

因为等待手术的患者较多，一般手术组一天会安排多台手术，手术顺序安排会考虑以下几个因素。

（1）手术难度和风险：最复杂、高风险的手术一般会优先安排，相对常规、简单的会安排接台。

（2）患者身体状况：年龄大、身体条件较差的患者一般会优先安排，而如果有乙型肝炎病毒、丙型肝炎病毒感染等，会安排接台手术。

（3）入院顺序：一般先住院的先安排，后住院后安排。

15　听神经瘤手术，需要打开整个颅骨吗？

不需要。听神经瘤手术无论采用哪种手术入路（枕下乙状窦后入路、经中颅窝底入路、经迷路入路），均为小骨窗开颅，即先取下小块颅骨，约 3 cm×3 cm 大小，以显露手术通路，肿瘤切除完毕后，将取下的骨瓣复位并固定，不会对外观产生影响（图 1–16）。

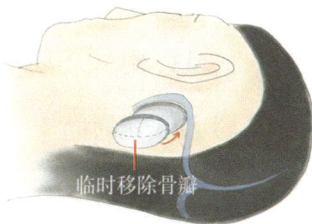

临时移除骨瓣

图 1-16　听神经瘤手术乙状窦后入路示意图

16 听神经瘤手术怎么做？

听神经瘤的手术治疗，首先确定手术入路。在神经外科，常用的是乙状窦后入路。具体手术流程为：

（1）进入手术室，麻醉完毕后，留置导尿管，摆体位，头架固定，画切口线，消毒及铺无菌单。

（2）切开头皮、肌肉，显露手术区域的骨质，使用开颅专用工具，取下 3 cm×3 cm 颅骨。

（3）切开硬膜脑，释放脑脊液，脑组织松弛后，显露肿瘤及周围结构，在神经电生理监测下，分离、切除肿瘤，全程保护正常的神经血管。在大多数情况下，要磨除内听道后壁，以切除内听道肿瘤。

（4）严密缝合硬脑膜，使用钛钉、钛板将开颅时取出的骨瓣复位，逐层缝合肌肉、皮下组织及头皮，完成手术（图 1-17）。

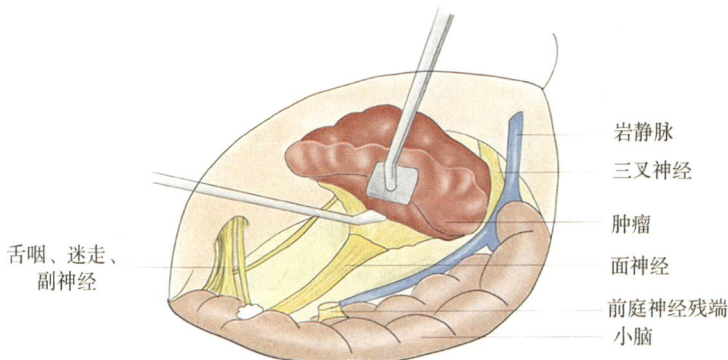

图 1-17　分离肿瘤与面听神经的粘连

17 听神经瘤手术一般需要多长时间？患者在手术室待多长时间？

（1）净手术时间是 5 小时左右。

听神经瘤手术可分为开颅、显微镜下肿瘤切除、关颅 3 个过程，开颅、关颅过程相对恒定，需要 1.5 ~ 2 小时。不同听神经瘤的肿瘤切除过程所需时间有所差异。对于技术成熟的术者来说，小型听神经瘤的切除需要 1 ~ 1.5 小时，而中等体积、难度的听神经瘤，切除过程需要大约 2 小时，对于大型、复杂听神经瘤，可能需要 3 ~ 4 小时或更长。

（2）在手术室待 6 ~ 7 小时。

患者进入手术室后，首先由护士建立动脉、静脉输液通道，麻醉医生进行麻醉诱导、气管插管等，然后留置尿管，随后外科医生摆放手术体位并固定于手术床上，此过程共需约 1 小时。随后的手术过程需要 4 ~ 5 小时，术后麻醉恢复约 30 分钟，随后可离开手术室返回病房或者重症监护室。

18　手术室里是什么样的？

从首都医科大学宣武医院神经外科为例，手术室采用暖色调的装饰风格，每一个角落都经过了精心的布局和严格的清洁消毒，确保无菌环境，降低感染风险（图 1-18）。当患者进入手术室的走廊，会发现这里的医护人员都穿着整洁的绿色手术服，戴着口罩和帽子，他们忙中有序地穿梭在走廊和各个手术间，尽可能地为每一位患者提供最优质的医疗服务，让患者能够安心地应对手术。

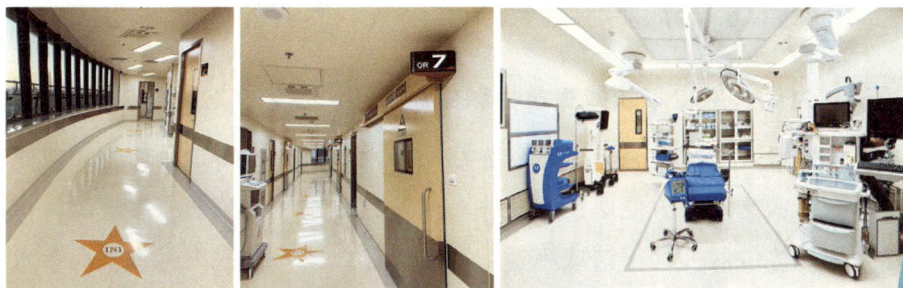

图 1-18　手术室布局

19　如何进入手术室？会有人陪伴患者吗？

手术当日，会有专职人员根据要求来到病区接患者前往手术室，这些人员都经受过专业的训练和考核，就像我们开车考取"驾照"一样，合格后才可上岗。接患者之前，他们会将手术专用平车擦拭干净并铺好干净的床单被罩（图1-19），如果患者怕冷，可在术前一日告知医护人员，他们会提前进行被褥加温，确保患者在转运路途中温暖舒适。无特殊情况，转运人员会将患者护送至麻醉准备室进行等待（图1-20），麻醉护士会全程陪伴在患者身边，并为患者做一些术前准备。等待术间准备就绪，巡回护士就会来接患者前往手术间，不管在任何时刻如果患者有任何身体上的不适，都可及时告知手术室的任何工作人员，他们都会及时为患者解决。

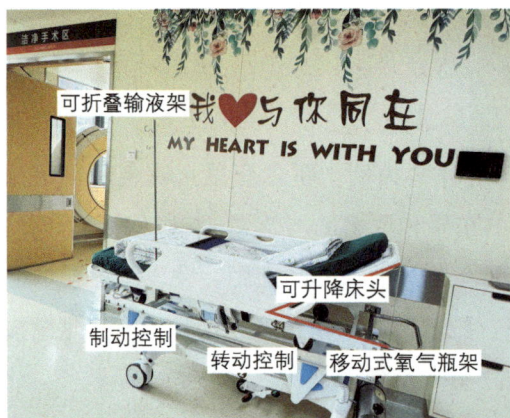

图1-19　手术患者转运车

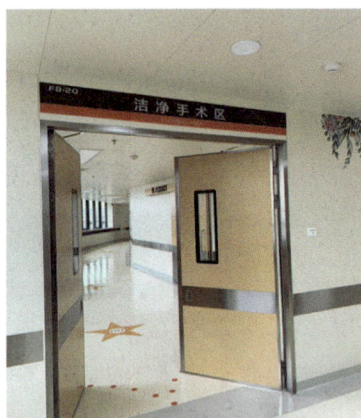

图1-20　手术患者出入口

20　为什么患者不能佩戴首饰和义齿进手术室？

在手术过程中，患者往往需要根据手术部位保持特定的体位，以充分暴露手术区域，方便医生的操作。而佩戴首饰，如项链、手链等，可能会因为体位的变动而造成不适，还有可能产生一些压力性损伤。手术过程中，手臂或腕部需留置静脉通路和动脉血压监测，手部还会有血氧饱和度持续监测，佩戴首饰与这些管路发生冲突，影响手术安全。义齿的影响则主要体现在气管插管时有脱落的风险，从而有可能造成误吸或阻塞气道，危及生命安全。此外，首饰和义齿中有可能存在金属物质，在手术过程中，医生常常需要使用电外科设备进行止血。金属部分可能会导电，导致电流在手术区域外扩散，从而造成电外科烧伤，增加不必要的损伤。因此，为了保障手术的顺利进行和患者的安全，手术室一般规定患者在进入手术室前摘除所有的首饰和义齿，以保障患者生命财产安全。

21　患者感到紧张害怕，家属能陪同进入手术室吗？

家属只能护送患者到手术室门口，不可以进入手术区域，手术室属于洁净区域，手术间各类人员更要遵循严格无菌管理，家属未经专业培训，进入手术室可能会打乱医护人员建立的各种无菌屏障，造成手术感染。同时，手术是个复杂的过程，需要医护人员高度集中和专注，家属进入会分散医护人员的注意力，增加患者的手术风险。虽然家属不能进入手术室，但是可以在手术患者家属等候大厅等待，在那里有实时显示手术时间进程的大屏幕，可以随时关注患者的手术进展情况，同时，还会播放手术科普视频，等候区备有书籍等可随时使用。另外，在等候区旁边设有咨询台，有任何问题医生会及时按照预留的电话与患者家属取得联系，患者大可放心。

22　为什么进手术室后，医务人员总是不停地核查患者姓名？

核查患者姓名是医生对患者的安全性核查。患者进入手术室后会经过多次身份核对。患者离开病房前，病区护士与手术室工作人员会与患者共同核对患者身份。进入手术室，在麻醉开始前、手术开始前、手术结束后 3 个重要的环节，均需要由巡回护士、麻醉医生、主刀医生共同核对患者信息，准确无误后，方可进行下一个环节。最后将患者送至病房再与病房护士交接。在手术室进行三次三方核查，以确保患者手术部位、手术方式、麻醉方式等信息准确无误。这既是对患者负责，也是身为医务人员最基本的职业素养。

23　为什么患者进了手术室还要再等一段时间？

进入手术室后，可能会有一段等待时间。这是因手术过程中的多个因素共同导致的。在患者进入手术室之前，手术团队需要进行一系列的准备工作，包括准备手术器械、设备、药品等，确保一切准备就绪，避免在手术过程中出现任何疏漏（图1-21、图1-22）。同时，手术室的消毒工作也是必不可少的，以确保手术环境的清洁和无菌，防止感染的发生。

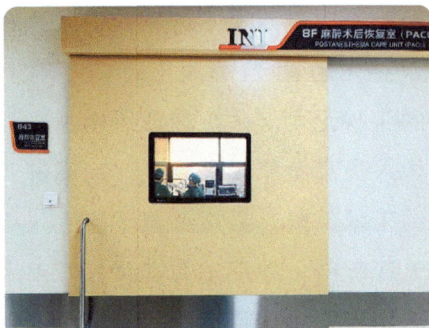

图1-21　麻醉准备室

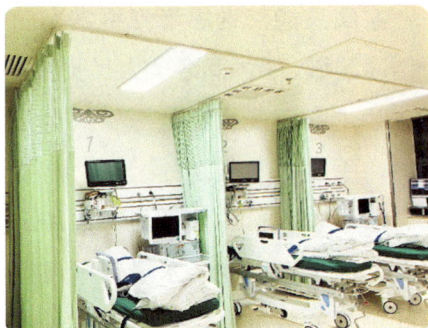

图1-22　麻醉恢复室

　　如果患者是"接台"手术，手术室中可能还有其他手术正在进行。需要在前一台手术完成后进行消毒擦拭，才能开始此次手术。医生会尽量安排紧凑的手术计划，但由于每台手术的复杂程度和所需时间不同，因此可能会出现等待的情况。同时，患者的身体状况也是影响手术开始时间的一个因素。在手术前，医生需要对患者的身体状况进行全面的评估，确保患者能够耐受手术。如果在评估过程中发现任何异常或需要调整的情况，医生可能会需要更多的时间来与患者沟通或进行必要的处理。

　　进入手术室后需要等待一段时间是正常现象。同时，患者有任何疑问或担忧，可以随时与医护人员进行沟通，他们会尽力为患者解答和提供帮助。

24 同样是打针，为什么手术室的针会比病房的疼？

　　打针引起的疼痛程度是由留置针的粗细、给药速度、麻醉药物对血管刺激、穿刺技术及个人对痛觉耐受等因素决定的，手术带来的紧张情绪有可能给疼痛"添油加醋"，医护人员会通过一些心理护理来缓解患者的紧张、减轻患者的恐惧。手术需要的留置针就像是为"输液和用药"开启的快速车道，所以通常会比病房里使用的留置针型号粗（图 1-23），有时根据手术需要，还需要开放多条静脉通道。在手术台上，静脉通道就是患者的生命线，它是将药物、血液制品及其他救命液体输送到患者体内的关键通道。建立一条有效且安全的静脉通道，是确保手术过程中患者安全的无形纽带。

大小	导管 长度（英寸）直径（mm）		流速 ml / min
24G	3/4	0.7×19	22
22G	1	0.9×25	36
20G	1	1.1×25	65
20G	1¹⁄₄	1.1×33	61
18G	1¹⁄₄	1.3×33	103
18G	1³⁄₄	1.3×45	96
16G	2	1.7×50	196
14G	2	2.2×50	343

图 1-23　留置针型号

25　手术室为什么那么冷？患者麻醉后睡着了感到冷怎么办？

有规范严格规定手术室的温度需要维持在 21 ~ 25℃，过高的温度可导致手术室人员出汗，影响手术的进行，同时也有可能增加感染的风险。空气经过净化后从手术间顶部持续送入手术室内，所以有的患者会感觉到有"风"，如果感觉冷，患者可以随时告诉医护人员，他们会为患者提供加温设备及棉被进行保暖。

麻醉后也不用担心。麻醉医生会顺着气管插管在患者咽部放置一个体温探头，手术中可以实时监测患者的核心体温。除了棉被，医院还有很多先进的保暖设施，比如水温毯、暖风机（图 1-24），术中也会根据患者体温变化随时调整这些保温设施的温度，从而保证患者"睡着了"也不会冷。

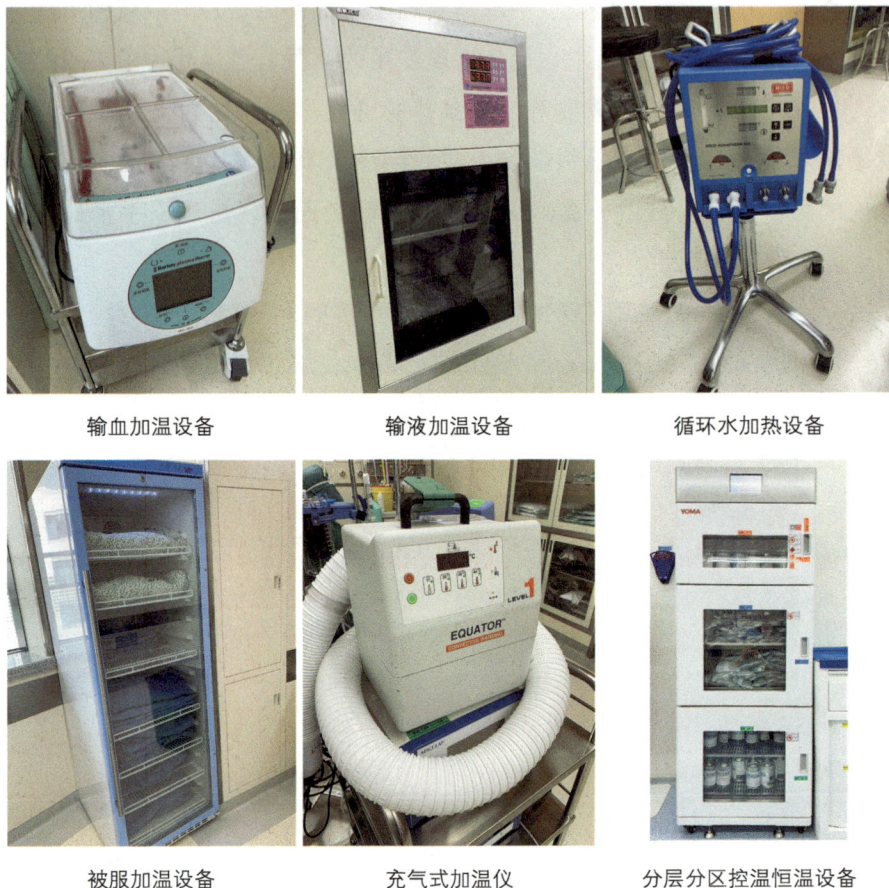

输血加温设备　　　　　　输液加温设备　　　　　　循环水加热设备

被服加温设备　　　　　　充气式加温仪　　　　分层分区控温恒温设备

图 1-24　医院常用的加温设备

26　听神经瘤是头部手术，手术时为什么身上不能穿衣服？

虽然手术区域集中在头部，但为确保手术过程中的安全性和精确度，需要对患者全身进行细致的观察和监护。例如，需要实时监测患者血压、血氧和心电图等生命体征，以确保手术过程中患者身体状况稳定。此外，麻醉后可能需要为患者留置导尿管以协助排尿，并精确记录尿量，以便进行出入量管理。

为了方便进行这些必要的监护和操作，患者需要脱去衣物，医护人员也会严格按照规范进行操作，遵循隐私保护原则，尽量减少不必要的暴露，并使用温暖的棉被和床单确保患者身体温度维持舒适状态。手术期间，患者身体将被无菌的手术单覆盖，形成一个安全的手术环境，也就是无菌屏障（图 1-25）。因此，虽然不能穿衣服进行手术，但医护人员也会竭尽全力确保患者的隐私安全和舒适。

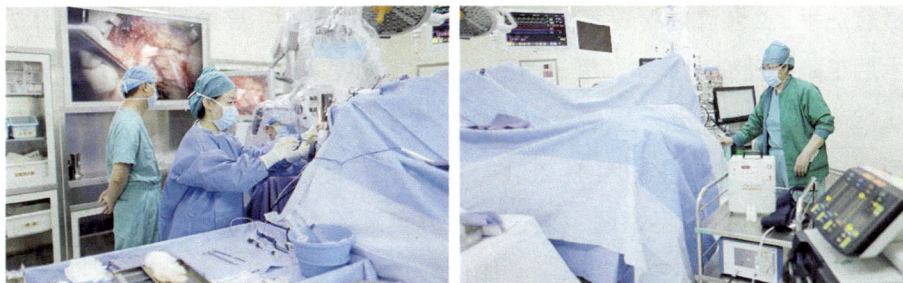

图 1-25　听神经瘤手术场景

27　听神经瘤手术除了手术医生还有什么人参与？

每一台手术的成功都得益于手术团队成员（8 ～ 10 人）之间的默契配合，他们每天默默无闻地守护着每一名手术患者的生命安全。那么，除了患者所熟知的手术医生，团队成员还有谁呢？

（1）麻醉医生负责监测与调控患者的各项生命体征，保证患者在手术中既不会感觉到疼痛，也不会因为药物过量而发生危险，每一步都要精确无比，确保手术过程一切平稳。他们就像是手术室的艺术家，用药物和仪器绘制出患者生命的安全蓝图，成为患者"生命的守护神"。

（2）麻醉护士是麻醉医生的得力助手，确保患者在手术麻醉期间的安全与舒适（图 1-26）。从术前静脉通路的建立，麻醉诱导药物的准备、气管插管的准备、术中生命体征的监测到术后麻醉

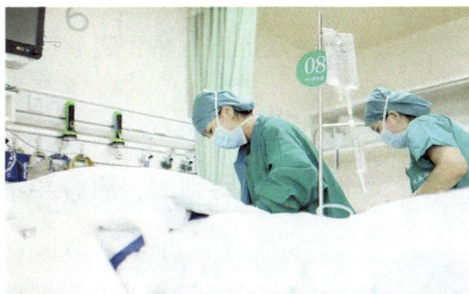

图 1-26　麻醉护士

复苏的管理，每一步工作都至关重要。此外，还负责麻醉宣教、麻醉门诊、镇痛泵巡查及麻醉设备的管理等工作。用心服务每一位手术患者，让患者减少麻醉前后的恐惧与焦虑。

（3）器械护士是外科医生的重要帮手，术前她会与手术医生沟通，根据术式及手术医生习惯准备相应的手术器械及耗材（图1-27）。并会提前洗手，上台清点检查器械及耗材的数量及完整性，高效配合完成手术，术后正确处理病理标本，第一时间送去病理科，为患者的安全保驾护航。

（4）巡回护士作为手术间的总"调度师"，职责是协调、监督和管理整个手术间的工作（图1-28）。从术前一天访视开始，与患者沟通了解病情及需求，与手术医生沟通手术方案及所需特殊用物，做好相应的准备工作。手术当日，进行手术体位摆放，仪器设备、耗材准备、监督无菌操作、手术物品清点齐全等，术后将患者安全送回病房，在此期间与手术团队紧密配合，将手术室核查制度、无菌原则及清点制度等，渗透到手术过程的每一项操作中，保障手术患者安全。

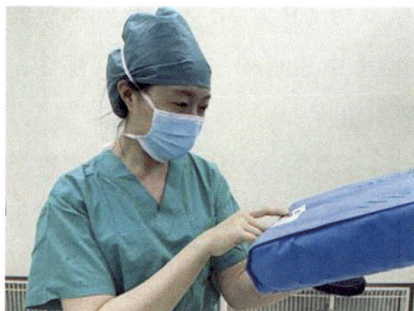

图 1-27　器械护士　　　　　图 1-28　巡回护士

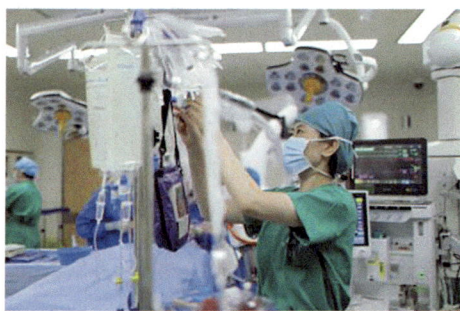

（5）电生理监测医生负责脑干、面听及迷走副神经功能的检查，为手术保驾护航。

28 听说手术床特别窄，患者会不会掉下来？

手术床的宽度是有明确要求的，一般在 52 cm 左右，最宽不得超过 60 cm。因为手术中需要术者尽可能地接近患者的身体，以保持最大、最清晰的视野（图 1-29）。同时，手术人员（包括主刀、助手和刷手护士）要彼此配合、共同参与手术，手术床的宽度可以直接影响器械传递的速度，传递的距离越短速度越快，污染的风险也就越小。

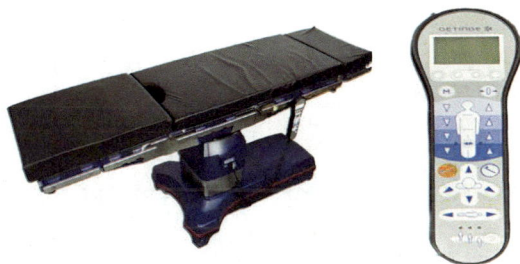

图 1-29　手术床及功能图

进入手术间患者可能会听到这样的叮嘱："手术床很窄，躺上去后，用您的双手摸摸床两边，确定躺到床中间，不要随意乱动。"同时医护人员也会给予必要的保护和约束，以免患者翻身引发不必要的危险。手术全程，医护人员会一直守护在患者身边，及时给予帮助，确保患者安全。

29　医生说手术时采用的是侧卧位，会不会不安全？一直躺着不动会不舒服吗？

听神经瘤手术需要患者侧卧位，有时也可以在半坐位下完成手术，这样的体位是为了更好地暴露手术视野，方便医生操作（图 1-30）。在体位摆放方面，安全是医生首先要关注的，他们会借助头架、手托、体位垫和约束带等多种设备对患者进行约束和保护，确保患者在手术过程中保持稳定，不会发生任何滑动或移位。

同时，医生也深知长时间保持一个姿势会给患者带来不适，有可能会导致受压部位发红，长时间受压的皮肤还可能在术后出现水疱或破溃，这种现象叫作压力性损伤。因此，医护人员会在术中实时评估患者的舒适度和压疮风险，在必要时进行微小的体位调整，如抬起受压部位以增加局部血运，缓解患者不适。此外，医护人员还会在手术过程采取多种减压措施，如床单平整干燥、使用减压贴以及减压床垫等。由于听神经瘤手术大部分是在显微镜下的精细操作，大部分时间需要完全的静止状态。因此，如果不可避免地出现了压力性损伤也请患者谅解。医护人员会全程监控患者的生命体征，竭尽所能地为患者提供最安全、最舒适的手术体验。

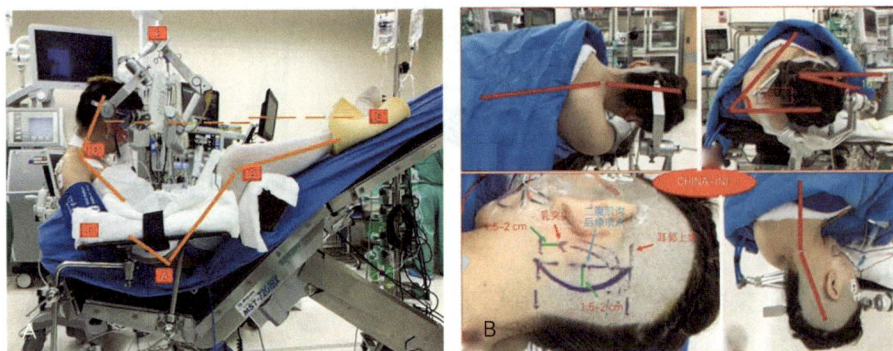

图 1-30 听神经瘤手术常用的体位

A. 半坐位；B. 侧卧位

30 手术室的无影灯真的没有影子吗？

手术室的无影灯并不是真正意义上的完全没有影子，而是其设计能够最大限度地减少手术区域产生的影子，为医生提供一个更为清晰、无干扰的视野（图 1-31）。无影灯的设计原理在于其采用了多个光源从不同的角度照射手术区域，这种多角度照射，使得任何一个物体不会在所

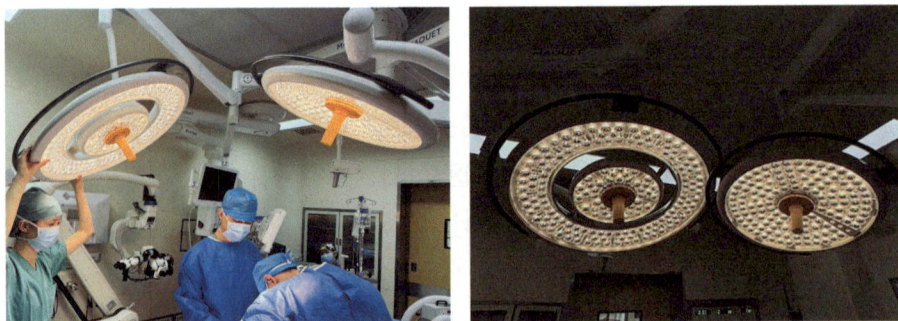

图 1-31 手术室无影灯

有光源的照射下都产生影子。通过光线的互补，影子被大大地削弱，甚至在某些情况下几乎可以忽略不计。但任何光源都无法完全消除影子，因为影子的产生是由物体阻挡光线而产生的，只要有光源和物体的存在，就不可避免存在影子。因此，手术室的无影灯并非完全没有影子，而是通过其独特的设计减少了影子的产生，使手术更为精确和顺利。这种设计对于保证手术质量和患者的安全具有重要的意义。

31　从患者颅内切除的"东西"，怎么处理？

从患者颅内切下来的"东西"称之为病理标本。手术标本一般分为两种，术中冰冻标本和术后病理标本。取下病理标本后，经过洗手护士、巡回护士、主刀医生确认无误后，由专职人员送至病理科进行检验。术中快速冰冻标本即刻送检，30 分钟左右由病理科出具书面病理诊断报告，为医生制订下一步手术方案提供重要的依据。

听神经瘤在手术前就会有比较明确的诊断，术中一般不需要送冰冻标本，只需在手术结束后将全部病理标本送到病理科做最后的检验即可，需要 7 天左右的时间才能获得最终的病理检查报告单。

32　手术室里都有什么神秘"武器"？

手术室的神秘"武器"很多，下面介绍几种听神经瘤手术常用到的"武器"（图 1-32）。

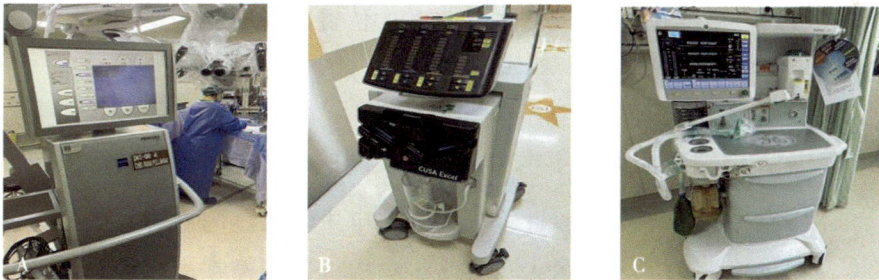

图 1-32　听神经瘤手术常用到的设备

A. 显微镜；B. CUSA；C. 麻醉机

（1）呼吸机：一种能替代自主通气功能的麻醉仪器设备。全身麻醉后，患者是没有自主呼吸的，呼吸机可以帮助患者呼吸通气，保证患者术中麻醉安全。

（2）显微镜：能够提供高放大倍数和高分辨率的显微视野，使医生能够清晰地看到细小的神经结构和血管，以便更加精确地分离患者的神经结构、更加精细地进行手术显微操作。

（3）双极电凝：双极电凝是神经外科的重要手术设备，具备抓取、分离、凝血的功能，可以达到组织分离和止血效果。

（4）CUSA：中文名字是超声吸引器，是听神经瘤手术医生常用的设备，它同时具备抽吸、振动和冲水的功能，不但可以更安全、更快捷地切除肿瘤，还可以最大限度地保护颅内的神经和血管。

（5）电生理监测仪：术中可以监测脑干、面听神经功能，可以随时反映神经功能状态，为手术保驾护航。

33 听神经瘤术中电生理监测主要包括哪些指标？各有什么意义？

听神经瘤属于脑干周围的肿瘤，肿瘤紧邻脑干、颅神经，而这些结构与面部及躯体运动、感觉、听力、吞咽、发音功能等密切相关，因此需要在术中对这些功能进行监测。监测指标包括面神经运动功能，听觉诱发电位，三叉神经功能（负责咀嚼运动），副神经功能（负责转颈、耸肩等运动），对侧肢体运动功能。术中对这些指标进行监测，可以指导术者判断肿瘤与神经、脑干的关系，判断神经结构的位置，从而更精确地切除肿瘤、保护神经功能。听神经瘤手术中，电生理监测起到至关重要的作用。

34 术中电生理监测在手术中是怎么实现的，由什么人员进行操作？

术中电生理监测是通过计算机及专业电生理仪器的监测系统来进行的。在患者麻醉之后，技术人员会将针电极分别放置在患者面神经、三叉神经、副神经支配的肌肉上监测肌电活动。然后用螺旋状电极在患者的头皮进行固定，分别记录听觉诱发和体感诱发和并且作为运动诱发的刺激电极。医生在手术中还会在手术台上使用无菌的手持电极进行颅神经的刺激和记录。这些刺激和记录电极都会连接术中监测系统，通过计算机的显示器来显示不同的波形，由监测人员观察、辨别，实时与手术医生汇报、交流监测结果（图 1-33）。以首都医科大学宣武医院神经外科为例，听神经瘤电生理监测由具有三年以上监测经验的技术人员来放置电极，监测结果由具有十年以上监测经验的监测医生和手术医生共同进行实时的判读。

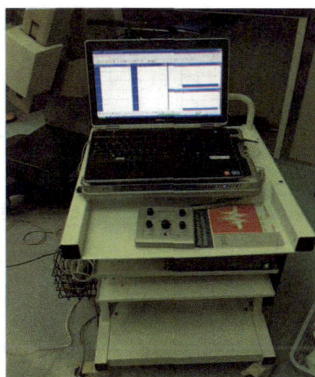

图 1-33　听神经瘤手术使用的电生理监测系统

35　使用术中电生理监测有什么不良反应？会导致并发症吗？

　　术中电生理监测技术是一项很成熟的技术，尤其是听神经瘤手术的电生理监测，在国内外都已经进行了几十年。在手术中使用电生理监测，一般不会发生严重并发症。但是对于癫痫患者，进行运动诱发的刺激有可能会诱发癫痫发作。运动诱发监测也有小概率的咬舌风险，但是这项监测在听神经瘤手术中并非常规应用的方法。其他的监测方式产生的较小的不良反应包括电极拔出时发生轻微出血，极少数患者会有皮下出血或血肿，图 1-34 为术中常用的双极刺激器。

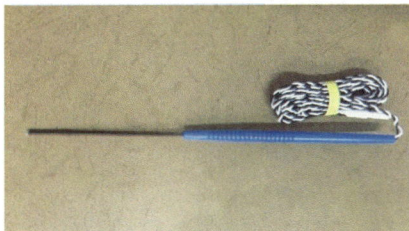

图 1-34　双极刺激器

36　术中使用或不使用电生理监测，对面神经保护有什么区别？

　　听神经瘤手术中使用电生理监测进行面神经的保护在国内各医院已经是常规操作，但是面神经的解剖及功能保留率在各医院能达到的水平是不一样的。主要取决于肿瘤的大小、手术的难度、手术医生的经验和技巧、电生理监测人员的水平以及监测和手术医生的配合程度。

首都医科大学宣武医院神经外科近 1000 例听神经瘤手术患者，面神经的解剖保留率达 98.2%，2024 年的手术患者听力保留率达 40%，这得益于完善的电生理检测技术。

37 术中使用电生理监测，听力保护的成功率有多少？

对于听神经瘤手术来说，由于肿瘤本身就起源于听神经，大部分患者手术前都有听力的降低，甚至消失。而解剖保留听神经，进而有效地保护听力是很难的一项技术。但是对于有残存听力的听神经瘤患者来说，听力保留对患者术后的生活质量仍然有重要的意义。首都医科大学宣武医院神经外科肿瘤中心有独立的听力检查室，可以对患者术前、术后的听力进行细致的评估，在手术中进行听觉诱发电位、耳蜗电位及蜗神经动作电位的监测项目，听力的保留率在逐年提高（图 1-35）。2024 年 1—10 月手术患者有效听力的保留率为 47%。

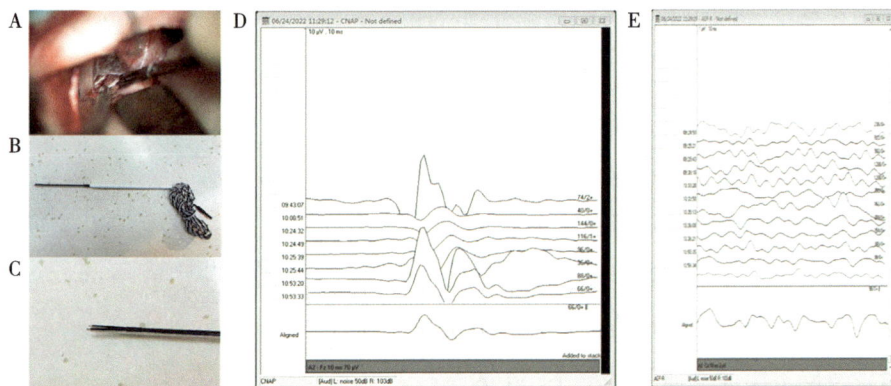

图 1-35　术中听力监测装置及波形图

A. 术中记录蜗神经电位；B. 双极刺激器态势图；C. 双极刺激器局部放大图；D. 蜗神经动作电位图；E. 听觉脑干反应

38 电生理监测听力的新技术有哪些，效果怎么样？

在听神经瘤手术中，最常用的听力监测方式是听觉诱发电位。这项技术也是最早应用在手术中保护听力的技术，但其对于环境的要求比较高，波形需要多次叠加。在手术室这种电器过多的环境中很容易受干扰，而且对于术前有听力损伤的患者很难取得理想的基线。近年来，首都医科大学宣武医院神经外科应用在手术中的听力保护的新技术包括耳蜗电图和蜗神经的动作电位。这两种电位的可记录率都要高于听觉诱发电位，后者还能实现在手术中对蜗神经进行实际走行的描绘。因此，在电生理监测下能达到较好保护听力的效果。

39　听神经瘤手术过程中是局部麻醉还是全身麻醉？

听神经瘤在神经外科中属于相对复杂的手术，所需手术时间较长，而且需要术者精细操作，因此需要患者全身麻醉，全程镇静状态，以完成手术操作。部分肿瘤较大的患者，甚至在术后需要一段时间的镇静治疗，以利于患者恢复。

40　进入手术室后，听神经瘤手术前的麻醉准备过程有哪些？

患者进入手术室后，首先建立外周静脉通路，麻醉科医生进行常规的监测（心电图、脉搏氧饱和度监测、无创血压监测）和完成动脉置管，然后建立有创动脉血压监测，并完成麻醉深度监测。在完成全身麻醉诱导建立气管插管后，再留置体温探头和导尿管。

41　听神经瘤手术中的麻醉监测有哪些？

听神经瘤手术术中常用的监测包括常规监测（心电图、脉搏氧饱和度监测、无创血压监测和尿量监测）和特殊监测（连续有创动脉血压监测和呼气末二氧化碳监测）。首都医科大学宣武医院麻醉科医生还会对听神经瘤手术患者进行常规的体温监测、间断的血气分析测定和脑电双频指数监测镇静深度。是否置入中心静脉则主要依据患者的具体情况、肿瘤大小、估计的出血量和空气栓塞的可能风险。半坐位听神经瘤手术的患者，麻醉医生会选择经食管超声监测和经胸多普勒监测以监测空气栓塞，并将中心静脉导管放置到右心房入口处以备抽吸进入右心房的气体，同时选择脑氧饱和度和颈静脉球氧饱和度来监测脑的氧供需平衡状态。

42 听神经瘤手术需要输血吗？

一般情况下听神经瘤手术出血量为 100 mL 左右，不需要输血。但听神经瘤手术，毗邻椎动脉及其分支、横窦、乙状窦、岩静脉等大静脉，大出血的潜在风险还是有的。另外，有的大型肿瘤血供非常丰富，出血量也会高达上千毫升，因此，为安全起见，听神经瘤手术会常规备血，以备不时之需。听神经瘤手术过程中需要输血的概率为 1%。

43 听神经瘤手术体位有侧卧位和半坐位？哪个更好？

手术体位一般是根据两方面选择，一是患者自身情况，比如年龄、心肺功能、肿瘤体积等，二是术者习惯及熟练程度。半坐位在欧洲国家是常用的手术体位，国内相对少用。国内绝大多数的神经外科医生进行听神经瘤手术时，会选择侧卧位。不同手术体位各有利弊：半坐位手术术野清晰、术者可以全程双手操作，对助手要求较低，对于体积巨大、与脑干及颅神经粘连紧密的听神经瘤，有较大的优势，但半坐位手术有发生静脉空气栓塞的风险，对麻醉及护理团队要求较高，麻醉时间较长。

侧卧位手术对麻醉及护理团队要求相对较低，但对助手要求较高，麻醉风险较低。对于大多数听神经瘤，侧卧位、半坐位都是可以的，对于少数特殊的高难度听神经瘤，采用半坐位可能更利于保护患者的神经、脑干功能，达到更好的手术效果。

44 听神经瘤手术如果采用半坐位，麻醉方面有什么特殊考虑？

半坐位手术时，头高于心脏水平，重力作用使静脉压力低于大气，手术野的静脉内压降低，空气容易从损伤的颈静脉、颅骨静脉窦或颅内静脉丛的破口进入静脉血液循环形成气栓，严重者可出现急性空气栓塞，甚至肺动脉梗死、死亡。术中，麻醉医生需要通过经食道超声、经胸多普勒和呼气末二氧化碳水平变化及患者的循环监测数据来综合判断是否发生了空气栓塞。将中心静脉导管放置到右心房入口处以备抽吸进入右心房的气体。患者的头高于心脏水平，容易出现脑缺血，需要在术中维持适宜的容量和脑灌注压来预防脑出血的发生。长时间半坐位手术容易出现呼吸道黏膜水肿，半坐位手术也有导致气颅的可能，所以，首都医科大学宣武医院进行半坐位的听神经瘤手术，一般不在手术间拔管，通常需要在重症监护病房过渡一段时间，至病情平稳后拔除气管导管。

45　听神经瘤手术术中会麻醉过深或者有术中知晓吗？

听神经瘤手术实施全身麻醉。麻醉过深既可能造成苏醒延迟，也可能对认知功能产生不良影响。麻醉过浅则可能发生术中知晓。首都医科大学宣武医院麻醉科医生为避免麻醉过深或过浅，会对听神经瘤手术患者实施麻醉深度监测（如脑电双频指数监测），在术中将脑电双频指数维持在 40 ~ 60，确保患者处于全身麻醉状态，以防麻醉过深或术中知晓。

46　听神经瘤手术的术中呼吸系统管理，麻醉医生有哪些考虑？

长时间手术容易出现呼吸道黏膜水肿和术后肺部并发症。在听神经瘤手术体位摆放过程中，麻醉医生会提示手术医生不要过度扭曲头部，以免影响头颈部静脉或淋巴回流导致气道压过高或气道水肿。全身麻醉中也格外注意防范机械通气造成的肺不张。在术中控制吸入氧浓度、动脉氧分压与脉搏氧饱和度正常，尽可能地避免长时间高浓度氧，吸入氧浓度一般低于 60%。采用肺保护性机械通气策略，即低潮气量（6 ~ 8 mL/kg 理想体重），使用个体化 PEEP，有选择地应用手法肺复张。

47　在听神经瘤手术中，麻醉医生为什么很重视体温管理？

低温与手术患者的不良事件有关，包括感染、心脏事件或凝血功能障碍。对接受听神经瘤手术的患者，术中麻醉医生会实时监测核心温度，积极采用主动措施和被动措施预防低体温，包括预加温，提高手术室室温，使用液体加温装置、加温毯、暖风机等措施，维持患者术中核心体温 > 36℃。

48 神经外科和耳鼻喉科行听神经瘤手术方法有什么区别？

神经外科一般采用乙状窦后入路，经硬膜下显露桥小脑角区及肿瘤，适用于所有大小的听神经瘤。

耳鼻喉科常采用：①经中颅底（经岩骨）入路：去除内听道顶壁的部分骨质，显露肿瘤，此方法常用于局限于内听道内的肿瘤，或者向内听道外的桥小脑角区延伸不明显的小型听神经瘤。②经迷路入路：适用于听力丧失的中小型听神经瘤患者。

49 什么是微创手术，听神经瘤手术是微创手术吗？

神经外科中的微创手术一般指的是小切口、小骨窗的开颅，精准切除病变的手术。这种手术需要术者有熟练的解剖基础和娴熟的操作手法，目前多数神经系统肿瘤都能通过微创技术进行治疗。听神经瘤涉及脑干区域重要的神经结构，通过微创开颅显露手术区域，可以精准切除肿瘤并保护神经功能。因此，听神经瘤手术属于微创手术。

50 听神经瘤手术切口有多长？

听神经瘤手术一般采用耳后直切口或弧形切口，长 8 ~ 10 cm。

51 听神经瘤术后会发生颅骨缺损吗？

听神经瘤手术多采用枕下乙状窦后入路，采用小骨瓣开颅，大小约 3 cm×3 cm，以显露手术通路，肿瘤切除完毕后，将取下的骨瓣复位并以钛钉、钛板固定。因此，术后不会有颅骨缺损，也不会对患者的健康状况或者外表产生影响。

52 手术固定颅骨的钛钉和钛板，日后还需要再次手术取出吗？

不需要。钛合金和人体的组织相容性很好，手术后将永久性留在体内，不影响日常生活、工作和运动，做 MRI 检查、过安检都没有问题，因此无须再次手术取出。

53　听神经瘤手术，手术结果完全由医生团队掌控吗？？

听神经瘤手术结果由两个因素来决定。

（1）患者因素：如患者年龄、基础体质，以及肿瘤的大小、形态、质地、血供、面听神经和肿瘤的位置关系、肿瘤与脑干小脑神经的粘连程度等。

（2）手术团队因素：如医院平台，手术显微镜、手术器械等硬件，医生、护士、电生理团队的配合和经验等。

每个人的肿瘤都不一样，医生会把每一台手术都当作全新的手术，全力以赴，争取做到尽善尽美。

54　为什么同一个团队做同样大小的听神经瘤，有的会面瘫，有的不会？

影像学大小相似的听神经瘤，实际上千差万别，如质地、血供、粘连程度、神经与肿瘤的位置关系等，有的面神经位于肿瘤的背侧，阻挡手术的方向，从而极大地增加保护面神经功能的难度。在多数情况下，只有术中暴露肿瘤，才能看清肿瘤的"真面目"，手术难度差异较大，面瘫概率也是不同的。因此，无论任何大小的肿瘤，术者都无法承诺患者一定不会面瘫。

55　为什么同一个团队做同样大小的听神经瘤，有的会切除干净，有的会残留？

与上同理，影像学上相似的听神经瘤，有的面神经与肿瘤粘连更紧密，全切肿瘤、保护面神经功能的难度更大。而有的肿瘤与神经、脑干粘连并不紧密，因此容易完整切除。

56 肿瘤近全切除、次全切除、部分切除是什么意思？

听神经瘤属于良性肿瘤，彻底切除后，可以获得治愈。然而，不同患者的情况各有不同，为了保留神经功能，有时会残留部分肿瘤。

（1）近全切除：一般指的是在神经或脑干表面残留极小部分肿瘤，术者可以在显微镜下辨认，术后增强 MRI 无法识别。

（2）次全切除：一般指的是残留不超过肿瘤体积的 10%，术后增强 MRI 可见残余的肿瘤。

（3）部分切除：一般用于高龄或者身体状况较差的患者，主要目的是解除肿瘤对脑干的压迫、降低颅压、改善症状、延长生存期，肿瘤残留的体积超过 10%。

57 肿瘤近全切除后，残留肿瘤长得快吗？

首都医科大学宣武医院神经外科的数据表明，近全切除的患者，绝大多数肿瘤可以在长时间的随访内保持稳定，5 年的再生长率不足 5%，显著低于次全切除及部分切除的患者（残余肿瘤的体积超过 10%），但也要坚持随访，不能掉以轻心。次全切除的听神经瘤，在长期随访过程中，5 年再生长率可超过 30%，其中部分患者需要接受再手术治疗。

58 肿瘤全切和神经功能保留如何取舍和平衡？

全切听神经瘤，同时保留面听神经功能是最理想的，但对于大型肿瘤，往往比较困难。

面神经功能对患者的生活质量影响极大，对于患者而言，重度面瘫是一种灾难性后果，因此目前听神经瘤手术，当"全切"和"保面"发生冲突时，一般保留面神经功能优先，哪怕残余少部分肿瘤。听神经瘤属于良性肿瘤，生长较慢，不会远处转移，肿瘤残余还可以接受其他治疗，比如伽玛刀，或者动态随访，必要时可以再次接受手术切除。但如果肿瘤切除与听神经保留发生冲突，会优先选择全切肿瘤，毕竟肿瘤残留的危害要大于单侧耳聋。

59 为什么听神经瘤患者术前很少面瘫，手术反而会导致面瘫？

　　前庭神经与负责听力的蜗神经在走行、结构上很难分开，而与面神经有相对明确的分界，容易区分。听神经瘤起源于前庭神经，肿瘤与蜗神经关系较为密切，随着肿瘤的生长，不断推挤，甚至侵袭蜗神经，容易引起耳鸣和听力下降。而肿瘤对于面神经，一般是推挤，肿瘤在缓慢生长的过程中，面神经一边被推挤，一边在适应，因此患者术前极少存在面瘫。而手术过程中，在狭小的区域内反复操作，或机械损伤，或血管痉挛，都会对面神经有一定的损伤，因此术后面瘫时有发生。

60 什么是面瘫的 House–Brackman 分级？

　　20 世纪 80 年代，由美国的 House 和 Brackman 两位耳鼻喉科医生共同提出 House–Brackman 分级（简称 H–B 分级），是目前国际上应用最广泛的面瘫分级标准。通过对患者静息状态、运动状态的面部表情（额肌、眼轮匝肌、口轮匝肌等肌肉支配）进行仔细评估，从而得出 H–B 分级。H–B 分级 1 级为正常，级别越高，面瘫程度越重，6 级为完全面瘫。

　　（1）1 级：面神经功能正常。

　　（2）2 级：面神经轻度功能障碍。

　　①肉眼观：仔细检查可见轻微无力，可有非常轻微的联带运动；

　　②静息时：对称，肌张力正常；

　　③运动时：前额轻至中度运动，眼睛用力可完全闭合，嘴轻微不对称。

　　（3）3 级：面神经中度功能障碍。

　　①肉眼观：不大对称，但不影响容貌，可见联带运动，但不严重；

　　②运动时：前额轻至中度运动，眼睛用力可完全闭合，嘴用力时轻度无力。

　　（4）4 级：面神经中、重度功能障碍。

　　①肉眼观：明显无力、不对称；

②运动时：前额无，眼睛用力也无法完全闭合，嘴用全力时仍不对称。

（5）5级：面神经重度功能障碍。

①肉眼观：几乎感觉不到运动。

②静息时：明显不对称。

③运动时：前额无，眼睛用力不能完全闭合。

（6）6级：面神经完全瘫痪，无运动。

61 为什么听神经瘤患者术前听力正常，术后却耳聋？

听神经瘤起源于前庭神经，而前庭神经和蜗神经关系较为密切，甚至不易区分，随着肿瘤的生长，不断推挤，甚至侵袭蜗神经，因此容易引起耳鸣和听力下降。当肿瘤对蜗神经仅仅是推挤时，患者的听力往往不会明显下降。在手术过程中，由于肿瘤与神经的密切关系，在切除肿瘤时势必对蜗神经有一定的机械性损伤，因此术后常引起听力下降，甚至耳聋。此外，蜗神经的血供往往仅靠一支固有的小动脉，手术过程中如受损伤，同样可导致术后耳聋。

62 听神经瘤手术过程中，患者会觉得痛苦吗？

不会。患者进入手术室后，在和麻醉医生聊天的过程中，几分钟内，就会进入麻醉状态，在"睡梦中"接受手术，无论手术时间多长，都感受不到任何痛苦。待手术结束，麻醉清醒，意识恢复，才会感觉到疼痛不适。

63 为什么绝大多数听神经瘤，术中需要打开内听道？

听神经瘤通常起源于内听道内的前庭神经，随后向内听道外的脑池、脑干周围不断生长，极少起源于脑池段的神经。因此，绝大多数听神经瘤都有部分肿瘤位于内听道内，如不打开内听道，可能会因"盲掏"肿瘤而损伤内听道内的面听神经，造成术后面瘫；也有可能会残余肿瘤，增加术后复发增大的机会。而打开内听道，可直视下切除肿瘤，并保护神经。从首都医科大学宣武医院近 5 年来 1000 例听神经瘤手术经验看，不需要打开内听道的患者大概仅占 1%。

64　什么是面神经鞘瘤，和听神经瘤容易区分吗？

CPA 区面神经鞘瘤发病率明显低于听神经瘤，发生率比例为 3∶100。面神经鞘瘤可起源于面神经脑池段、内听道段、迷路段、鼓室段、乳突段及颅外段中的任何一段。其中，较为常见的起源是内听道底的膝状神经节，因常起中颅底骨质的破坏，在 MRI 上表现为跨越中后颅窝的哑铃型肿瘤。另外，因肿瘤起源于面神经，术前常合并不同程度的面瘫，相对容易区分。

如果面神经鞘瘤起源于脑池段或内听道段，且面神经功能正常，则与听神经瘤在术前难以严格区分。只能在术中根据肿瘤与颅神经的关系，才能区分听神经瘤与面神经鞘瘤。

65　哪些面神经鞘瘤需要手术？

面神经鞘瘤起源于面神经，切除肿瘤时，术后完全性面瘫的发生率几乎为 100%，所以当肿瘤比较小（如直径 < 2 cm）且面神经功能基本正常时，不必急于手术，以免造成术后不可逆性的重度面瘫。

如果肿瘤生长过程中，患者逐渐出现面瘫，面瘫达中度时即可考虑手术。手术完全切除肿瘤的同时，同期修复面神经。以避免继续拖延，面瘫越来越重，即使修复面神经，功能恢复也比较差。

66　耳鸣一定会发展为听神经瘤吗？

耳鸣是一种复杂的临床症状，它只是听神经瘤的一种常见临床表现，引起耳鸣的原因很多，听神经瘤是其中一种。因此，耳鸣尤其是双侧耳鸣，大概率不是听神经瘤。但如果长时间的单侧耳鸣合并听力下降，还是建议做一个头部 MRI，排除听神经瘤。

67 听神经瘤术前有耳鸣，术后会消失吗？

在绝大多数情况下耳鸣不会消失。耳鸣形成的机制很复杂，并不完全依赖于听觉传导通路，即使听神经完全切断，患侧听力完全丧失，术后耳鸣也有可能不会消失，甚至术前无耳鸣，术后也有可能出现耳鸣。耳鸣是一个世界性难题。患者对耳鸣改善不宜有太高的期望值。

68 听神经瘤手术技术、手术结果，国内和国外差距大吗？

听神经瘤的手术均采用国际公认的"膜下分离"技术，以最大限度地保护面、听神经的功能。国内医生采用的手术策略、手术技巧与国外医生类似。由于中国人口基数大，患者数量较多，相比于国外医生，中国的外科医生手术经验更加丰富。因此，国内大的神经外科中心，技术水平、手术效果与国外相比，没有差距。

69 请知名专家到当地医院手术和直接在知名专家所在的医院手术，有差别吗？

神经外科技术实力强的医生多集中在一线城市或省会城市。请知名专家去各地市县级医院手术，是我国医疗行业的常见现象，可以为患者节省时间和精力。但由于听神经瘤手术，尤其是大型听神经瘤手术，对手术团队、手术设备、显微器械、麻醉配合、电生理监测、术后管理的要求非常高。因此，对于大型听神经瘤手术，还是建议到知名专家所在医院进行手术比较安全。

70 听神经瘤患者从住院到出院，大概需要多长时间？

入院后需要完善全身检查、头颅 MRI、CT、电测听等检查，这期间需要 2～3 天。手术当日一般在重症监护室观察一晚，次日转回普通病房，复查头颅 MRI，抗炎、补液等一般治疗，伤口换药、护理，6～7 天拆线后即可出院。因此，听神经瘤患者一般需要住院 10 天左右。如果术后出现脑脊液鼻漏、颅内感染等并发症，则需要继续对症治疗，住院时间也显著延长，术后一般需要住院 10 ～ 14 天。

第 3 节 术后部分

1 听神经瘤术后一般多长时间会清醒？

对于大多数患者，术后 20 分钟内便可逐渐清醒。如有特殊情况，如患者年龄大，身体状况差，麻醉药物代谢缓慢，清醒时间可能会延长。另外，如果是半坐位手术，术后一般在全麻状态下将患者转移进入重症监护室，酌情减药，逐渐清醒。

2 听神经瘤术后多长时间可以喝水、吃饭？

全麻手术 6 ～ 8 小时以后可以少量喝水，喝水后如果没有严重的恶心、呕吐等不良反应就可以尝试少量进食。术后患者如感觉口渴，此时可以拿棉棒湿润嘴唇，而如果此时大口喝水，可能会引发剧烈呕吐和头痛。

3 听神经瘤术后，患者可能会有哪些痛苦，一般几天会好转？

听神经瘤手术后，患者"遭受的痛苦"主要是分为两个方面的症状。

（1）颅脑全身麻醉手术所带来的不适：如头痛、头胀、头晕、眩晕、恶心、呕吐、全身不适、肌肉酸痛、发热等，多数人在 3 天后会有明显好转，但有些症状（如头痛、头晕）可以持续数月，因人而异。

（2）听神经瘤手术相对特有的并发症：如面瘫、听力下降或丧失，出现耳鸣或者原有耳鸣加重等，持续时间取决于术中对神经功能的干扰程度和个体差异。面瘫恢复至少需要 3 ～ 6 月，需要坚持康复锻炼和足够的耐心。

4 听神经瘤术后为什么会恶心、呕吐、眩晕？

全麻手术后恶心、呕吐的发生率为 10% ～ 79%，开颅手术恶心、呕吐的发生率和严重程度比其他外科手术后更高。听神经瘤术后患者恶心、呕吐、眩晕的原因主要与以下因素有关：①麻醉药物直接作用于呕吐中枢，以及麻醉期间气体可能进入胃肠道引起胃肠道胀气导致恶心、呕吐；②小脑，甚至脑干在术中受到干扰引起眩晕，甚至恶心、呕吐；③手术过程中前庭受干扰，导致功能异常引起眩晕、恶心、呕吐；④术后颅内压变化等。

5 如何预防听神经瘤术后恶心、呕吐？

术后恶心、呕吐的患者的高危因素包括：年龄小于 50 岁，女性，有术后恶心、呕吐病史等。听神经瘤手术本身也是术后恶心、呕吐的高危因素。麻醉科医生对恶心、呕吐高风险的患者会采用预防措施，包括避免使用氧化亚氮，静脉麻醉药首选丙泊酚，适当补充容量，减少阿片类等药物用量，应用预防性药物如地塞米松、5- 羟色胺受体拮抗剂等。

6 听神经瘤术后疼痛，有什么办法缓解？

术前麻醉科医生会对患者及其照顾者进行疼痛管理方面的宣教。听神经瘤手术后采取多模式镇痛方案，以减少镇痛药的不良反应。一般常用患者自控的静脉镇痛，联合局部麻醉药的切口局部浸润或神经阻滞的方法，也可合理联合应用不同作用机制的镇痛药物（如对乙酰氨基酚）。

7 听神经瘤术后会出现睡眠障碍吗，怎么改善？

听神经瘤术后可能出现睡眠障碍，其原因包括术后疼痛、恶心、呕吐、体位不适、尿潴留、腹胀、术后担忧及焦虑、病房噪声及照明等环境因素。可以通过做好围术期的疼痛管理，创造良好的睡眠环境，重视心理干预作用，加强与患者的沟通，合理应用促眠药物，采用中医疗法、音乐疗法和运动疗法等促进睡眠的方法改善。

8　听神经瘤术后要到重症监护病房吗？

大约半数患者术后要进重症监护病房（ICU）进行观察。判断是否进ICU 的主要指标包括年龄、身体状况、肿瘤大小、肿瘤对于脑干的压迫程度、手术时间长短、手术过程是否顺利等。如果患者身体状况好、肿瘤不大、手术过程顺利、手术时间短，就可以直接回普通病房。

9　听神经瘤术后颅内出血发生率高吗？如果出血怎么处理？

听神经瘤术后颅内出血常发生在术后 24 小时内，但总体发生率并不高，文献报道中多数小于 3%。术后颅内出血的处理分为两种情况：①如果出血量不大，患者状态平稳，可以选择严密观察，动态复查头颅 CT，如没有变化则选择保守治疗。②如果出血量较大，或在观察过程中出血增加，患者意识状态，甚至生命体征不稳定，应及时二次手术清除血肿。

首都医科大学宣武医院神经外科近 5 年完成的 1000 例手术患者，有3 例术后血肿，采用二次开颅手术清除血肿，对整体预后没有造成特别大的影响。

10　听神经瘤术后饮食有什么特别要求吗？

术后第 1 ~ 3 天要注意清淡饮食，以易消化的流食（粥、鸡蛋羹等）或半流食（面条、面片）为主。术后 3 天以后可过渡到以富含蛋白、热量的食物为主，整个过程中要注意补充充足的水分。此外，鼓励患者尽早下床活动，以促进消化道蠕动。出院后可逐渐过渡到正常饮食，速度需患者自己把握。

11　术后干眼如何正确使用滴眼液？

（1）洗净双手：在使用滴眼液之前，务必用肥皂和清水彻底洗净双手，或使用不含乙醇的洗手液清洁。

（2）检查药物：检查滴眼液、眼药膏的保质期，确保在有效期内使用。观察滴眼液的颜色、性状等有无变化，避免使用过期或变质的滴眼液。

（3）准备姿势：躺下或坐好，头稍微向后仰起，用一只手轻轻拉开下眼睑，露出结膜囊。

（4）滴入滴眼液：将眼药水瓶口置于离眼睛约 3 cm 的位置，避免瓶口接触睫毛或眼球，以防污染药液。轻轻挤压滴眼液瓶，将滴眼液滴入下眼睑的结膜囊内。通常滴一两滴即可。

滴入过程中，注意保持瓶口稳定，避免摇晃或倾斜，导致滴眼液滴落位置不准确或过量。

（5）闭眼休息：滴完滴眼液后，轻轻闭上眼睛，转动眼球使药物在眼内均匀分布。可以轻轻按压内侧眼角的泪囊区，持续约 3 分钟，以减少药物通过泪道流入喉咙，增加药物在眼内的吸收（图 1-36）。

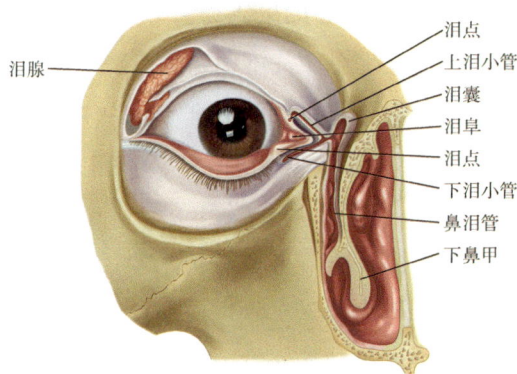

图 1-36　眼结构示意图

12 听说有伤口不能吃"发物"，术后是不是都不能吃了？

其实我们常说的"发物"是一个民间的说法，在现代医学中并没有明确的定义和科学依据。听神经瘤术后的饮食原则主要是营养均衡、易消化，以促进身体的恢复。一般建议避免食用辛辣、油腻、刺激性食物，以及过于坚硬、难以咀嚼和消化的食物。

传统观念中的"发物"通常指容易诱发某些疾病或加重已发疾病的食物，常见的如牛肉、羊肉、海鲜等，如果患者本身对这些食物不过敏，适量食用是可以的。这些食物富含优质蛋白质、维生素和矿物质等营养成分，对身体的恢复有一定的帮助。

13 手术后是不是要静养，少动为好?

很多患者和家属觉得做了这么大手术，肯定要静养，最好一直躺着少动为好，其实大错特错。听神经瘤手术后，由于卧床时间增加，患者的身体活动减少，免疫系统功能降低，常面临多种并发症的风险，如泌尿系统感染、肺部感染、静脉血栓等方面的问题。因此，早期增加床上活动、尽早下地尤为重要。

14 患者如何在床上多活动，怎么动?

踝泵运动就是一种简单易行的下肢锻炼方法，可以预防很多相关并发症。踝泵运动是通过踝关节的跖屈、背伸和环绕 3 个动作，带动小腿三头肌、胫骨前肌的收缩变短及放松伸长，同时通过肌肉的收缩与放松，带动血液和淋巴液回流及新的血液灌注，以此加强整个下肢的血液循环，从而达到预防血栓的目的（图 1-37）。

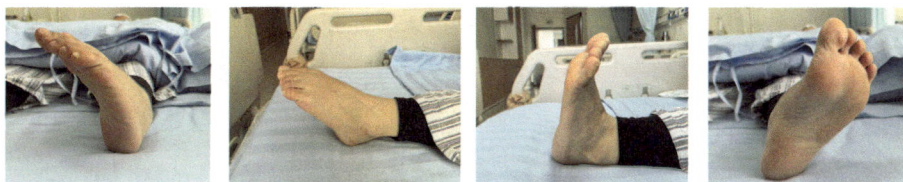

图 1-37 踝泵运动示意图

（1）跖屈的运动方法：取舒适体位，下肢伸直、放松，脚尖最大限度向床面靠近，保持 3 ~ 5 秒。

（2）背伸的运动方法：取舒适体位，下肢伸直、放松，脚尖最大限度地向自己的方向回勾，保持 3 ~ 5 秒。

（3）环绕的运动方法：以踝关节为中心 360° 环绕，速度控制在每分钟 30 次。

以上为一组动作，为了使踝泵运动发挥最大价值，达到相应效果，又不成为患者的负担，患者可以将踝泵运动安排在早、中、晚、睡前几个时间节点，每次 5 ~ 10 分钟即可。

15 做完手术后为什么便秘了，应该怎么办？

听神经瘤术后出现便秘可能由以下原因导致。

（1）卧床时间长：患者术后卧床，活动量减少，肠道蠕动减慢，导致粪便在肠道内停留时间过长，水分被过度吸收，引起便秘。

（2）饮食改变：术后可能进食量减少，尤其是膳食纤维摄入不足，容易造成大便干结，排便困难。

（3）液体摄入不足：若患者术后饮水量不足，会使肠道内水分减少，粪便干结，不易排出。

（4）药物不良反应：术后使用的一些药物，如止痛药、镇静药等，可能会抑制肠蠕动，导致便秘。

（5）心理因素：手术带来的心理压力、焦虑和紧张情绪，可能会通过神经内分泌系统影响肠道功能，导致便秘。

术后出现便秘，可以通过以下方法来解决。

（1）饮食调整：增加膳食纤维的摄入，如新鲜蔬菜（芹菜、菠菜等），水果（香蕉、苹果等），全谷物（燕麦、糙米等）。多喝水，保证充足的水分摄入，有助于软化粪便。

（2）适当运动：在身体状况允许的情况下，尽早进行适量的活动，如床上翻身、坐起、床边站立和行走等，促进肠道蠕动。

（3）腹部按摩：以肚脐为中心，顺时针方向轻轻按摩腹部，每次 15 ~ 20 分钟，每天 2 ~ 3 次，促进肠道蠕动。

（4）药物治疗：如果便秘严重，医生会根据情况使用通便药物，如乳果糖、开塞露等。

16 听神经瘤术后颅内感染率高吗？

根据中外文献，听神经瘤术后的颅内感染率在 5% 左右，不同医院对颅内感染有不同的界定标准。

颅内感染的诊断标准一般包括：头痛、发热、脖子僵硬等症状；实验室检查显示脑脊液白细胞异常升高，糖低蛋白异常升高；脑脊液细菌培养出致病菌等。但同时达到这 3 项诊断标准的情况很少见。术后因血性脑脊液刺激、钛钉、钛板、生物胶等刺激，出现发热不一定是颅内感染。即使是颅内感染，采用强力抗生素治疗几天后，一般都能控制感染，多数术后 1 周内出院。

17　听神经瘤手术后，有的患者为什么要做腰椎穿刺？

听神经瘤手术后，腰椎穿刺（以下简称腰穿）的主要目的：①了解颅内压高低，辅助调整脱水药的剂量；②留取脑脊液样本进行化验，判断有无颅内感染；③适量释放脑脊液，有助于缓解剧烈头痛和发热。

18　听神经瘤术后，为什么第一天面瘫不明显，之后反而会越来越明显？

面神经术中受到干扰后，面瘫的演变规律：术后即刻或术后第一天面瘫并不严重，随着时间推移，面瘫会逐渐加重，在术后一个月左右达到高峰，然后再慢慢缓解。有学者认为其原因是原有的神经递质在逐渐消耗，消耗至衰竭时面瘫达高峰，然后神经再生或恢复，面瘫又逐渐好转。

有少部分患者会表现出迟发性面瘫，常表现为出院时一切正常，回家几天内发生轻重程度不等的面瘫。其发生的原因和机制主要包括面神经水肿、压迫、病毒再激活和神经缺血等，一旦发生，请患者不必紧张，对于迟发性面瘫，治疗方式为激素类药 + 甲钴胺 + 针灸，绝大多数患者在短期内可恢复。

19　术中面神经解剖结构保留，面瘫一定能够恢复吗？

听神经瘤手术中，面神经解剖结构保留并不代表面瘫一定能恢复。面神经解剖结构保留，神经没有完全中断。部分患者尽管解剖结构保留，但功能有可能严重受损，甚至完全面瘫。面神经解剖结构保留是功能保留的基础，所以术中既要做到解剖结构保留，又要努力做到功能保留。

20 听神经瘤术前听力丧失，手术能使听力恢复吗？

基本不可能。相比面神经，听神经在结构上更加纤细，对血供、牵拉更加敏感，与肿瘤关系也更加密切，这也可以解释为什么听神经瘤的首发症状往往是耳鸣和听力下降。术前听力丧失者，术后恢复的可能几乎没有。首都医科大学宣武医院 1000 例的手术患者中，尚未发现术后有听力恢复者。

21 听神经瘤术前有听力，手术能保留听力吗？概率有多大？

如果听神经瘤患者术前有听力（如 AAO-HNS A 级和 B 级），手术有可能保留听力。听力保留是目前听神经瘤手术的瓶颈，国内、外耳鼻喉科、神经外科报道的数据差别很大，为 0 ~ 70%。总之，肿瘤越小，术前听力越好，听力保留的可能性越大。听力保留不仅对术中手术操作提出很高要求，对电生理监测，如听觉诱发电位（BAEP）、蜗神经动作电位（CNAP）也提出很高的要求。首都医科大学宣武医院神经外科 2024 年听神经瘤手术听力保留率（C 级以上，含 C 级）为 47%。

22 听神经瘤术后的复查时间怎么安排？

一般而言，出院前医生会告知复查时间：术后 3 个月、6 个月、1 年复查，5 年内每年复查 1 次，5 年后每 2 年复查 1 次。复查内容主要包括面瘫、听力、肿瘤残留及复发等情况。在首都医科大学宣武医院神经外科，术后都会将肿瘤切除程度和面听神经状况告知患者和家属，出院前都会完成增强 MRI 复查。如果肿瘤切除彻底且没有面瘫，复查频率可以酌情降低。

23 听神经瘤术后复查，为什么强烈建议做增强磁共振成像检查？

增强 MRI 能更加准确判断肿瘤有无残留、复发或再生长。如果只有

MRI 平扫，对肿瘤情况的判断会比较困难，尤其是肿瘤体积比较小时。如果能做颅底薄层扫描的增强 MRI 会更好，看得更清楚。

24　残留听神经瘤如何处理？

如果肿瘤近全切除，意味着只有在手术显微镜下能看到少许肿瘤残留，复查 MRI 看不到。患者也不必紧张，动态随访观察即可，不必做其他处理。

如果肿瘤次全切除，意味着不仅在手术显微镜下，复查 MRI 也能看到少许肿瘤，要按时随访，如有增大迹象，建议采用伽玛刀治疗。

如果肿瘤次全切除，建议术后恢复 1 个月，就接受伽玛刀治疗。

25　复发或再生长的听神经瘤多大时需要手术？

首次手术是"彻底切除肿瘤 + 保留神经功能"的最好机会。二次手术结构紊乱、粘连不清，手术风险要大于第一次手术，所以再次手术切除不干净的可能性更大，除非放弃面神经功能。因此，如果面神经功能尚可，肿瘤直径 < 2 cm，建议通过伽玛刀治疗控制即可。

如果复发或再生长的肿瘤直径大于 3 cm，合并走路不稳、脑积水等，建议接受二次手术，术中再兼顾肿瘤切除和神经功能保留。

26　听神经瘤术后需要化疗吗？

化疗主要是针对恶性肿瘤（癌症）进行的一种有效治疗方式，听神经瘤属于良性肿瘤，不需要化疗。对于 NF-2 听神经瘤，药物靶向治疗可能是未来的方向，现在已有尝试，未来应用可能会更广。

27　出院前，手术团队会告诉患者及其家属哪些手术信息？

肿瘤切除程度和面神经状态。肿瘤是全切、近全切除、次全切除还是部分切除，面神经是否解剖保留，功能状态如何。这些信息对于术后随访安排、是否需要伽玛刀治疗、是否需要及时做神经修复手术非常重要。

28　听神经瘤术后需要休息多长时间，什么时候可以上班？

术后恢复时间因人而异，受多种因素影响，如年龄、身体状态、术后反应等多种因素。一般建议全休 1 个月。

至于术后什么时间上班，根据工作性质、脑力和体力强度等自行决定。大多数患者术后 2 ~ 3 个月能重返工作岗位。

29　听神经瘤术后可以染发吗？

可以染发，但一定要在伤口完全愈合后进行，建议一个月内不染。如果出现局部皮肤不适，必须及时就医。

30　听神经瘤术后多长时间头痛可以完全消失？

听神经瘤术后头痛的原因包括头皮神经的损伤、伤口瘢痕对神经的卡压等颅外因素，硬脑膜受牵拉、硬脑膜与颅骨或硬脑膜与小脑的粘连等颅内因素。听神经瘤术后头痛程度和持续时间因人而异，差别很大，没有一个准确的时间，但是总体来说头痛会随时间而慢慢减轻的，绝大多数患者反映术后 3 个月就不存在明显头痛了。

术后患者一定要心态放松，不要焦虑，越焦虑，睡眠越差，头痛感觉会越明显，反过来又加重焦虑。

31　听神经瘤术后面瘫，患者为什么会没有眼泪？

面神经支配泪腺和鼻腔黏膜腺体的分泌，所以有一部分患者主诉术后眼泪减少。眼泪是泪膜的重要组成部分，后者有润滑眼球表面，防止角膜、结膜干燥，保持角膜光学特性，供给角膜氧气以及冲洗、抵御眼球表面异物和微生物的作用。泪膜功能的紊乱也影响患者的视力。

听神经瘤术后眼泪减少的另一个原因是面瘫导致的眼睑闭合不全继发的眼泪蒸发增加。

32 听神经瘤术后面瘫，为什么要用滴眼液、戴"湿房镜"？

　　面神经受损，多数患者会出现眼泪分泌减少，如果合并眼睑闭合不全，会导致眼泪蒸发增加，患者出现眼部不适，甚至干眼症。轻度的干眼不会影响或轻度影响视力，但晚期干眼会导致角膜变薄、溃疡，甚至穿孔，也可形成角膜瘢痕从而严重影响视力。因此，术后泪液的替代性治疗是必不可少的，如人工泪液等各种滴眼液。此外，包括湿房镜（图 1-38）及硅胶眼罩也是有必要的，其主要机制是提供密闭环境，减少眼表面的空气流动及泪液的蒸发，从而延迟泪液在眼表的停留时间，这时与人工泪液搭配可大概率缓解患者术后眼干的状况。

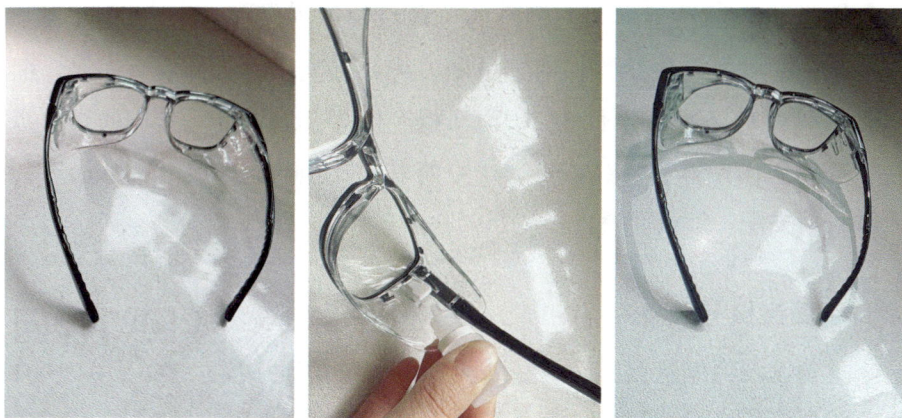

图 1-38　湿房镜

33 听神经瘤术后，为什么有的患者会味觉减退？

　　面神经功能除支配面部肌肉活动外，还参与舌前 2/3 的味觉功能传导及唾液腺分泌，所以有些听神经瘤术后患者主诉为吃饭没味道。随着术后面神经功能的恢复，上述功能也会逐渐恢复。有文献报道纳入的 30 例听神经瘤患者中，术后出现的术侧味觉减退，甚至味觉丧失与面瘫并无直接相关性，且味觉减退随着时间也会逐渐恢复。

34 听神经瘤术后面瘫，为什么吃饭时会流眼泪、流鼻涕？

上述已经提到，面神经的副交感纤维支配泪腺的分泌。当进食时，副交感神经会兴奋则增加消化腺体的分泌以及增加胃肠道蠕动。已经受影响的、脆弱且错位性再生的面神经受到进食的刺激，副交感神经纤维兴奋，就会导致一部分患者出现进食时眼泪增加的情况，再加上由于鼻泪管的存在，分泌增多的泪液中有一部分也会流到鼻腔，再加上鼻腔腺体分泌的增加。这也称之为"鳄鱼泪"。当然随着术后面神经功能的恢复，上述功能可逐渐恢复。

35 听神经瘤术后面瘫，为什么要坚持做面瘫操？

无论面神经解剖结构保留还是做过神经修复手术，只要有面瘫，面部神经肌肉康复训练必不可少，面瘫操专门为此而设计。其目的是选择性地控制肌肉，减少神经恢复过程中的联动及预防肌肉萎缩，从而有利于神经再支配，缓解面瘫。

36 面瘫操怎么做？

首都医科大学宣武医院神经外科将面瘫康复训练步骤录制成视频，分为自我按摩（被动运动）及康复运动（主动运动），视频里由护士演示每个动作，患者可直观、轻松地进行跟随锻炼。读者可扫描右侧二维码观看。

面瘫操

（1）训练要点：训练时要求环境安静，注意力集中；每个训练动作均做到最大限度；只锻炼患侧肌肉；对力量弱的肌肉要用手指帮助它达到正常位置；肌肉可以运动时，应该施以轻微的拮抗力，达到增强肌肉力量的目的。

（2）训练要求：训练从面瘫后即开始，4 次 / 日，5 min/ 次，每个动作重复 5 次，每个动作持续时间 5 s，掌握训练方法后，可自行对镜练习，并由家人协助自我训练；定期复查，评定恢复情况，修改训练方案，纠正训练方法。

37　听神经瘤术后面瘫，针灸管用吗？

针灸作为一种常见的中医治疗方法，被广泛应用于各种面瘫治疗，当然也包括听神经瘤术后面瘫，其刺激面神经再生、预防肌肉萎缩，促进面瘫恢复的效果不言而喻。

38　听神经瘤术后面瘫，神经营养药物用多长时间？

营养神经药物主要包括维生素 B 和各种注射用神经生长因子，针对听神经瘤术后面瘫，常规推荐甲钴胺（弥可保），3 次 / 日，1 片 / 次。目前尚没有统一的意见明确术后营养神经药物的使用时间。首都医科大学宣武医院神经外科建议术后营养神经药物服用 3 ～ 6 个月。

至于价格高的各种注射用神经生长因子，建议患者根据经济状况，可酌情选择使用，但目前国内外并无证据表明，神经生长因子能对神经恢复有明显作用。

39　什么是晚期面瘫？和早期面瘫的治疗有区别吗？

晚期面瘫一般指病程超过 2 年的面瘫。由于面神经长期损伤，失去神经营养作用，面肌最终萎缩、变性，成为无功能的纤维组织。

早期面瘫，可以单纯对面神经进行修复，如舌下神经或咬肌神经为供体的神经吻合术，也可进行跨面神经吻合术等；而晚期面瘫则需要更为复杂的手术，最常用的术式是带血管神经蒂的肌肉移植术。图 1-39 为神经外科与整形外科团队。

40　什么是面瘫后的面肌联动？应该怎么治疗？

面肌联动是指损伤后的面神经在恢复过程中，某个面部肌肉运动的同时其他肌肉也一起收缩，简言之，就是闭眼的时候嘴巴跟着动，说话、咀嚼的时候眼睛会变小。其可能的病因为相邻神经的假突触传递、异位神经纤维再生与面神经核的改变。目前常用的治疗方法有神经肌肉再训练及肉毒素注射。患者反馈，注射肉毒素可以使面部放松，缓解紧张感，每注射 1 次，效果可以持续半年左右。

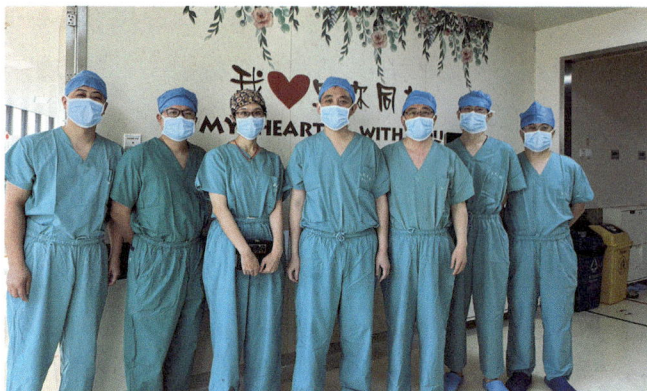

图 1-39　神经外科与整形外科团队

41　听神经瘤术后面瘫，保守治疗包括哪些方法？

保守治疗主要包括药物治疗（如激素、甲钴胺、维生素 B 等）、面部肌肉功能锻炼（面瘫操）、面部按摩、中医针灸治疗、滴眼药水、出门戴湿房镜等。面瘫恢复是缓慢的，患者要有耐心，不要焦急。

42　听神经瘤术后面瘫，面神经外科修复包括哪些方法？

（1）面神经直接修复手术：如面神经两个断端直接吻合，或采用一段神经移植物（耳大神经或腓肠神经）连接两个断端。

（2）面神经间接修复手术：如面神经 – 舌下神经吻合术（图 1–40）、面神经 – 咬肌神经吻合术、跨面神经移植术等。

（3）其他类型手术：如局部肌肉转移修复手术（如颞肌）、

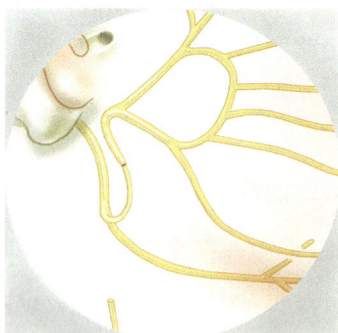

图 1-40　面神经 - 舌下神经吻合术示意图

保护角膜的手术（如上睑弹簧圈植入术、下睑悬吊术、眼睑成形术等）和下面部面瘫修复手术（如静态悬吊或提拉）。

43　听神经瘤术后面瘫，什么时机接受面神经修复最合适？

（1）术中确认面神经已经断裂，则应该尽早（即刻或 1 周内）行神经修复手术。

（2）术中面神经未断裂，先给予药物治疗（如甲钴胺等神经营养类药物）和康复治疗（如面部肌肉功能锻炼、面部按摩、针灸、神经电刺激等），经上述治疗 6 个月后随访评估面神经功能恢复情况，如果面瘫分级为 House–Brackman 5 ～ 6 级，并且相比于术后早期未见明显恢复，则应选择神经修复手术治疗。

（3）如果面瘫超过 2 年，为晚期面瘫，单纯神经吻合效果差，可以选择肌肉 + 神经 + 血管吻合术。

总之，面瘫持续的时间越长，手术的效果越差。

44　面神经修复手术大概怎么做？

面神经修复手术方式很多，本节介绍首都医科大学宣武医院神经外科常做的面神经 – 舌下神经吻合术。

患者仰卧，头偏向对侧，经第一次手术切口的前下方，取颈部斜行切口，大约 8 cm，先后暴露舌下神经和面神经总干，根据舌下神经降支的情况，选择"面神经 – 舌下神经降支吻合术"或"面神经 – 舌下神经总干端侧吻合术"，用 10–0 的丝线（比头发丝细很多）无张力缝合神经外膜 3 ～ 4 针。

45　面神经修复手术可以完全治愈面瘫吗？

修复手术不能完全治愈面瘫，只能在一定程度上改善面瘫程度，如果早期手术，多数患者可以达到静态下面部基本对称，当然，如果做闭眼、大笑、呲牙等表情动作时，还是会看出比较明显的不对称。各种面神经修复手术，比较好的效果是面神经功能达到 House-Brackman 2 ~ 3 级。

46 面神经修复手术，应该找哪个科室做？

目前，国内对于听神经瘤术后面瘫的神经修复主要由神经外科和整形外科来完成。早期的面神经修复手术，神经外科就可以完成；如果是完全面瘫，涉及血管、神经、肌肉移植，建议到有大量面神经修复手术经验的整形外科完成手术。

如果要做眼部手术，如下眼睑成形术，眼睑缝合术，建议到眼科。

47 面神经修复手术后，面神经功能可以马上改善吗？

不会。一般要在手术后 6 ~ 12 个月才可能逐渐改善面神经功能。修复手术后，供体神经（如舌下神经）沿受体神经（面神经）的神经外膜，向面部肌肉缓慢生长，这个过程大约需要 6 个月。因此，接受面神经修复手术的患者，一定要有耐心。

48 面神经修复手术后，患者仍然需要用滴眼液、做面瘫操、针灸吗？

是的。神经修复手术只是给神经功能恢复提供了条件，要使神经功能恢复还离不开持之以恒的保守治疗。

49 听神经瘤术后患者出院回家，还需要继续"消炎"吗？

绝大多数情况不需要。如果有明确的颅内或伤口感染，医生是不会让患者出院的。如果建议口服抗生素，医生会特别说明。

50 听神经瘤术后患者可以乘坐高铁或飞机吗？

没有问题。如果医生认为达到出院标准了，出院后可以根据距离远近选择相应的交通工具，汽车、火车或飞机都可以。首都医科大学宣武医院神经外科听神经瘤患者遍布大江南北，迄今为止没有因为乘坐交通工具出问题的。

51　听力丧失有办法改善吗？

对于听神经瘤听力丧失的患者，目前已有的听力重建方式为：植入式骨导助听器、非植入式骨导助听器（图 1–41）、人工耳蜗植入（cochlear implantation，CI）、听觉脑干植入（auditory brainstem implantation，ABI）及听觉中脑植入（auditory midbrain implantation，AMI）等。目前在国内较为广泛使用的为 CI 和

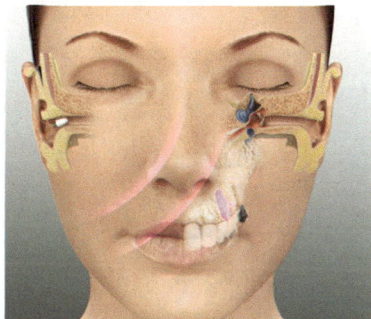

图 1-41　牙骨导助听器示意图

牙骨导。但 CI 的先决条件是，蜗（听）神经必须有结构完整性和部分的功能保留，这需要进行严密细致的检查才能确定。

52　听神经瘤术后耳聋，戴助听器有用吗？

简单讲，助听器是一个小型扩音器，把声音收集后转化为电流，放大电流后再将其转化为声音，然后利用听觉通路，将声音传送到大脑听觉中枢，从而让患者听到声音。因此，佩戴助听器适用于传导性耳聋，对于内耳、蜗神经病变导致的耳聋没有效果，听神经瘤术后耳聋患者佩戴连接同侧听力通路的助听器没有任何改善效果。但如果收集患侧声音，利用健侧听力通路的助听器（如植入式骨导助听器或牙骨传导助听器），对患者听力恢复有一定的效用。有实验研究表明，助听器能明显提升患侧的听力及言语识别能力，改善空间听觉的主观感受和言语交流能力。

53　听神经瘤术后人工耳蜗有用吗？

人工耳蜗原理大概为将声音转化为电信号，从而把声音传送跳过内耳毛细胞直接用电信号刺激耳蜗中的神经元细胞从而产生听觉。因此，人工耳蜗的植入的一个重要前提为植入侧的蜗神经的结构和功能最起码是部分存在的，神经通路是可用的。一般植入前会进行相关的评估。目前，

CI 是散发型听神经瘤及 NF2 听神经瘤患者听力重建的主要手段之一。其有效性也在一些研究中得到了验证，证明人 CI 对听神经瘤患者的听力、耳鸣改善有作用（图 1-42）。

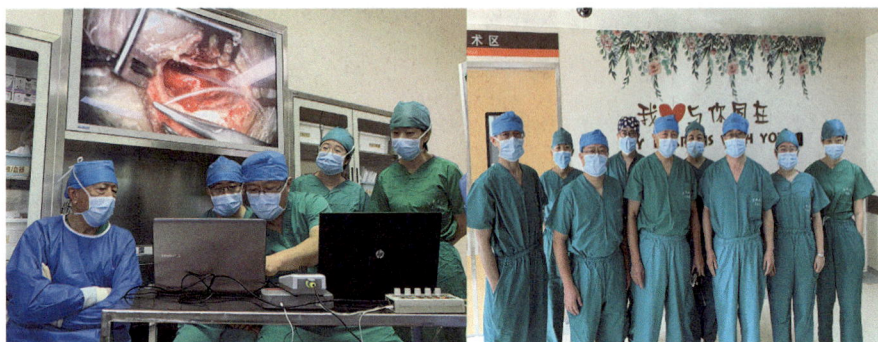

图 1-42　神经外科与耳鼻喉科团队联合进行人工耳蜗植入

54　什么是听觉脑干植入？目前开展情况如何？效果如何？

听觉脑干植入（ABI）是另一种重建听力的手段，它与人工耳蜗相似，收集端可把声信号转化为无线信号，并将其传给放置在脑干耳蜗神经核附近的接收端，后者把无线信号转化为电信号从而使信息传送到大脑皮质。最初 ABI 是用于 NF2 听神经瘤患者的听力重建，但现在也用于一些不适用于 CI 的耳聋患者（如双侧耳蜗骨化、先天性耳蜗神经发育不全、内耳畸形、双侧耳蜗神经外伤性撕脱等），但目前国内尚无大规模的临床应用报道。总之，ABI 的言语识别效果不如 CI；非 NF2 听神经瘤的患者的 ABI 效果也优于 NF2 听神经瘤患者，这可能由于蜗神经核受压导致的效果差。目前也有提升 ABI 的策略不断被提出，如穿透式微电极 ABI 设备，听觉中脑植入及新言语编码策略。

55　听神经瘤术后为什么耳鸣还继续存在？有什么办法处理吗？

耳鸣形成机制有：周围听觉通路损害后的中枢皮质的重组，即信号传入与传出之间的平衡被破坏。如前所述，听神经瘤本身的占位效应就会损伤蜗神经，手术操作会进一步影响蜗神经，导致其信号传递的功能下降。这种症状类似幻肢痛，即感觉输入丧失导致的皮质适应不良。当然，对于某些术前客观指标下听力正常的患者，术前的耳鸣考虑为蜗神经异常放电所致，这些患者术后（蜗神经受手术操作干扰）耳鸣会加重，这时，传入神经受干扰从而导致的皮质重组也参与了耳鸣形成的机制当中。还有一种机制为：血管压迫蜗神经出脑干处，肿瘤切除后，在此处进行微血管减压术可能有助于缓解症状。

目前无长期抑制耳鸣的策略，治疗策略主要集中在咨询、认识行为治疗、掩蔽和声音治疗。这些治疗的目的是使耳鸣更容易被患者忍受，而非降低耳鸣的强度或者逆转疾病或病理状态的持续性变化。有报道人工耳蜗及 ABI 有治疗耳鸣的作用，但无大规模的临床报道。

56　听神经瘤手术会影响视力吗？

一般不会，因为听神经瘤手术过程中不会直接干扰与视觉相关的结构，但仍有极少数患者出现术后视力下降，这种罕见情况见于大型或巨大型听神经瘤合并脑积水的患者，目前尚没有文献明确揭示两者之间的联系。其原因可能是持续性脑积水引起视神经盘处神经损伤，高颅内压情况下，手术引起的颅内压变化可能会间接导致视力下降。

在首都医科大学宣武医院神经外科 1000 例听神经瘤手术患者中，有 1 例患者术后出现视力下降（图 1-43）。患者为年轻小伙子，术前曾有视

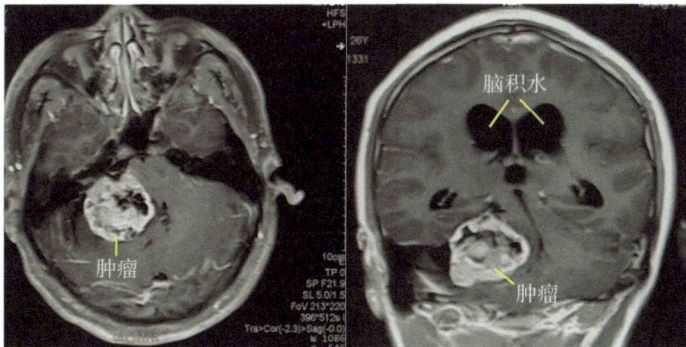

图 1-43　听神经瘤术后视力下降患者的临床影像图

力的进行性下降，术中切除肿瘤，释放了不少脑脊液，应该颅压是明显下降的，但患者术后清醒的第一反应是视力更差了，后来做了脑室 – 腹腔分流术也没有改善。

57 听神经瘤手术会影响嗅觉吗？

听神经瘤手术过程中不会干扰到与嗅觉相关的结构，因此不会直接影响嗅觉。但因为嗅觉和味觉息息相关，而面神经和味觉有关，如果术中干扰到面神经，影响了味觉，患者可能会感觉嗅觉有所减退。

58 听神经瘤术后，伤口区积液、鼓包是怎么回事？怎么处理？

听神经瘤术后伤口积液、鼓包的概率为 1%～3%，其原因是硬脑膜缝合不严密，脑脊液漏外渗到硬膜外形成局部积液。脑脊液漏的治疗方式优先为保守治疗，即穿刺抽液及加压包扎，避免搬重物等增加颅内压的动作。如果穿刺抽吸及加压包扎治疗无效，可行腰大池引流并嘱患者绝对卧床大约 1 周。如果上述保守治疗无效，则需要打开伤口重新缝合硬脑膜。

59 听神经瘤术后，颈部为什么不舒服？

听神经瘤手术开颅过程中会切断术区的头皮神经，会波及胸锁乳突肌、斜方肌、头夹肌、头最长肌、半棘肌等头颈部肌肉，导致颈部活动受限，转头、低头不适。这种不适感会随着瘢痕修复及适当的转颈康复训练而慢慢缓解。

60 听神经瘤术后，伤口周围区域无知觉是怎么回事？

术区感觉减退或麻木的原因：术后患者能看到的只是皮肤表面的刀口，但其实刀口下面的组织包括小神经都被切断。术后恢复中，表面皮肤的不断愈合肉眼可见，深层的组织其实也在默默修复。手术后伤口的愈合主要依靠肉芽组织增生和瘢痕形成，肉芽组织从伤口底部及边缘长出填平伤口，肉芽组织中没有神经，原有的神经被切断，所以术后可能会导致感觉减退或者麻木，这种情况可能随着时间的延长会好转；术后伤口周围的疼痛可能是由于瘢痕在形成的过程中卡压了原本经过的神经，影响了瘢痕下神经的愈合或者神经截断后增生的神经瘤，如果疼痛严重，可就诊于疼痛科进行相关治疗。

61　听神经瘤术后，脑脊液鼻漏是怎么回事？如何处理？

岩骨（颞骨岩部）是听神经瘤手术必然会遭遇的骨质，乳突属于岩骨的一部分，内听道也位于岩骨内。手术开颅过程中，乳突气房（蜂窝状的含气小腔）大部分会开放，切除内听道内经瘤时，绝大多数需要磨除内听道后壁，岩骨气房有可能开放，当然，术后一定要拿骨蜡、肌肉和医用胶封堵开放的气房，以防止术后脑脊液鼻漏（图 1-44）。如果封堵不严密，脑脊液就会顺着渗漏点到达中耳鼓室，沿着咽鼓管到达鼻咽部，从鼻腔流出，形成脑脊液鼻漏。

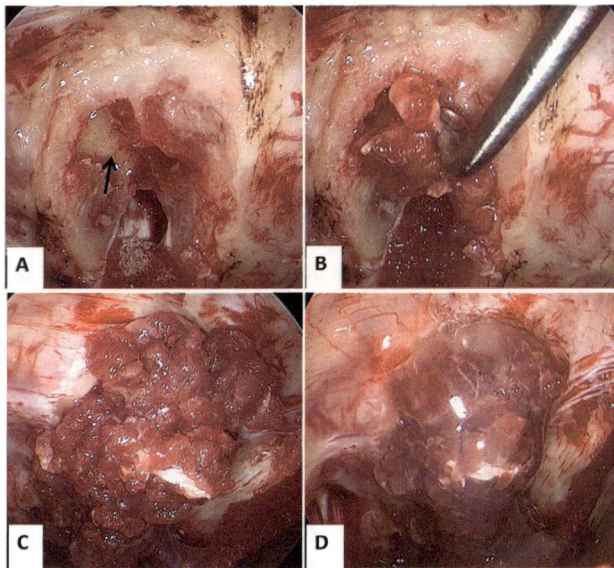

图 1-44　防止术后脑脊液鼻漏的手术过程

A. 岩骨气房开放；B. 骨蜡封堵开放气房；
C. 肌肉封堵开放气房；D. 医生胶封堵开放气房

常规的处理措施分为保守治疗和手术治疗。保守治疗为绝对卧床，避免情绪紧张，避免喷嚏、咳嗽、大便干燥，同时进行腰大池引流。如果2周保守治疗无效，就要考虑手术治疗：重新打开伤口，重新严密封堵渗漏点，确保硬脑膜缝合严密。

62 听神经瘤术后，面部麻木是怎么回事？

面部麻木是因为术中三叉神经受到干扰导致的，这种情况常见于直径2 cm以上的肿瘤。三叉神经和面听神经都连接于脑干，且距离较近，直径大于2 cm的肿瘤一般就会接触、推挤、粘连三叉神经，切除肿瘤过程中，分离肿瘤和三叉神经的粘连时，三叉神经不可避免会受干扰，术后就会表现为不同程度的面部、舌头麻木。但绝大多数情况是三叉神经仅仅遭到干扰，结构仍然保留，所以麻木感会随时间慢慢好转。

另外，常有患者把面瘫和面部麻木混为一谈，其实两者分别由两种不同的神经受影响所导致的。面瘫是面神经干扰后的结果，而面部麻木是三叉神经受到干扰后的结果。

63 听神经瘤术后，为什么会出现平衡功能障碍？

与平衡功能相关的结构有前庭神经及小脑，起源于前庭神经的听神经瘤影响前庭神经功能，大型肿瘤会挤压小脑。手术操作会干扰这两个结构，使患者术后出现平衡功能障碍，表现为站立不稳、走路不稳等。有文献报道，这个概率占35%，但随着时间推移，绝大多数患者逐渐改善。

64 听神经瘤术后，为什么会出现声音嘶哑、吞咽困难？

这种情况比较少见，偶见于大型听神经瘤（直径 > 3 cm）。听神经瘤术后的声音嘶哑、吞咽困难是由于迷走神经、舌咽神经受损导致的。大型听神经瘤会与上述神经粘连紧密，有些患者术前即会出现相关的症状，而术中操作可能进一步损伤这些脆弱的神经，从而导致症状出现甚至更严重。当然上述症状可逐渐恢复，严重者可使用胃管帮助患者度过吞咽困难的时期。有文献汇总了 2003—2008 年美国进行手术治疗的 17 281 例听神经瘤患者，术后迷走神经损伤相关的并发症发生率为吞咽困难 443 例（2.6%）、声带麻痹 115 例（0.7%），而首都医科大学宣武医院 1000 例听神经瘤发生率为 0.5%。

65　听神经瘤复发和再生长有什么区别？

听神经瘤复发指第一次手术治疗时肿瘤被完全切除，在后期影像学随访过程中，在手术区域出现新发肿瘤。

肿瘤再生长指第一次手术治疗时肿瘤未被完全切除，在后期影像学随访过程中，残留的肿瘤长大。

66　残留肿瘤再生长速度快吗？

对于残留肿瘤再生长的发生率和生长速度影响最大的因素是手术切除程度，如果是近全切除，根据首都医科大学宣武医院神经外科的资料看，5 年再生长的发生率大约为 5%；如果是次全切除（手术显微镜下有残留，影像学上也有残留），5 年再生长的发生率超过 50%。因此术中应尽可能做到全切或近全切。

67　听神经瘤彻底切除后，会复发吗？

听神经瘤彻底切除后，理论上可能复发，毕竟原来的肿瘤没有了，还会"无中生有"，但复发的概率非常低。首都医科大学宣武医院神经外科从 2009 年以来的 1400 例听神经瘤手术患者的资料结果分析，只有 1 例术中明确全切肿瘤，随访过程中又复发的。

68　听神经瘤手术费用大概多少？

如果一切顺利，以 2024 年的收费标准为例，报销之前的总费用为 6 万～ 7 万元，如果身体出现其他疾病需要治疗，或出现手术相关并发症，治疗费用会相应提高。

69 非北京地区听神经瘤患者，可以在当地复查吗？

如果条件允许，尽可能到手术医院找主刀医生复查，因为其对手术情况最了解，所有的手术资料医院都有记录。如果路途遥远，行动不便，或其他原因，无法到手术医院复查，也可以在当地复查，到当地医院的神经外科，做增强 MRI，查看肿瘤有无残留或复发，如果保留听力，做听力检查，明确目前的听力状态。

目前常用的核磁分为 1.5 T 和 3.0 T，都可以满足复查要求，只不过 3.0 核磁成像有更高的图像质量及空间分辨率。

70 非北京地区听神经瘤患者复查，在当地医院做的磁共振成像检查，手术医院认可吗？

既有平扫 MRI，又有增强 MRI，而且图像大小适中、图像清晰，医院是认可的。当然，如果检查距离手术日期超过 3 个月，一般会建议重新检查，以了解肿瘤近期有无变化。

71 听神经瘤术后伤口区有线头长出来，怎么办？

手术后切口出现线头是术后常见的排异反应。处置得当可使伤口很快痊愈，反之会因小线头而致伤口感染，甚至长期不愈。常见的处理措施如下：如果整个伤口周围无明显炎症，局部出现炎性反应或个别的脓疱，一般是因单个线头隐藏其中。在换药操作中，除按常规无菌操作外，医生应注意从脓疱下寻找线头，线头一经排出，伤口便会逐渐愈合；有时线头较长，固定在筋膜等组织上，往往可被牵拉。换药中医生用无菌钳夹住线头，再用无菌手术剪将其拆除。如在伤口瘢痕上有多处脓肿，伴有炎性分泌物渗出和肉芽创面，其原因可能为深处有多处、多个线头存在，应在无菌消毒后取利多卡因局部麻醉，清除深处的线头和增生的肉芽组织。另外，可结合患者全身情况，合理应用抗生素，局部换药与全身抗炎相结合，提高患者的机体抵抗力，促进创口愈合。

72　听神经瘤术后可以吸烟、饮酒吗？

术后吸烟饮酒在短期内可能会影响开颅术后伤口的愈合，增加二次治疗的风险。具体机制可能为：吸烟产生的尼古丁使小动脉收缩，血流减慢，增加血小板黏附，形成血栓，堵塞微循环；抑制红细胞、纤维原细胞、巨噬细胞的生成。同时吸烟导致血液循环一氧化碳含量增加，一氧化碳与血红蛋白结合降低了氧气的运输能力；大量饮酒可引起肝功能、消化功能损伤，影响维生素的吸收。

总之，吸烟和大量饮酒都是不好的生活习惯，无论有无听神经瘤，是否手术，术后多长时间，都应尽量避免。

73　听神经瘤术后声源定位差是怎么回事？

声源定位是听觉系统对发声物体位置的判断过程，它包括水平声源定位和垂直声源定位，以及与听者距离的判别。人类拥有声源定位能力的机制是声源传到双耳的时间、相位和强度的差异。每个人的声源定位能力是不一样的，双耳听觉平衡的好坏是这一能力的决定性因素之一。对于听神经瘤术后听力减退甚至丧失的患者，来自任何方向的声音，大多数会被听力较好的一侧听到或听清，因此对声源定位产生影响。

74　听神经瘤术后复查显示手术区域有强化，是肿瘤残留和复发吗？

复查 MRI 可能会报告术区有强化，并不一定代表着肿瘤有残留或复发。听神经瘤手术，磨开内听道是常规操作，术后要以肌肉和医用胶严密封堵，这些结构在术后可以表现为内听道附件局部强化。另外，因为术中要尽可能地保留听神经瘤表面的膜性结构，这些膜性结构上有血管走行，增强 MRI 也可以表现为局部强化。

肿瘤有无残留，既要看术后 MRI，也要咨询医生，医生在显微镜下手术，最了解术中有无肿瘤残留。因此，复查最好找手术医生或手术团队，只有他们最清楚究竟是术后残留、再生长、复发还是填塞的正常组织。

75 神经瘤手术后多久可以同房？

没有统一标准，自己体会，只要体力恢复即可，一般1个月之后就可以。

76 听神经瘤术后多久可以怀孕？

目前尚未有相关的研究发表。对于散发型听神经瘤，绝大部分患者术后3～6个月身体基本恢复，可以备孕。但对于NF2听神经瘤患者则需慎重，因为存在遗传下一代的风险。

77 听神经瘤术后多久可以洗头、洗澡？

头部手术的伤口拆线时间一般为5～7天，但如果存在高龄、营养状况差、伤口血供差、多次手术等因素，可以酌情延迟拆线。拆线后，只要伤口愈合良好，在伤口不沾水的情况下，就可以考虑洗头、洗澡。一般情况下，术后1个月，伤口就可以沾水。

如果伤口存在明显红肿、鼓包、流液甚至流脓，应尽快到医院神经外科处理，确定伤口完全愈合的情况下，2周以后再考虑洗头。

78 听神经瘤术后，记忆力、反应能力会减退吗？

人脑是一个"小宇宙"，神经网络，错综复杂，现代医学对其结构、功能的了解还非常有限。从目前对人脑的认识推测，听神经瘤术后应该不会影响记忆力和反应能力，但部分中年以上患者反馈，或多或少还是有一些影响，他们自我感觉反应能力有所下降。

79 听神经瘤术后还能正常工作吗？

绝大部分可以正常工作。这取决于患者工作的性质，对于从事非重体力劳动的患者，建议术后1～3个月即可工作；对于从事重体力劳动的患者可自行逐渐锻炼过渡3～6个月。具体时间量力而行。

80　如果出现手术并发症，患者及其家属应该如何理性对待？

　　手术平安顺利，是患者、家属和医护人员共同的心愿，这一点毋庸置疑。相互信任是医患关系的基石，医护人员会全力以赴，尽力实现"切除肿瘤 + 保留功能"这一目标，但医学具有很大的不确定性，每个患者的个体差异又很大，所以确实无法保证一定能实现这一目标。如果出现出血、面瘫等并发症，希望患者和家属仍然能和医护人员站在一起，共同面对、处理出现的状况，而非责怪、埋怨，甚至其他不理性的行为。

第 2 章

听神经瘤背后的故事

故事 1　我已重返三尺讲台

我是山西医科大学的青年教师。写这篇文章的时候，我听神经瘤术后已一年有余，除右耳听力丧失和耳鸣，有时候"听声辨位"不太好使之外，没有留下面瘫等后遗症，已经恢复正常生活，重返我热爱的三尺讲台，家人和同事们感觉我和术前几乎没有差别。

当得知颅内长了听神经瘤，病友们一定会犹如五雷轰顶，举家惊慌失措，就像当初的我一样。作为"过来人"，我非常愿意和病友们分享我的经历和体会，希望能够帮助他们迎来希望的曙光。

1　五年前其实就能发现，却自以为是地拆坏了两个专业耳机

现在推测，其实在 2015 年的时候，我可能就已经患上听神经瘤，只不过当时的我根本没有在意。那个时候，我连"听神经瘤"这四个字，都压根儿没有听说过。

我是个音乐发烧友。2015 年夏天，我偶然发现听音乐的时候，左右耳的音量有些不平衡，需要到音乐播放器里进行手动设置。简单说，就是右耳的音量需要调大，才能让左右耳的音量感受一致，那时，我一度以为是自己的耳机坏了，一气之下拆了两个千元价位的 AKG 专业耳机，还在 DIY 耳机论坛里咨询过很久。

后来在 DIY 耳机论坛里折腾了一段时间，网上有听友问我，你试没试过将耳机左右互换一下？我半信半疑地互换，结果才发现是我右边耳朵听力下降了，顿时很心疼被我"误会"的耳机们。

又过了一段时间，我渐渐发现右耳打电话声音变小，但如果不仔细分辨，感受并不明显，我以为是自己耳道耳屎太多，导致这个细小的差别，或者是我经常用手机耳麦接听电话，导致轻微的听力受损。

我并没有刻意去理会，只不过把原来用耳机的习惯给改了，尽量用外放设备听音乐，打电话的时候尽量用免提。我以为耳朵的听力会慢慢

恢复，但是开始出现耳鸣的现象。年轻人对健康相关问题一般来说都比较轻视，我把耳鸣当成了听力衰弱的并发症，也没有认真对待。

听力不平衡、耳鸣，这都是听神经瘤的前兆，但往往容易与"听歌损伤听力""工作压力过大""休息不好"等个人主观想法相互混淆，我当时就是这么认为的。

2 我以为我得了"电风扇面瘫"

2020年新冠疫情时期，太原的夏天并不如南方炎热，气温一直维持在30℃左右，睡觉害怕着凉，家里就没有开空调。晚上还有一点点热，所以就放置了一台电风扇在床边，一直对着我吹到深夜。

8月初正是一年最热的时候，我突然感觉右边的牙齿开始肿痛，便习惯于用左边牙齿咀嚼，但是慢慢地感觉到右边吃东西没有了味道，这时我天真地以为是牙龈炎或者是"上火"，并未理会，到了8月中旬，右边脸上开始出现"麻木"的症状，感觉很不舒服，食欲也大大地降低。

于是我赶紧上网查询资料，发现有一种情况叫作"电风扇面瘫"。因为睡觉长时间吹电风扇，导致三叉神经痛和面瘫的概率很高，心理紧张得不得了，每天揉脸，停用电风扇，过了三五天，有了一定程度的好转。我那时很愚蠢地跟朋友开玩笑，说自己贪凉，晚上睡觉使用电风扇，差点把自己吹成了"面瘫"，现在想来"小丑原来是我自己"。

到了9月，耳鸣的症状开始加重，我以为自己没有休息好，便开始调节作息时间，尽量提早睡觉，但是却一直在加剧，耳朵里一直"嗡嗡"响。学校也正常开学了，经历疫情之后，告别了半年以来的网课模式，作为大学教师的我再次登上讲台。

直到有一天，我没有拿话筒讲课，提高说话声音希望能够照顾到阶梯教室后排的同学们，却发现自己大声的讲课声音自带"嗡嗡"的啸声，而且耳鸣声突然加重，我顿时便有了不好的预感。

在坐校车回家的路上，我拿手机查遍了网上的信息和一些医学的文献。"神经性耳聋"和"听神经瘤"两种可能的病因，是我搜寻到的答案。

当时心里一沉，马上去医院检查，不敢再耽误一分一秒。

3　可能当时我的确是多虑了，但是做头部 MRI 检查却非常有必要

出于强烈的恐惧，我隔日一早就去了省内最知名的三甲医院耳鼻喉科，当时挂了院内专家 Z 医生的号，她建议我做一个全面的听力检查，并详细询问了我的病情。考虑到我当时右耳听力大幅下降且伴随耳鸣的情况，建议我入院进行进一步的诊疗。

我着急地想知道到底是怎么回事，Z 医生告诉我有很大可能是神经性耳聋，需要进行营养药物治疗，但前提是需要进一步做一些辅助诊断。当时我很心急，就贸然地向 Z 医生询问有无"听神经瘤"的可能性。

Z 医生耐心地跟我解释，听神经瘤的可能性不是没有，但可能性很小，等入院之后看具体的会诊结果才能诊断。我求她给我开 MRI 检查单，我心知患者直接干预大夫的诊疗过程是一件非常不礼貌的事情，但因内心十分恐惧还是张口请求了。听完我的担忧，Z 医生还是非常尊重我的想法，在没有办理入院手续的前提下，为我开了一盏额外的"绿灯"，开了一张平扫 MRI 检查单，让我直接去影像大楼做检查。

办完缴费手续后，MRI 中心的老师说，按顺序，我的检查排在17:30。等待检查的过程中，我在医院楼下的停车场和花园内徘徊了一圈又一圈。

检查完毕后，医生告诉我，第二天下午可以去取报告。回到家里，妻子问我去医院问诊的情况，我内心五味杂陈，跟她解释说第二天去医院拿到报告才知道情况。

隔天下午，我按照规定的时间去医院取报告，一路祷告，没错，我就是这么害怕，因为心中不好的预感太强烈了。强烈到我在拿到报告的那一刻手都是颤抖的，MRI 报告是自助机打印的，报告纸上显示的结果很简洁，看到了短短的两行影像诊断报告，我第一时间就明白——听神经瘤，确诊了。没有迟疑，我返回门诊挂了号，让 Z 医生帮我进一步确认，在候诊大厅我给爱人打了电话，她反复问我：你确定吗？我说，我确定，

肯定是听神经瘤。

Z 医生见到报告单也是一脸震惊，她一边安慰我，一边给我解释病情，说这个听神经瘤的发病率其实并不高，像我这样"多虑"最后确诊，真的也算是罕有。然后，她赶紧给我拿了张纸，在上面推荐了一些省内三甲医院的神经外科专家的联系方式，让我尽早去挂号。

报告单上，我的听神经瘤大小为 3.6 cm×3.3 cm×3.0 cm。回到家我测量了一下，跟小鸡蛋差不多。

虽然我来医院就诊的时候真的是有些"多虑"了，但是其实我一点也不后悔，至少为自己提前确诊病情争取到了宝贵的时间。就像 Z 医生说的，一般耳鸣加听力下降，很少有患者会把自己往听神经瘤那方面去想，但是通过 MRI 做一个简单的排查，是很有必要的。

4 幸运走进"大脑袋"楼，在这里收获了空前的信心

经过省内各个三甲医院神经外科的求诊和咨询，亲戚朋友都推荐我去北京或者上海找最好的专家看看。在这里非常感恩省内的一位神经外科专家，他在了解我的情况之后，亲自带我到病房里去看那些听神经瘤病友的恢复情况。他告诉我，我的肿瘤比较大，如果在省内做，术后出现肿瘤残留、面瘫等概率会比较大，基于我的职业特点，未来病愈后继续登上讲台授业解惑也会比较困难。

通过网络查询，我了解到北京首都医科大学宣武医院梁建涛主任及其医疗团队擅长治疗听神经瘤，于是便铁了心前往北京求医。通过同事帮助，我添加了梁主任的微信。梁主任在了解我的病情和相关影像资料后，向我耐心解释了疾病的相关知识和手术的相关问题，并答应国庆节后为我做手术。让我非常放心和踏实，对治疗方案充满了信心，也感到自己是非常幸运的，竟然能够遇到如此仁心仁术的医学专家。

我在 2020 年国庆节期间办理了入院手续，因为新冠疫情的原因不允许家属陪护，所以我孤身一人带着住院必备的生活用品进入了著名的"大脑袋"楼，那里是中国国际神经科学研究所（CHINA-INI）所在地。刚

进入大楼时，我感受到一种莫名的庄严与神圣，作为一名即将在这里接受手术的患者，内心充满了信任。

按照医院建议，我准备了洗脸盆、洗漱用品、尿盆、剃须刀、尿垫、吸管、一次性水杯、毛巾等，我带着这些东西到住院部五楼的护士工作站，护士按照程序安排到病房。我进入病房一看，空无一人，国庆节期间入院的患者并不多，我的病房非常整洁、干净，三张病床，还有独立卫生间，病房的尽头是一片大大的落地窗，能够看到温煦的阳光直直地照射到病房里，护士让我挑了靠近窗户的病床。

刚入院的几天里，我除了做增强 MRI 和一些常规检查项目之外，并没有太多事情可做，这时身体仍然如正常人一般，除了脑袋里一直延续的耳鸣声。

逐渐习惯了住院生活，每日早起早睡的作息，也有工作人员来病床前自由选订不同品种的三餐。病房里随后又入院了一位大爷和一位年轻的病友，我们在一起探讨各自的病情，互相加油打气。到现在，我还记得住在隔壁床位来自山东的刘大爷宽慰我的话："没事的，小伙子，你看咱们都来到咱中国最好的医院，找到水平最高的医生了，放心吧，就踏踏实实好好准备手术吧！"大爷带来了好多纸质书籍，也是我在等候手术那段时间的精神食粮，每日隔着落地窗，看着窗外首都北京车水马龙的喧嚣繁华，在日出日落之间，我渐渐开始平静下来，做好了手术前的各种心理建设，来京之前的忐忑与不安也渐渐消失。没多久，我便等来了自己做手术的日子。

5 术前：需要做好的准备里，最重要的是心理建设

因为入院后没有家人的陪护，病房里配备专门照顾患者的护工大姐，一切生活起居包括术后恢复都是由护工大姐代劳。我的护工朱大姐如亲人一般前前后后照顾了我小半个月，不管是什么方面，都是无微不至、亲切有加，在术后那段时间特别难受崩溃的时候，真的把她当作了亲人，离开医院的时候也特别感激，当时真想给她鞠躬致谢，但是被她拦住了。

朱大姐长期在住院部工作，前前后后照顾了不少听神经瘤患者，她把我想知道的一切关于既往患者的情况都详细讲给我听，也打消了我不少顾虑和害怕。

在准备手术之前，第一件要做的事情就是剃头，有些女孩儿爱美，便只需剃掉手术部位的那一块头发，男人倒是无所谓，在病床前由理发师把整个头都剃得光溜溜的。在住院区来回走动的时候，其他病友一看就明白——第二天就要准备手术了。

梁建涛主任团队的医生们对我的影像资料和病情进行了会诊，在早上查房的时候也对我的一些问题做了详尽的解答，也安慰我做好手术的心理准备。当时的我已经将所有的担心都放下，对即将到来的手术有了一些理解。

在手术前一天的上午，吴晓龙医生让我通知妻子来到住院部的楼下大厅内，对手术风险须知和需要家属签字的部分做了耐心详细的讲解，随后在住院部大楼里同楼层做了一份详细的听力测试图。稍晚的时候，吴医生让我做了体重测量、常规术前体检，还让我用各种表情"挤眉弄眼"地拍了九宫格的照片，后来我才知道，这是为了术后的后遗症面瘫级别的鉴定工作准备的。出院前我也和吴医生一起重新拍了这些"挤眉弄眼"的九宫格照片，验证了手术并没有带来任何面瘫的影响。

在术前进行了禁水、禁食，坦然入睡。

手术当天，一大早便有手术室的护工师傅推着移动病床来到病房接我，我躺上去之后，就变成了仰望的视角，好像看到的是另外一个世界。我知道，这次手术可能将会改变我未来的世界。被推着一路到了"大脑袋"楼的八楼手术室。经过了一层又一层的防菌门，我能看到有很多同日做手术的患者朋友，都像我一样躺在移动病床上，被推向各个专业手术病房，那时的心情便如运动会即将等待发令枪响的运动员，有些激动，也有许多慌张。

当头顶上照射着巨大的可移动手术灯时，穿着绿色手术服的麻醉医生来到我的身旁，粗大的麻醉剂针管吓了我一大跳。手术是需要全身麻醉的，打完麻醉药之后，我连后续进来的医生都没看清，便已经昏睡了。

6 术后：手术非常成功，也有幸成为病友们的"榜样"

等我苏醒过来的时候，脑袋中巨大的疼痛便提醒我——手术已经结束。我睁开眼睛发现自己躺在重症监护室里。朱大姐术前曾告诉过我，术后一般要在重症监护室住一晚，然后才会转回普通病房。

脑袋上包裹了层层叠叠的纱布，在重症监护室，我一动也不敢动，巨大的疼痛感阵阵袭来，我心里的石头落了地，终于做完手术了，脑袋里的"小鸡蛋"被"摘掉"了。

后来我才从复印的病历中得知，梁主任团队为了我这场"半坐位"听神经瘤手术，从 9:50 开始，一直做到了近 16:00 才结束，真是一场难以想象的、艰苦而卓绝的"战斗"，耗费了他们无数的心力和心血。"杏林探花精悬壶，柳叶刀下济苍生"，在这里千言万语无法表达我的感激，只能默默祝福首都医科大学宣武医院神经外科的医生们，希望你们此生永远幸福安康！

我苏醒时并不知道确切的时间，在眼角的余光中，我看到了密密麻麻的医学监护仪器设备，我几乎没有体力，也不能动一下，脑袋又沉又痛，只能僵着身体暗暗吃力。

时间似乎过得很慢，脑袋里想了很多事情。重症监护室的医生发现我已经苏醒，便小声询问我感觉怎么样，我回答很痛，他便给我上了一些止痛药剂。

我试图努力睡着，这样可以忘了疼痛，身体机能可以恢复，时间也可以过得快一些。可我发现术后大脑却异常兴奋，脑袋里的事情像走马灯一样，一件又一件，眼睛闭上很久，也丝毫没有一点睡意。

天色渐渐变亮，重症监护室里的声响也越来越大。医生取完餐食，问我能不能进食，我说能行，于是他把吸管放到我嘴边，尝到嘴里发现是我们山西常见的小米粥，虽然头疼，但是我胃口还不错，把小米粥"吸"完，还"吸"了一大杯水。

查房时梁建涛主任来看我，亲切地问我感觉怎么样，让我动一动右边的脸，做一些闭眼、呲牙等表情，然后他告诉我，手术总体很成功，为保证术后不发生面瘫，在面神经表面残留了一点与神经粘连很紧的肿瘤，显微镜下可以看到，但在 MRI 上看不出来，术后没有面瘫，日后可以继续上讲台继续做老师。我听梁主任如此说，开心不已。

度过了监护期，我被医生们推出了重症监护室返回五楼病房。朱大姐很娴熟地帮他们把我抬到病床上，就那碰到病床枕头的那一下，我疼得冷汗都出来了。

手上留着粗大的留置针，不过这些相比脑袋上的疼痛都算小儿科，病房里的病友见我"安然无恙"地凯旋，纷纷到我身旁探望并问候。

护士不断地进进出出，嘱咐朱大姐关于尿管的一些事情。因为手术后几天内不能下床，上厕所的事情都在床上完成，而我也体会到了种种不便，只期盼自己能快点恢复起来。朱大姐给我拨通了妻子的视频，拿到我的眼前，我跟她简单通了话，知道了梁主任在手术刚结束就跟她报过"平安"。

按照术后的治疗安排，每隔几个小时护士们就会拿着手持的移动智能医疗设备来刷我的腕带，更换药剂，测量体温。刚开始我以为是这些间歇的事情影响了我的睡眠，但是到了术后第三天的凌晨，我在清醒中看到远处晨曦渐渐将北京都市楼宇映衬出来，我惊讶地发现一个非常不好的情况——我失眠了。

后来我失眠了大概三天三夜，也许有间断地睡着，估计时长也不会超过 1 小时。算来，第一天是在重症监护室 ICU，第二天、第三天在普通病房，我努力闭着眼睛，也没有任何机会进入稳定的睡眠状态。第二天，我请朱大姐找护士询问有没有止痛的药剂，吴医生当时值夜班，闻讯赶来给我开了不少药剂，可是疼痛减轻了，仍然睡不着。

白天病友们把窗帘拉上，轻声细语，生怕影响我，可是晚上万籁俱寂，我仍然是毫无睡意，大脑异常兴奋。我把用来催眠的"设想"，一点一点地想得非常清晰，甚至发展出无比详尽的剧情细节。

我以前看过一部法国导演吕克贝松的电影《超体》（*LUCY*），影片是由著名的演员斯嘉丽·约翰逊主演，讲述了一种代号为 CPH4 的神秘药品，将她的大脑 100% 神经元全部催动苏醒后发生的"超能力"。在病床上苏醒了三天三夜之后，我几乎怀疑我的大脑神经元已经被全部打开了，它们每一个都处在高度兴奋的状态。

到了术后第三天的晚上，我实在忍受不了，在半夜 2:00 多的时候，我强行撑起身子（体力竟然恢复到能起身），发现朱大姐也已经在隔壁的行军床上睡着了，为了不打扰她，我尝试举着挂水的药瓶，扶着床站了起来，这时我还没有意识到，其实术后我的身体恢复得很好，居然这个时候就已经可以独立下床走动。

当时我没有意识到这些，只是觉得脑袋很疼，再睡不着我可能就要疯掉了。我踉踉跄跄地走到护士工作站，把深夜工作的护士们吓了一大跳。半夜三更，这个手术后没多久的患者居然自己下床走到外面护士工作站来了。我跟她们说我想吃安眠药，求她们给我安眠药吃。护士把我"批评"了一通，赶紧扶回病床，让值班医生过来处理，不过我仍然没有睡着。

查房的时候，见到梁主任，我差点流泪了，当时好几天的失眠和脑子里杂乱的声音，让我有些情绪崩溃，在他们面前，我这个临近中年的汉子竟然语无伦次。梁主任非常和蔼地安慰我，告诉我失眠可能和术后疼痛、脑压变化及心理压力有关，让我可以试着做一个腰椎穿刺，将脑部脊液引流出来，症状可能会减轻。

宋大夫随后取来工具和药品，很娴熟地帮我做了一次腰椎穿刺，让人非常惊奇的是，穿刺做完不到 5 分钟，我便呼呼大睡了，简直是"手到病除"！朱大姐事后还笑我："大白天呼噜打得……你睡得真香啊！依我看，你就是自己吓自己！"

随后几天，我能够安然入睡了，止疼药也渐渐可以不用吃了，脑袋的疼痛大概在术后第六天已经大大减轻，不需要忍受的地步。

从第六天开始，朱大姐便帮我慢慢下床移动，刚开始是头晕目眩，慢慢地就能扶着床边移动到窗前，坐在椅子上俯瞰楼下的车流和人流。

刚开始吃饭、喝水都没办法自行解决，是由朱大姐帮助，用吸管吸食，但是也吃不进去太多东西，不太有胃口，都是小米粥之类的流食。术后第五六天，慢慢地可以坐起来正常饮食了，但是吃得也不多，再后来，每日的饮食慢慢正常，尿管也拔掉了，我扶着吊水的移动杆可以在病房里来回走动，朱大姐让我在力所能及的情况下多锻炼，能够恢复得快一些。

第八天，我已经可以绕着五楼的病区来回慢慢踱步，身体慢慢恢复了。朱大姐这个时候不用把照顾的重心放在我这里，她同时看护的还有其他的几位病友。有一天晚上，朱大姐把我扶到隔壁的病房，告诉那个刚做完手术回来的病友："你看这个隔壁的小伙子，刚开始跟你一样的情况，你让他跟你说说……"

我把我术后的亲身感受告诉了他：术后创口部位都会疼，不过过了刚开始那几天，恢复就会很快了，不用太担心，术后出现一些疼痛是不可避免的，手上刺一个小口还要疼好几天呢，止疼药要按照医嘱准时，疼痛程度就能减轻不少。听完我的安慰，看到我这样的隔壁"榜样"，病友立刻精神了不少，情绪也好了起来，朱大姐还让我没事去他们那个病房多"传授经验"。

7　出院后经历了 45 天的休养，我便回到了工作岗位

经过十多天的静养，我恢复得很不错，很快达到了出院的标准。临行前，梁医生、吴医生都与我进行了长时间的交流和嘱咐，把出院后的一些注意事项都详细地叮嘱给我。

在离开首都医科大学宣武医院"大脑袋"楼的时候，我站在医院的大门外，回望五楼病床对着的那片落地窗，我要深深地记住这个难忘的场景，记住这段生命中劫后余生的特殊"经历"，深深记住在这所大楼中所遇到的梁医生、吴医生、宋医生和病友们。

我在北京的酒店里继续住了三天，等待体力进一步恢复后，才与家人乘坐高铁返回到山西太原的家中。高铁运行很平稳、没有颠簸，在术后能够走动的情况下，其实比包车回家更合适。

　　回到家后，我每天不敢进行大幅度运动，便慢慢在房间里走动，以帮助恢复身体的机能情况。术后右耳的听力丧失了，体重相比术前减轻了 10 kg 左右，刚开始的时候"听声辨位"能力很差，孩子在隔壁房间跟我说话，我竟然听不出来她在哪里。

　　止疼药回家后没有继续吃，手术创口感觉一直都还行，就强忍着没吃。而许多听瘤病友常说的头晕、目眩，我也是偶尔发生，但并不是常态，不影响走路的稳定性，可能跟每位病友肿瘤的位置、大小不同都有一些关系。

　　回家一个星期之后，家人在药店帮我买了一些纱布、绷带、药品，之后进行了几次换药，便取下了头上的固定网带和绷带。刚开始睡觉一直侧着身子，养成扭在左边睡的习惯，不敢碰右边脑袋，慢慢地可以平躺。

　　洗头也是在术后 1 个月之后才放心洗的，我让家人拍了照片，伤疤恢复得也很不错，有时候有些痒，感觉就是在"长肉"。

　　经过了大概一个半月的休养，体重也慢慢恢复了，左耳的代偿作用开始明显，也敢于慢慢下楼去公园做轻微活动，"听声辨位"也有所恢复。我去小学门口接孩子放学，一些家长并不了解我的情况，在攀谈之余，竟然完全没有意识到我刚经历过一场手术。从这个角度来看，我术后恢复的情况还不错，心态也恢复得很好。

　　右耳后的头皮在术后一直存在"麻木"的情况，就是用手去摸头发，感觉麻麻的，没有出现任何面瘫，偶尔右眼会涌出泪水，与许多病友眼睛干涩的情况恰恰相反，不过这些症状也都随着时间的推移，在慢慢减轻。

　　梁主任是一名很有爱心的医生，专门为我们这些由他主刀手术的听神经瘤患者建立了专属微信群，笑称将为我们提供"终身保修"，"一次手术，终身缘分"！梁医生、吴医生、刘医生还在繁忙的工作之余，拿出许多时间，就病友们术后康复提出的一些咨询进行非常及时的答疑，对复查、康复情况进行随访，普及许多听神经瘤的医学知识，让我们这些病友们都感到非常的幸运和感动。截至目前，我们的微信群已经有三百多人了，都是从"大脑袋"楼走出来的听神经瘤病友们，大家充满乐观地在微信群里互相鼓励，互相交流康复过程中的一些体会和方法，收获了难得的人生缘分。

到了2020年12月中旬，我已能独自开车到学校去上班，非常幸运地再次走上了那熟悉的讲台，跟学生们讲我这"消失"的两个月所经历的一场"劫难与福报"。

许多学生趁课间休息，上来跟我说："老师，您恢复得真好，看起来和手术前没有什么区别？"我告诉他："我恢复得很不错，应该感谢如今医学的发展，感谢首都医科大学宣武医院，感谢在里边的医护人员、护工师傅！"

在我最彷徨无助的时候，网上曾有一位美丽可爱的"小姐姐"，她无私地将自己在"大脑袋"楼住院、术前、术后的经历，详详细细地写下来，发布在"听神经瘤"贴吧里，给了我很多疑惑的解答，更给了我很多的信心，对这个疾病和手术有了充分的了解。感激上天对我的眷顾，也希望这篇小小的文章能够"利他"，能够帮助到看文章的诸位朋友。

我是山西医科大学的一名教师，当我恢复了健康，再一次返回到讲台和课堂上，再次面对那一张张稚嫩而充满求知欲的医学生的脸庞时，我的心中感到沉甸甸的责任，我有义务将梁建涛主任和各位医生展现出的精益求精的专业精神，全力以赴、尽善尽美的高尚医德，传递给这群未来的医生，用我的切身经历和感受，让他们深刻理解一名高度专业而具备崇高追求的医生能够给患者带来的光明与希望，不亚于任何神明与宗教。

他们即将从事的，是一份神圣而伟大的职业。

希望读到这篇文章的病友们，都能够重新恢复健康，收获一份健康的人生！

杨　阳

2022年1月19日

梁建涛评论：

杨阳是来自我的母校——山西医科大学的一位青年教师，那一年他

35 岁，肿瘤大小接近 4 cm。手术日期是 2020 年 10 月 12 日。他是学校老师，正值新型冠状病毒感染疫情的第一年，关切之情自不必多言。

　　大型听神经瘤手术，需要平衡肿瘤切除和功能保护尤其是面神经功能的保护。对于老师这个职业，为尽量不影响其职业生涯，在我的潜意识里，平衡点会向"保面"倾斜。杨阳术前肿瘤近 4 cm，术中对内听道口、与面神经粘连较紧的肿瘤没有强行剥离，残留了一薄层，术后 MRI 复查看不出来，这叫"影像学全切除"，但作为术者，在显微镜下是可以看到有少许肿瘤残留。

　　现在杨阳已是术后第 4 年，MRI 复查仍然看不出肿瘤残留及复发，可喜可贺，当然这还需要长期复查。

　　杨阳说，作为医科大学的老师，当他重返讲台，他会将有关医技、医德及他的切身经历和感受讲给稚嫩而充满求知欲的医学生，让他们深刻理解一个高度专业且具备崇高追求的医生，能够给患者带来的光明与希望，不亚于任何神明与宗教，助力他们走向这份神圣而伟大的职业。

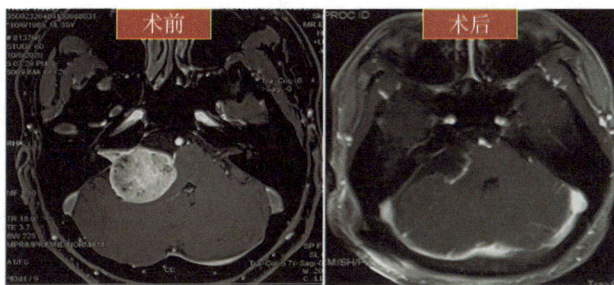

图 2-1　杨阳手术前后 MRI 影像图

故事 2　老父亲的生死一搏

　　我是听神经瘤患者郭俊的女儿，全程陪伴 82 岁高龄的老父亲辗转三家医院寻医问诊，最终选择了首都医科大学宣武医院，选择了梁建涛主任医生团队。家父年龄大，病情复杂，共住院 23 天，17 天内经历两次全身麻醉手术。在所有医护人员的精心救治和悉心照料下，我的父亲于

2022年1月13日康复出院。现在，回想起带父四处求医那段无助、焦虑、担忧、揪心的日子，内心还是会泛起阵阵酸楚。得了重疾，对于患者和患者家属来说，都是不幸的，但是不幸中的幸运，是我们选择了首都医科大学宣武医院和梁主任团队，感恩在首都医科大学宣武医院的一切遇见。

1 黑暗里的一束光

家父确诊听神经瘤和脑积水后，作为女儿，同时又是一名医务工作者，当时我内心的无助和自责无以言表。第一次听到"听神经瘤"这个病，我甚至都不知道是良性还是恶性肿瘤，更不知道该如何治疗。当时唯一的想法就是抓紧时间、尽全力、想办法救治老父亲！

通过各种在线途径问诊多家医院，几乎所有医院都不约而同地给出了相同的治疗方案：年龄大，风险大，建议做伽玛刀治疗。而唯独首都医科大学宣武医院的梁主任第一时间给出了这样的方案：肿瘤切除手术 + 后续可能的脑积水分流手术，但鉴于患者年纪较大，需要家属共同斟酌后决定！没有在线挂号，没有面诊，仅仅是通过微信图片、视频、链接、语音，我们就知道了梁主任明确的建议：手术未必能解决现有问题，但不手术，现在的问题只会越来越重。"切除肿瘤"犹如黑暗中的一缕阳光，让我毫不犹豫地带着老父亲直奔北京寻求梁主任救治！在这段非同寻常的求医救治过程中，也经历了好多好多的想不到……

2 素昧相识，如约而至

家父听神经瘤发现比较晚，大小 3.1 cm×3.2 cm×3.1 cm，已有明显压迫小脑和脑干症状，同时并发幕上脑积水，在术前已经卧床不起，大小便失禁。虽然终于有医院愿意冒险为我父亲做手术，但是高兴之余，我们也有很多不得不面对的担忧和纠结：手术，父亲年事已高，身体状况又不好，他能经受住开颅的创伤吗？不手术，眼见操劳了一辈子的父亲身体每况愈下，作为儿女，我们能放任不管吗？梁建涛主任得知我们的各种情况后，还是同意和我们见面。

2021 年 12 月 17 日 7:15，我们如约见到了梁建涛主任，一点也没有陌生感，就像似曾相识的朋友一样，梁建涛主任用通俗易懂的话语，条理清晰地给我们讲述了分阶段治疗的完整方案。

首都医科大学宣武医院神经外科是国内医疗界的翘楚，我们能面见梁建涛主任已经是莫大的荣幸，梁建涛主任尽量用非专业术语讲述治疗方案，以便我们能更好地理解和接受！经过此次面诊，我们家属多日以来纠结的情绪终于得到了释放。不甘心就这样放弃父亲生命的我们，选择和首都医科大学宣武医院的专家们共同守护他的晚年生活。

3　以人为本，一切为患者着想

听神经瘤切除术，对年轻患者而言手术难度也很大，更何况是 82 岁高龄老年人，风险更大。2021 年 12 月 23 日，医生约家属术前签字，再次强调年龄大的风险，并把这台风险巨大的手术安排在 12 月 24 日上午第一台手术。24 日一大早，我们来到大厅，眼睛紧盯着手术动态显示屏，9:50 手术开始，我们已经做好长时间等待的准备，没想到 13:40 显示手术结束，手术时长不到 4 小时，比想象得要快，说明切除顺利。术后梁主任及时告知我们手术情况：手术顺利，肿瘤近全切除，复查 CT，未见出血等。我的父亲进入监护室后，梁主任第一时间给我发微信：老先生清醒了！一句简单的话语，缓解了我们家属焦虑而紧张的情绪。

听神经瘤手术成功后，脑积水的问题并没有得到缓解，还需要再做一次脑积水分流手术。虽然分流手术不再需要开颅，比第一次肿瘤切除术简单，但一个星期内两次全身麻醉，内心不免焦灼。12 月 31 日，分流手术如期进行，并大获成功。

曾经耳闻京城大医院一号难求，我们也是第一次来首都医科大学宣武医院就医，首都医科大学宣武医院神经外科有普通号、专家号、特需号，尤其像梁主任如此亲民的专家还可以来诊室加号，真的很难得。楼道里尽管就医者人来人往，但安静有序，亲身体验后，传说中的挂号难并非如此。细细体会梁主任寄语，善意的提醒是一位暖医仁医的初心，梁主任从始至终把患者利益放在第一位，想患者所想，急家属所急！

2022 年 1 月 12 日下午收到梁主任微信：能做的都做了，总体而言比较顺利，明天出院回家吧！下一步康复治疗，逐渐坐起来，站起来！看到这段话，又惊又喜，顿时泪水模糊了双眼……

2022 年 1 月 13 日一大早，我在出院窗口办手续，就收到了家父和全体医护的合影。说实话，我都没想到要拍一张合影！再次表示对梁主任的谢意，梁主任回复：没什么，我内心觉得怎么对老人有利，就怎么来！

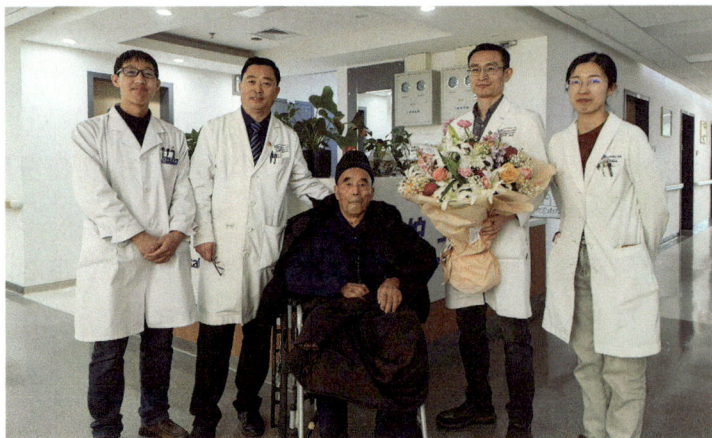

图 2-2　父亲出院前与医生合影

大年初一，多么难得的节假日，梁主任竟然还在牵挂着家父，询问下地、吃饭、行走、交流等恢复情况。

4　日子如常，人生可安

家父是地地道道的庄稼人，一辈子未曾离开过老家。2021 年 12 月 16 日来京，2022 年 1 月 13 日出院。将近 1 个月无陪护无探视的治疗，对于一位不知自己病情的老人来说应该也是一件超乎寻常的事。听神经瘤切除后，每每见到医护人员，家父都要询问哪天出院。大家都搪塞他再过几天或者三两天出院，多少个三两天过去了，依然没能出院。什么时间出院是根据病情发展和转归来定，此次治疗时间比较长，都超出我的想象，以家父认知更无法理解大家的回答，以至于分流术后干脆不信，直接不配合治疗和护理，闹腾着强行出院，所以实际的出院日期比原计划提前 2 天。

2022 年 1 月 12 日我们收到第 2 天办理出院的通知。13 日我们早早来到医院办理出院事宜，护工牛师傅把家父送到大厅，看到老父亲激动得说不出话来的样子，我紧张了好多天的心可算是放松些了！原计划在北京待一天再回老家，可家父不同意，催着我们赶快吃午饭，提醒别误了回家的动车。我们建议躺会儿，父亲直接拒绝，迫不及待地要去车站。家父的表现让我出乎预料，住院前记忆力超差，一天几乎不主动说话，偶尔说几个字也是在我们的诱导下说。现在一上午兴奋得话语不断，逻辑思维也很正常。

回家后，全家都努力遵循梁主任团队给我们的出院医嘱和康复指导。

和治疗前比较，思维明显活跃，家里人和事不仅要过问，还要刨根问底儿。见谁都滔滔不绝的，反应速度也比之前快多了。

也比之前好，用家父的话说，他记不清术后哪天耳朵突然亮了一下。之前右耳戴着助听器也得单独和他吼着说话，现在只要挨着说话，稍微大声点儿基本能听到。

家父的活动能力恢复超乎想象得快。出院后双腿无力，他自己说是得"软病"了。10 天后可以扶着代步器自行走路。现在已经可以在家人的看护下独立走一截。大年初二还独立站不起来，初六再见时已经能独立起立了，我都不敢相信自己的眼睛！

家父在住院前，便秘、尿失禁症状已经出现，而现在大小便完全正常！

从 2021 年 11 月 15 日发现听瘤和脑积水，将近 2 个月的救治历程，从无望到希望，有波折也有惊喜，从一个不能自理的老人恢复成一个生活起居基本能自理的健康人，特别是在防控无陪护无探视的情况下，家父不大配合治疗和护理，能恢复到现在的样子，我们想象不到梁主任医护团队经历和克服了多少困难，承受了多少委屈。在此，我代表全家向默默付出的全体医护人员鞠躬致谢！

老父亲此次住院能一步一步做完听神经瘤切除术，又坚持做完侧脑室分流术，获得出乎意料的恢复效果，完全得益于梁主任的不懈坚持和担当。家属有顾虑，想放弃时是梁主任耐心引导给予信心，我们才一起前行！我始终相信，医者父母心，有百分之一的希望，医生们就会付出百分之百的努力！京城医院，病患如织；每次挂号面诊，都能看到寻求梁主任救治的病患如此之多，也能想到日常工作是多么的忙碌，没想到梁主任不仅能加我微信，还如此细致地沟通交流，话语朴实到位，不仅有利于家父治疗，还有利于缓解家属焦灼的情绪。梁主任关注的不仅是病，更多关注的是人，不管是患者还是家属，他无一例外地给予支持。其实我们"释重"了，但"重"还在，是转移到医生身上了，是医生在替我们负重前行！

如果你遇到了一位大医、暖医，疾病仿佛也没那么凶悍可怕了。如履薄冰的神经外科手术在我 82 高龄的老父亲身上似乎显得履险如夷，背后的小心翼翼，谨小慎微都由参与我父亲手术的所有医护人员承担着。作为一名基层医务工作者，致敬梁主任团队！致敬首都医科大学宣武医院！

郭俊四女：郭银娥

2022 年 2 月 8 日

梁建涛点评：

2024 年 4 月 7 日随访，术后两年半，老郭状态很不错，吃饭、走路、说话都没啥问题，患者女儿说，家务活老父亲还是老母亲的帮手。

老郭的治疗过程，是我主刀数千例脑外科手术中最难忘、最纠结的，因为不仅涉及医疗技术的问题，还涉及社会、心理和伦理等文化层面。

老郭就诊时 82 岁，大型听神经瘤合并脑积水，入院时卧床不起，不能说话，小便失禁，还有肺炎。切除肿瘤＋解除脑积水需要两次手术，治疗风险确实很大。但如果不手术，病情加重、昏迷、死亡是老郭的必然归属。

　　和家属开诚布公地沟通：手术风险巨大，但至少有一线希望，不手术就没有希望。是否愿意最后努力一把？老郭来自农村，没有经济能力，当时又没有决策能力，子女们经济状况也很一般，且家庭关系复杂，家庭内部治疗意见不统一，甚至产生严重分歧。

　　第一次术前谈话，宋医生和家属交代手术策略和风险，家属知难而退，打算放弃治疗。我觉得有点可惜，于是带着明显的倾向性，当然也冒着很大"砸在手里"的风险，强烈劝家属别放弃。在部分家属的半信半疑中，听神经瘤切除术顺利完成。

　　接下来要处理脑积水，这个手术比听神经瘤手术要简单很多，不需要开颅，手术时间短，费用低，风险小，在第一次手术已大获成功的基础上，按道理说一鼓作气接受手术顺理成章。但此时家属意见再度出现严重分歧，又打算放弃手术，出院回家。

　　脑积水不处理，颅内压仍然很高，第一次手术的努力就会前功尽弃，老郭的预后仍然很差。于是我再次冒着很大风险，竭力劝说家属别放弃，好说歹说，家属最后接受了手术。

　　老郭术后恢复不错，能够自行走路、说话，大小便也恢复正常，可以安度晚年了。

　　医院是个万花筒，是最能考验人性的地方。在重大疾病面前，在巨额经济支出面前，有时候家属会做出令人惋惜但又可以理解的选择，医生不能依仗专业信息优势以及站在道德制高点上苛责家属。所以，当医生充分告知治疗利弊后，家属选择治疗方案时医生应采取中立位。但在老郭的治疗过程中，我深知自己大大地超越了中立态度，事实上屡屡在"诱导"家属同意患者做手术，虽是出于好意，但把"人财两空"的风险也留给家属。虽然老郭的治疗结果皆大欢喜，但如果术后真的出现并发症，老郭呈植物状态，进入"进也进不得，退也退不了"的救治无底洞，老郭家庭是否能够承受？这样做是否合适？我自己也没有明确答案。医学，有时裹挟在科学、哲学、艺术、伦理、人文之间，有时剪不断，理还乱。

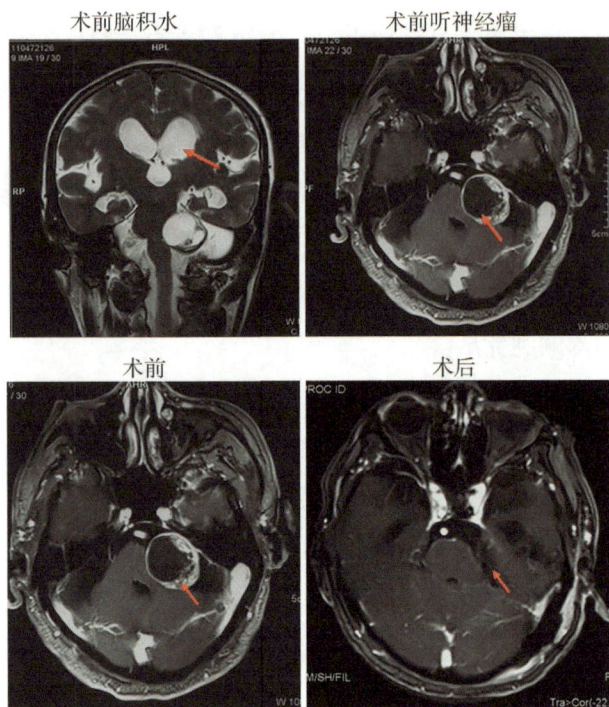

术前脑积水　　　　　　术前听神经瘤

术前　　　　　　　　　　术后

图 2-3　郭俊手术前后 MRI 影像

故事 3　我的左耳听不见了

2019 年 12 月的一天，当我拿到 MRI 报告单给神经内科医生看检查结果时，"你的这个报告单得送到专科医院去诊断，我们这边看不了，显示结果异常，应该是颅内长了肿瘤"，这对于我来讲就是当头一棒，脑袋顿时蒙了。

从 2017 年 6 月开始，脸部时而有发麻的感觉，最开始是嘴部，经常觉得凉凉的，后来持续的时间越来越长。2018 年，在协和医院神经内科检查，医生当时让我做 MRI 检查并且开了检查单预约，但是一般要预约 1 个月之后的，到了检查的日子，刚好由于工作原因出差，就这样错过了。麻木感伴随我 1 年多，其间又去过医院，神经内科医生说我的这种症状及发展速度很大可能是神经问题，如果是"长东西"，症状变化会非常快，当然如果比较担心，可以做 MRI 进行排查。而我是一个对待自己比较马虎的人，一直觉得自己身体素质还可以，平时也很少生病，每年单位常规体检也没什么问题，各项指标也都基本正常。可能就是神经压力的问题导致的，因为那段时间我开始创业，每天都会面临各种各样的问题，焦虑与压力是不可避免的。因此，自行认为没必要做 MRI 排查，就按医生的药方吃药调理。

直到 2019 年 11 月，伴随这种麻木的面积越来越大，由原来的嘴部到半边脸到眼部，虽然没有其他更剧烈的症状，但是长期来看，麻木面积的增加，麻木时长的增加，还是有变化的。随后又去了海军总医院神经外科做了各项指标检查及焦虑症等的排查，均无异样，医生开了很多调节神经的中西药，长期服用。偶尔听说针灸对神经问题有很大帮助，所以决定去中医院做针灸治疗。去了中医院后老医生不给做针灸，要求我必须做 MRI 检查，排查有无肿瘤后才能做治疗。就这样，我才去医院做了 MRI 预约及检查。

2019 年 12 月取检查结果的那天，可能一辈子也忘不了吧。那天一人去取检查结果，被医生告知颅内长肿瘤的结果后，脑袋完全懵了，说实话连害怕都没有，就是傻掉了。记得当时还问医生怎么治疗，医生回答只能手术，开颅手术。问及手术风险，医生回答，开颅手术风险很大，而且我的肿瘤尺寸大，建议尽快手术。我默默地走出了医院……

没有想到，这种"中大奖"的机会竟然会落在自己的身上，太突然了。从来没有想过自己会长肿瘤，而且在脑袋里。这种只有在电影、小说中才会有的故事，却真实地发生在了我身上……

我平静地给丈夫打电话，告知了检查结果，之后他就开始了各种相关信息的搜索与学习。从拿到检查结果开始，到 12 月底，1 个月的时间，我们了解医院、医生、了解自己病情的情况。我们先后去了中国人民解放军总医院、天坛医院、首都医科大学宣武医院，询问病情及手术情况，其间才慢慢知道我的肿瘤是听神经瘤。各大医院挂号种类太繁杂，MRI

检查只是说颅内肿瘤，并没有描述具体是什么肿瘤，挂号时看着一堆名词真不知道应该挂哪个医生的号，更不用说评判去哪家医院做手术了。记得最开始去天坛医院，很多主治医生的名字下面有许多不同肿瘤的名称，自己都不知道该怎么选，就随便选了一个，想着看到医生再问问，也就知道自己的肿瘤是哪个分类了。就这样挂了号，见了医生，MRI检查单给了医生。医生说，颅内肿瘤，尽快安排手术。问及谁主刀，是不是擅长我这类的肿瘤，医生回复谁主刀院方会根据患者情况对应安排适合这类肿瘤的医生，目前不能确定，并且排队住院时间为3～6个月，也没有答复我的肿瘤类型。我最终还是一头雾水地从医院出来。

之后只能根据自己的症状从网上查找相对应的肿瘤类型，那种感觉真的是很无助，就是想看病不知道门在哪里的感觉，没有任何的方向，全凭自己瞎猜。后来我又去了解放军总医院，医生确诊是听神经瘤，这才让我们有了方向。关于为什么会长肿瘤这个问题，可能是大家都会关心的问题，同样我也询问了医生，答案都不是确定的。和身体素质、基因遗传等都有很大的关系。所以这个问题对于我来讲永远是个谜，因为这是我第一次做头部MRI，之前并没有对比，至于它到底是伴随我多少年，到底是多长时间变得这么大（接近4 cm），我都不得而知。我唯一的症状就是面部麻木，其他任何症状都没有。医生说很多听神经瘤患者，首先出现的症状是听力下降、眩晕等，可是我的双耳听力没有异常，这也是我忽略了此病的重要原因。此时，我对医院的选择、医生的选择也有了目标和针对性。其实从拿到检查结果到手术整个过程，我自己没有上网查过任何有关于病情的资料，或许我认为无知者无畏吧，知道得多、看得多，可能就会害怕，毕竟网络上什么都有，有好的描述，也有不好的描述，所以为了躲清静，不如不去看任何介绍。这期间都是丈夫去研究、琢磨的，是他做着所有的功课并提供给我选择的方向。

可能对于一个患者来讲，选择医生和医院是最大的难题。隔行如隔山，如何在自己不懂的领域去做正确的选择，太难了。尤其是一个大家说起来都认为很重大的手术，不论是家人还是患者一定都会认为选对了医生就是已经救了半条命，手术的成功与否完全取决于主刀医生。作为患者，我从两个方面去衡量和选择：一方面医院要有足够的类似手术的经验，要有先进的设备；另一方面主刀医生要有丰富的临床经验，能在突发情况中做出正确的判断，这些都太重要了。在医院和医生的选择上我们斟酌许久，丈夫在网上查找大量的信息，最终我们决定在首都医科大学宣武医院鲍主任和梁主任的团队做手术。

接下来的 12 月，我们在首都医科大学宣武医院排了住院号，因为临近春节，医生说差不多春节后正月初六上班才能安排住院手术。医院确定了，内心忐忑不安、纠结的就剩下什么时候告诉父母自己的病情。父母已七十多岁，非常担心父母得知我的病情会影响他们的身体健康，在这个问题上久久没有答案，只是心里暗暗地说：能拖一天是一天，拖一天也就意味着他们能睡一个好觉。2020 年春节对我来说，内心是复杂的，因为知道自己将迎来一次重大的考验，但表面上还要保持以往的平静，和家人度过平凡的每一天。正月初五，当我还在纠结第二天住院是否告诉父母实情时，接到了首都医科大学宣武医院的电话，通知由于新冠疫情原因，不能按时住院，具体时间等医院通知。直到 2020 年 4 月 1 日，再次接到首都医科大学宣武医院电话，通知我第二天可以办理住院手续，但是从住院到手术后，直至出院，不能有家属探视和陪护，护士问我这种情况是否能接受，如果可以，就马上住院检查，安排手术。我决定第二天去住院，避免肿瘤不断长大，隐患更多。思量片刻，决定晚饭后告诉父母我的情况。

父母得知时的场景，平静得让人无法呼吸，那是一种无声的克制，匆匆收拾住院的东西以此缓解那种乌云密布的压迫感。2022 年 4 月 2 日早，丈夫送我去医院，顺利办理了入院手续，等待第二天开始的各项检查。

说实话，自己不喜欢手术前在医院的过程（可能没有几个人喜欢吧），时间太漫长，不能工作，不能外出，所有的时间都是在病房中度过。我住院第三天，邻床大姐手术，由梁主任主刀，大姐说听说梁主任非常好，值得信任。在这期间我还没有见过梁主任，因为我当时挂号看的是鲍主任。

住院第二天，也就是大姐手术前一天，梁主任来查房，询问了大姐的各种情况，并嘱咐别紧张。短暂的问候，作为旁观者的我对梁主任有了第一印象：亲切。我的主刀医生也是梁主任。住院 1 周后，梁主任到病房询问了我的身体情况。作为患者关心的问题：会不会复发？风险有多大？病因是什么？以后如何避免？会不会面瘫？梁主任都用通俗易懂的语言耐心地一一做了解答。这次的接触，让我心里感到很踏实，这次的交流，让我看到了梁主任的专业性，也对手术有了莫大信心。

手术前一天下午，理发师来为我剃头发。因为肿瘤的位置在左侧，所以只需要剃掉左侧头发。我留着长发，把剩余头发散下来后完全看不出来。19:00 左右，梁主任来到病房，我猜他应该也是刚下手术台。梁主任询问我的情绪如何，并嘱咐我别紧张，早点休息。那一刻，真的感觉非常暖心。我只能安安静静地等待，剩下的就交给专业医生了。

第二天一早就被安排换好衣服，送进了手术室。这时候还是会紧张的，因为不知道会不会疼。我焦虑地躺在手术床上，有一位医生，应该是麻醉医生吧，问了我一些问题后，告诉我放松，之后我就什么都不知道了。当我再次睁开双眼醒来时，只听医生们说：可以动吗？自己翻身翻到旁边的床上，去做个 CT。然后我就被推走了。

接下来进入的应该就是 ICU 了。回忆这段，ICU 的一晚对我来说是噩梦。到了 ICU 应该也是晚上了，病房里的护士忙忙碌碌的。躺在床上没一会儿，我就开始头疼，疼得像要炸了一样，我便要求打开止痛泵。但过了没一会儿，我吐了，护士说是对止痛泵的反应，不建议我继续使用，因为刚做手术，呕吐也会导致颅内压上升，不利于恢复。可是头痛的程度让我无法忍受，时间一分钟又一分钟煎熬着度过。因为痛，导致我呻吟喘息，不断地急促喘息，大口呼吸导致我身体发麻、抽搐，更加不能呼吸，我知道这是呼吸碱中毒。因为之前我出现过类似情况，被急救过。于是，我马上叫了护士，护士帮我拿了塑料袋帮助我恢复呼吸。就这样，我承受着剧痛，还要克制着喘息，数着分针一下一下地走动。这一晚我一分钟都没有睡着，直到早上 7:00，我被推出 ICU，回到病房，吃了止痛药，才慢慢睡去。如果手术后能用止痛泵，真的是很幸福的事情，会免去我这些痛苦。

从手术后到出院，1 周的康复期，头疼是我很强烈的反应，感觉完全靠止疼药，可药效一过马上就痛得忍受不了，好几个晚上都是护士加药才度过的。其间还做了 2 次腰椎穿刺，医生说对缓解头痛也有作用。我刚做完手术，面部一切正常，可以闭眼、张嘴，但是手术后 2 天开始出现面瘫症状。梁主任说这都是正常现象，坚持做面部操可以改善，手术肿瘤全切，面神经保留，手术很成功。手术后我的左耳听力丧失，这是唯一的遗憾。但是对于 4 cm 的肿瘤，保留听力少之又少，手术前梁主任就说过我的肿瘤大小能保留听力的概率很小，算是有了一定的心理准备。手术后第 3 天开始下床走路，护工大姐非常细心，把我照顾得很好。在我最狼狈、最无助、最脆弱的时候，是这个陌生人陪在我的身边。每当止痛药的药效过去，我疼得半死的时候，是护工大姐安慰我，让我坚持；每当下床走路，踉跄无力时，是护工大姐搀扶着我，鼓励我。感恩能遇见她，是我的幸运。手术 7 天后，虽然体力没有恢复，但是头疼症状明显好转，医院安排我出院。

出院当天，回到家，见到爸妈，说了一句"我的耳朵听不见了"就哇地哭了，这是我从检查出肿瘤到手术后，4 个月来唯一的一次哭诉，或许是太想他们了吧。之后在家人的精心照顾与陪伴下，我的体力恢复得越来越好，我也每天坚持做面部操。大概在手术后 1 个月，左耳出现了耳鸣，刚开始是晚上很明显，白天不明显，可是后来就变成了全天耳鸣，就像背景音一样，嗡嗡嗡的，一直到现在。面瘫的症状在术后 5 个月左右恢复得差不多了，刀口的麻木感随着时间，麻木面积越来越小。最开始半个脑袋都不敢动，脖子也不能转，5 个月左右可以轻微地转动了。术后 6 个月左右我开始做一些简单的运动，在术后 1 年左右头部的运动基本正常了，我也开始恢复稍微剧烈的运动，比如跑步。整体的体能及状态的恢复差不多用了 1 年时间，基本一切生活都正常了。

现在我做完手术 1 年 8 个月了，左眼闭眼有些慢，但基本看不出来，如果用手机拍摄录像后观察是能看出来的。左侧面部神经在闭眼时会有牵动下巴抽动，面部依旧轻微的麻木。梁主任说，神经就如同一根皮筋，以前被拉松了，现在是不可能完全恢复弹性的。形容得非常形象且通俗易懂。听力丧失、耳鸣症状伴随到现在，这是手术后恢复正常后依旧存在的一些问题，我能做的就是适应及接受它们。

感谢梁主任给我这个机会，可以整理自己的这个经历，不论是病情还是心理。在感叹这种"中大奖"的概率能降临到自己身上的同时，也感慨自己还能很好地生活着，有亲人相伴，有美景可赏，有美食可享，还能去经历生命的精彩，真的很好！

同时，真切感受到生命的脆弱与顽强：它脆弱，是因为在我们无法预测或者感知它的健康与否，可能一个粗心大意就会导致终身遗憾；它顽强，是因为信念与意志的支撑，这些来源于给予我们第二次生命的医护人员，是他们给了我们力量与信心，他们依靠自己的专业知识与医术能力给我们信心。感恩那些因为疾病和我有交集的人们，鲍主任、梁主任、护工大姐、我的家人，是这群人让我有机会感受更多生活的美好。感恩身边所有的人，是你们的存在让我感受到鲜活的生命及精彩的生活。

牛敏婕

2022 年 1 月 20 日

梁建涛点评：

牛敏婕是 2020 年 4 月 13 日接受手术的，当时正值新型冠状病毒感染疫情第一年，她是医院在经历 2 月、3 月两个月的封控后，收治的第一批患者。

在 2018 年之前的 10 余年里，我和鲍主任一直在一个医疗小组，他是听神经瘤手术的主刀医生，我是助手。2018 年、2019 年，是鲍主任逐渐把手术主刀位置过渡给了我。牛敏婕就诊于鲍主任的门诊，按道理应该由鲍主任主刀手术，当时疫情很不稳定，患者也不多，只有部分医生上班，我年轻一些，当然病房事务主要由我操持。征得敏婕和家属同意后，最后由我主刀完成了手术。

敏婕是学建筑设计专业的，擅长绘画，在这本书编撰过程中，我邀请敏婕绘制插图，她多次来到医院一起和医生参与讨论，其间没有一点报酬，交通费自付，付出了不少辛苦，但她随叫随到，毫无怨言。

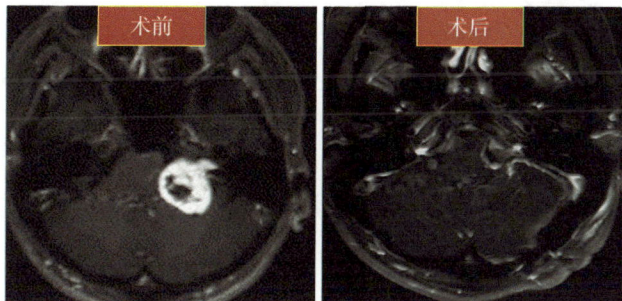

图 2-4　牛敏婕手术前后 MRI 影像图

敏婕也是第一位入组牙骨导临床试验的受试者，其实早在临床试验前，我第一次接触到牙骨导设备，就邀请敏婕来测试实际有无效果，她觉得效果还不错，后来才申请伦理审查，正式启动了临床试验，为听神经瘤单侧耳聋的听力重建打开了一扇门。

医患同心，医患同行，感谢敏婕！

故事 4　听神经瘤治疗"流水账"

2021 年 7 月 9 日，我在首都医科大学宣武医院神经外科由梁建涛主任给我做了右侧听神经瘤切除手术。2021 年 7 月 5 日周一住院，做各项检查，周五手术，周六一早离开 ICU，术后观察 1 周，7 月 17 日出院回家，开始了术后康复的过程，目前为术后 6 个月，已经完全恢复了正常生活，从一名曾经的"听神经瘤患者"变成了"正常健康人"。想来整个过程，颇多感慨。现在把自己的点滴之感分享出来，也算以微薄之力给梁主任反馈自己从患者到痊愈者的个人体验，为梁主任治疗其他患者做些参考，为同类病患提供信息以减轻手术及康复的焦虑、难过、担心等，如能起到这样一点作用，我也就很开心了！我的流水账可能有些琐碎，不够有条理，不过我想很多要做手术的患者和术后恢复的患者应该希望了解这些信息，实际上我在术前也想了解这些信息，术后恢复时也想知道会是什么情况。尽管各人情况不同，表现也有所不同，还是希望我的体验能给需要的人一些参考。

1 初次听到听神经瘤的感想

没想到自己会得听神经瘤，更没有想过自己会做一个开颅手术。为什么会长听神经瘤，估计没有特别明确的原因，现在回想过往生活，似乎有一些蛛丝马迹。

小时候，大约小学一年级，在河里游泳，不知什么情况下，右耳进东西了，竟然慢慢形成了又硬又大的耳垢，以至于基本堵住了外边的声音，大约过了 1 年，才去镇上的医院，耳科医生用专业工具把厚厚的耳垢从耳中掏出，右耳一下子听清了外面的声音，但从此以后感觉右耳总是差一点点，时不时需要使劲鼓腮来把耳鼓膜调整一下位置，这样右耳听得更清楚点，日积月累，我想对听神经应该有不良刺激。

工作后，有几年的时间，电话特别多，可以说不停地打电话，经常听得座机听筒发热，自己的右脸颊、右耳也发热，不舒服。有了手机后，电话的时间更多更久，长时间地听手机后会感觉右耳明显不舒服。久而久之，对听神经应该也是不良刺激。

多年来，有一个不好的习惯，熬夜多，总是对一些事情操心过多，有时熬到很晚才睡，有时后半夜醒来想着事又睡不着，时间久了，对比较脆弱的神经应该会有影响吧，而我的右听神经是比较脆弱的。

对初期检查结果的不够重视，也会耽误治疗最佳期。我大约 6 年前的一次检查，发现疑似右侧听神经瘤，但不大，因听神经瘤一般都是良性的，自己没有太在意，感觉运气不会太差，不至于做手术，其实听神经瘤如果压迫脑部其他神经也会造成严重后果。这几年间也没有定期做检查，直到手术前一年出现一些症状，也没有往这方面想。手术前 2 周的体检，头部 MRI 清楚地显示必须做手术了，症状也开始影响生活了，再不做会有生命危险了。现在术后感觉恢复很好，但是如果早做一点，对身体的影响会更小，可能恢复更快。

我的听神经瘤变大，压迫其他神经，出现过的一些现象：走路不稳，无法走一字步；平衡性变差；打篮球的球感、转身、投篮的感觉与实际偏差变大，对抗时易摔倒；颈部发硬发僵；舌头味觉异常；患侧面部皮肤感觉麻木发僵；患侧脸部神经偶尔出现刺痛感；视物模糊，无法看清东西。以上种种，在我身上都出现过，我也骑自行车摔倒过，从稍高点的台阶往下走摔倒过，经常肩膀碰到门上。术后逐渐康复，这些曾出现的问题都消失了。

2 寻医的感慨

对患者来说，听神经瘤毕竟是头部的大手术，找对医生、找好的医生非常重要，自己会因此而有所放松，不至于过度紧张害怕，不会出现越治越差的情况。

手术前 2 周，我才从互联网上了解并联系到梁主任，梁主任一看到我通过网络发来的 MRI 检查结果，就立马决定收治我，我真的感激不尽，我的生命因此有救了。我想这应该是顶级专家的不同之处，他眼里有患者，能看到人间疾苦，有着治病救人的使命感、责任感，见到患者必出手相救。

对梁建涛主任的感激之情"如滔滔江水连绵不绝"，相信他的每个患者都有体验。他再忙再累也要跟患者进行术前沟通谈话，他的谈话不会让人有一点居高临下、敷衍了事、不耐烦的感觉，相信有过其他就医经历的人会有对比体验的。他的谈话方式就让人感觉是家人在谈话，让人心情放松地去做手术，他对我的一声"老于，感觉怎么样？"让我感觉遇上了挚友老梁、亲人老梁，倍感亲近，更觉放心。他用心体验患者的感觉，贴近与患者的关系，他与患者的同理心和精湛的医术对患者同样重要，让患者敢于放心地把自己的生命交给他，知道他肯定会尽最大的努力实施最佳的手术方案。

我的经历让我亲身体验了首都医科大学宣武医院神经外科这个卓越的集体，梁主任这位医术精湛的专家。套用两句俗话"最好不相见""众里寻他千百度"，他是听神经瘤患者的救星。我再怎么说表达感谢梁主任的话，似乎都词不达意。我把我的体验多说出来，也算以实际行动支持梁主任对患者的手术治疗。

真的感谢中国发达的互联网，让我找到了首都医科大学宣武医院神经外科擅长听神经瘤治疗的梁建涛主任，让我了解了首都医科大学宣武医院神经外科的"用心"，让我了解了听神经瘤的相关情况，让我得到了最好的手术治疗。

3 手术过程及住院的感受

从拍的片子发现听神经瘤已经影响很明显了，需要开颅切除了，这时心里挺慌的，各种担心都来了，甚至觉得要和这个世界说再见了。后来收到被梁主任收治消息的那一刻，我感觉有救了，终于可以停下来认真检查一下生命了，我整个放心了。同时，网上的相关信息也给了很多有益的参考。

我住进了"大脑袋"楼的5楼病房，从住进去就觉得人很轻松，之前的焦虑、担心、疑惑逐渐消失了，病房环境很安静温馨，没有陪床家属，全是护士和护工照顾患者，让人不觉得嘈杂纷乱，仿佛住进了诺亚方舟。

在医院拍了头部增强MRI，即时就出结果了，其他术前检查一个接一个有序进行着，抽血、验尿、测视力、测听力、拍胸部X片、拍CT，很快就确定了周五做手术。

术前谈话，我爱人来了，当听到各种可能的后果，还是有些担忧的，但我很快就不想了，只想好的结果。

早上开始空腹，下午剃光头了，实现了曾经想做而没做的光头形象。术前晚上，感觉既期盼又担心手术，梁主任到病房沟通，和蔼的笑容和亲切的话语，让我感觉到了手术成功的信心，个人的信心是对手术最好的配合，是医者和患者的最佳配合，对于手术成功是很重要的。

手术日一早就躺上推床，排队手术了，感觉像科幻电影一样，一个个患者就像待拯救的对象，胳膊上各种预留针管都插好了，进入手术室，按照医生的指令做着配合，开始打麻醉药了，我在不知不觉中已进入麻醉状态，再醒来已过 10 个小时。听到医生说"闭眼、呲牙、鼓腮，很好"的声音，我虽然疲惫，但知道手术成功了，随后被推进了 ICU。这期间有着梁主任及其团队的辛苦劳作、密切协作挽救我的生命，有着爱人焦急不安的等待，我自己只是感觉睡了一觉很快醒来，以为是一小会儿，其实已经 10 个小时了。

ICU 体验，不太难以忍受。我睡不着，瞪着眼看着天花板，闭着眼熬时间，要观察一晚上，术前没要止痛泵（60% 的患者不需要），还真没有让人难受的疼痛感，只是抬头时伤口麻木无知觉。四肢皆能动，但比较虚弱，无法同时两肢做动作。第一次插尿管，膀胱刺激反应挺难受，有了两次刺激反应后适应了。21:00 多，梁主任完成了最后一台手术，来到 ICU 看我，听到"老于，感觉怎么样？闭眼、呲牙、鼓腮，手术很好"，我心里异常感激，感觉梁主任给了我第二次生命，颇为激动。夜间不停地在脑海中浮现儿时游玩的山间小河、道路，不知道这是不是最本能的反应。不知是否睡着，好不容易到了第二天 6:00 点左右，没有出现难以忍受的疼痛，各项身体情况都很正常，交接护士告诉我可以回病房了。在 ICU 观察了十几个小时就可以回病房了，传说中的地狱 24 小时没有出现，最难受的是出现了两次尿激反应，很是惊喜。护士喂我第一顿早餐小米稀饭，吃得异常顺利，两天没吃饭的我吃得很香，但是在准备回病房搬运换床的过程中呕吐了。

第一天回到病房后，心中感慨万千，鼓励自己去全力康复吧。我感到比较虚弱，能讲话但挺累的，不想讲话，想喝热水。

第二天能下床站立了，吃饭体验很好，听着订餐大姐的响亮的报菜名声音，感觉很动听，吃饭时的咸菜馒头感觉特别香；特别想吃水果，爱人买来的水蜜桃、葡萄、柚子等真是好吃。

第三天可以自己下床坐着被喂东西了，尿管也拔了，顿觉轻松了不少。

第四天自己可以吃很多东西了，爱吃煮鸡蛋、稀饭、馒头咸菜，能吃水果。已经开始站立扶着移动输液架慢慢走路了，看着窗外自由行走的人流，又开始了憧憬，也想着自己今后该怎么生活。在五楼的走廊慢慢转了一圈。

第五天基本能独立慢慢生活了，已经具备出院条件了。早上梁主任查房时，我请梁主任一起合个影，梁主任很爽快地答应了我的请求，我坐病床边上，梁主任手扶我肩膀站我身旁，照完了看一下效果，感觉很满意。我此时激动地流泪了，眼睛功能完全正常了啊，我有小心思，希望有与梁主任的合影，能一直镇住病魔不再出现。

第六天在病房继续观察一天，一切在预料中，护士给我做了出院前的调查问卷，应该是高分。

约好第七天(周六)出院，出院前把手术刀口的线拆了，拿上一周的药，扫了贴在病房的面部按摩操的二维码，我出院回家了。

这几天听力好，眼睛好，身体没有特别的不适感，一直没有难以忍受的疼痛，活动能力一天比一天好。护士们井然有序地给我测体温、测血压、服药、输液等，答疑解惑，昼夜按时，很专业。护工大姐也是经验丰富，悉心照料，尽力消除我的种种担心。在做出院前的术后听力测试时，我竟然睡着了。

术前术后在五楼走廊，从神经医学专家们的摄影作品、手术影像、对患者提示、对儿童患者的照料、墙上恰到好处的木扶手等等，看到和体会到了首都医科大学宣武医院神经外科的"用心"之处。

4 康复过程的感觉

出院第一周情况：吃了一周舒活脑部循环的药，此后再没吃药。躺在床上比较舒服，头不痛，伤口不痛，翻身时伤口处略感异样，能够隔几个小时起床练习缓慢走路 15 分钟，走完有疲劳感，也有成就感。术侧头顶非伤口处用手触摸有疼痛感，不摸无感觉，担心是否有问题。第一次下楼是去医院针灸科做面部针灸，每天按医嘱做 4 次面部按摩操。走路感觉一天比一天力量大，一天比一天稳。这期间有一天晚上感觉头部莫名的不舒服，不疼却感觉难受，在长时间的难受中睡着了，醒来后不适感消失，从此后再没出现，我想可能是手术部位的神经感觉在重新组织造成的紊乱吧，组织完成了就没事了。此外，站起来走路，颈部支撑脑袋有点僵硬，肌肉不知怎么用力，会感觉不舒服，躺平后就没事了。术侧的症状包括多种：抬头纹没有，睁眼闭眼力量不足，无法单闭眼，眼睛比前一周疲乏需要用滴眼液，脸颊感觉发紧，头皮麻木无感觉，嘴角、嘴唇神经发紧，舌根像面团，舌头味觉有甜味，牙齿牙根发紧，鼓腮漏气，刷牙漏水。这些症状均在术侧，能感觉到，但不太难受，可以承受。这期间的主要动作是平躺，平躺挺舒服，过几小时要强迫站立练习走路。术后尽管胃口很好，小便正常，但术后一周多了仍未排大便，后来排便了，并且逐渐正常，让我感觉到了康复的信心。

　　出院第二周情况：走路稳了，第一次到街边水果店买了水蜜桃和葡萄，一下子感觉回归社会生活了，买东西的感觉竟然那么美妙，之后每天都想到街上溜达。进行了三次针灸，从第三次针灸开始我就自己去了。逐渐走路稳了，可以长时间走路了。头部术侧的那些现象感觉依然存在，似乎能感觉好了一点点。继续一周三次针灸治疗，每次针灸后都感觉面部舒服了。

　　出院第三周情况：走路更稳了，可以到附近的早餐店吃早餐，可以到附近的公园里长距离走路了，第一次洗澡了。术侧出现第一条抬头纹了，闭眼力量略大，无法单侧闭眼，其他现象和症状均还有，但感觉都变好一些，且不让人难以承受，如果不露齿笑的话基本看不出来。头发逐渐长出来了，有点小平头的样子。已经能够负重行路了。术前的一些现象，如走路不稳，无法走一字步；平衡性变差；脖子发硬发僵；舌头味觉异常；患侧面部皮肤麻木僵硬；患侧脸部神经偶尔出现刺痛感；视力模糊无法看清东西等症状均消失了，太让人高兴了。

　　术后第二个月情况：已经休假一个月了，由于恢复得不错，决定试

119

着上班了，很是兴奋，自己乘坐地铁上下班了，具备短途开车能力了。可能是自己身体底子好，此前也喜欢运动，身体恢复起来比较快，一个月就可以试着上班了，又回归社会了！这期间继续每周三次针灸治疗，领导和同事很是关心我，不给安排繁重任务，我自己其实逐渐能够进入工作状态了，工作逐渐可以上强度了，开会也可以发言了。患侧的症状依然有，但感觉逐渐在恢复，舌根已经舒展开，嘴角也舒展开，单闭眼依然不行，使劲吹气依然漏气。这期间去医院找梁主任，对术后的现象进行了请教，梁主任均耐心一一回答，都是正常现象。我信心很足了，感觉不错！

术后第三个月情况：可以骑自行车了，继续上班，逐渐恢复了以往的工作节奏。患侧症状依然存在，但比前一个月又细微变好。刀口上方的头顶触摸时依然会感到疼痛，但头皮的触觉恢复了，有点感觉是自己的头皮了。继续针灸，针灸还是很有效的，每次针灸完都感觉很舒服。但针灸时间 20 分钟为宜，有一次针灸时睡着了，医生好心没喊醒我，结果做了 40 多分钟，脸肿了，恢复了一周才消肿。其间，自己愿意干点家务活了，感觉不错！

术后第四个月情况：这个月去复查了，见到了犹如亲人的梁主任，他竟然看不出来我的患侧了，康复效果不错啊！我对一些仍存在的症状与梁主任进行了交流，梁主任说都是正常的，会恢复的，针灸可以停止了。很高兴地回家了，继续边工作边康复。刀口上方头顶的触痛感不知什么时候已经消失了。第二条抬头纹出现了，并且越来越明显。这期间有时喝点茶，感觉不错！

术后第五个月情况：这个月我出差了，坐飞机往返，感觉良好。术后几个月的听力似乎比术前感觉还好了一些。单侧闭眼不知道在哪一天实现了。工作一天后，患侧的感觉微略沉重，休息一晚，感觉又会很好，嘴角已经完全舒展，嘴唇神经只有些轻微的不适感，但每天都似乎有不同的感觉，可能是神经太复杂，恢复起来也很复杂，需要时间。

术后第六个月情况：这个月有点忘了自己做过手术，已经经常加班了。

听力很适应，比术前感觉要好一些。眼睛不适感基本消失了，眼睛看电脑、手机也正常了，看的时间过长会疲劳点，有时忘了滴眼药水。一些术后症状基本消失了，不知何时第三条抬头纹出现了，敢于露齿笑了，很受鼓舞啊。只在有时累了嘴唇、嘴角神经还有明显紧张感，梁主任说有的症状一年时间才能恢复，继续努力啊，一定能完全恢复，加油，我充满信心。其间，我登了一次八达岭长城，从家出发到达长城脚下全程乘坐公共交通工具，徒步往返了从八达岭山脚到最高处南八楼，比大部分游客的速度都快，六个月的重生，我又做回了好汉，感觉不错！

现在我处在术后半年的时间点，已经完全能像以前健康时一样生活了，我作为曾经的患者，现在感觉已是健康的正常人了！康复之路保持心情舒畅，要有耐心定力，神经恢复就像慢动作，虽慢但很精准，要经常进行锻炼，亲情关怀对康复很重要，针灸也有用，按摩操要常做，做一些力所能及的事，不要过度担心，信心对康复很重要。

5　一点生活的感悟

这次手术给了我新生，给自己的生活按下了一段时间的暂停键，踩了一脚急刹车，让我有了一些新的生活感悟。

想过万一手术失败，家人、生活、工作会是什么情况，不敢想象，所幸有梁主任，没有失败，感激至深。

接下来的生活要简单而舒心，不再苛求别人和自己，对亲朋好友真诚，对别人要友善，要多换位思考，成人之美，雪中送炭。

接下来的工作要认真而坦然，不再争名夺利，不再贪婪，能对工作有所贡献，感恩工作给我带来的成就感，给我带来的生活基础和社会存在感。

坦然面对下一个考验，不再对生活焦虑，不再急匆匆赶路，学会欣赏路边的风景。善待身边的人，力所能及地帮助别人，从容走好后面人生的道路。

要善待自己的身体，不要过度消耗，不要过于忽视，身体是革命的本钱。

再一次诚挚地感谢梁主任和他的优秀团队！

于文良

2022 年 1 月 2 日

6 三年后（出版前小记）

2024 年 7 月 9 日过去都快一个月了，我术后已经 3 年多了，收到梁主任的科普书出版前的校对提醒微信，我又把自己的曾经流水账回顾了一下，有些场景又浮现在脑海中，颇多感慨，很多细节如果不看"流水账"，似乎都难以想起来了。由此看来，梁主任撰写这本书对此类患者的意义是不言而喻的。

人是容易健忘的，随着身体的完全康复，几乎忘记了自己曾经做过这样一次大手术，从我术后一个月上班后，我竟然再没有请过一次病假，全勤上班工作直到现在。其间，工作上没有落后，有加班也有出差，上过高原，去过海边，坐过高铁，坐过飞机，工作需要的各种条件都适应如常；生活上不受影响，该吃吃，该喝喝，该玩玩，体检时各种检查都可以做，需要吃的药都没问题，现在尽量做到早睡多睡；锻炼身体更加多样，走路更多了，骑车更多了，周末爬山，经常打球，身体指标比以前更好了，复查过 3 次，都是很好，没有复发迹象；情绪调节更加稳定，基本不再因为不如意而情绪起伏，主动积极但不内耗、内卷，追求美好但不执着、固执，现在可以毫无压力地笑。上述种种，其实就是一切恢复了正常，又与以前有些不一样。有个症状，就是患侧嘴角、牙齿、舌边神经会感到有点紧张，如果劳累休息不好时，紧张感会加重，休息好、状态好时几乎正常，其实并不影响什么，而这个症状随着时间推移不断变轻。我相信有一天会忽然发现无感了，实际上现在专心做事时或者体育锻炼后，会感觉很好。

术后 3 年了，补点流水账，希望看到的朋友能树立信心，不用过于担心，接受手术，耐心康复，感受此前未曾感受的种种，术后生活似乎更真实、更美好！

　　梁主任用心编撰这本科普书，让人感慨的是双向奔赴的绝佳医患关系，实属难得的典范；这本科普书是听神经瘤患者的福音，真是大德之作；梁主任的医术之高、医德之美，实属当今社会之亟需。我想说的太多，似乎像在为书"作序"，大言不惭，就此打住，感激感恩之情似无声惊雷。

于文良

2024 年 7 月 31 日

梁建涛点评：

　　老于是一位心态极好的患者。他当时的肿瘤比较大，4.6 cm，脑干、小脑明显移位，这么大的手术，没有人术前不紧张、不焦虑。但从第一次见面开始，老于就一直是笑嘻嘻、乐呵呵的，给我的感觉就是特别放松，他放松，我也就放松。其实，人与人之间，情绪是可以相互传递的，患者紧张，家属也会跟着紧张；家属焦虑，患者也会跟着焦虑；患者和家属紧张焦虑，对医护人员也会产生影响，难免也会瞻前顾后。听神经瘤手术，简单说，一个是切肿瘤，另一个是保功能。但两者之间又是一对矛盾，尤其是对于大肿瘤而言，因此在术中要平衡，要兼顾。手术过程就是一个合理的冒险过程，既不能过于激进，也不能过于保守，需要医生心无旁骛，身心放松地掌握手术的平衡点。在大量的患者群中，也发现一个现象：术前越是紧张焦虑的，术后的手术反应也越重，似乎怕

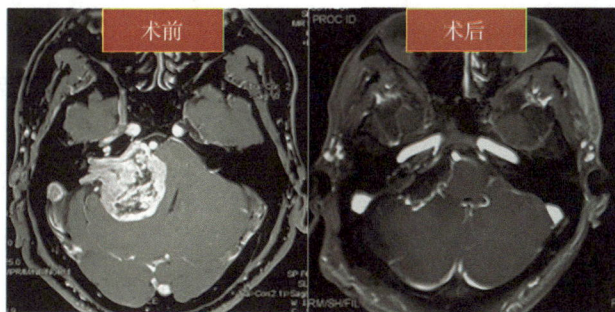

图 2-5　于文良手术前后 MRI 影像

啥就有啥，所谓的"墨菲定律"。因此，请各位尚未手术的患者，术前要尽可能地保持良好的心态，我们医患携手，精神饱满、斗志昂扬地迎接挑战，"打胜仗"的概率会更大。

故事 5 孕期遇上了听神经瘤

1 误 诊

2019 年 1 月，刚刚怀孕 3 个月的我，发现左耳听力下降。想了想，没有去医院。这是我好不容易才怀上的二胎宝宝，万一医生要给我吃药打针怎么办？ 2 个月之后，即怀孕 5 个月左右，我发现左耳开始耳鸣。那是一种机器轰鸣的声音，很容易让人心神不宁。鉴于胎儿情况很好，已经过了 16 周，我打算去医院看耳朵。

挂了南京 GL 医院的耳鼻喉科号，是个女医生。她看着我的听力报告，对大肚子的我充满同情，耐心地跟我解释："你这是突发性耳聋，治疗黄金时间是 72 h，需要注射激素，也只有 70% 的治愈率。现在已经过去几个月了，没有什么治疗的必要了。目前你只能赶快配助听器，防止听力过快下降。"

我听了她的劝告，去配了助听器。可无论调配师怎么尝试，甚至都已经调到极限了，测试结果显示助听器对我毫无作用。调配师不相信这个结果，她认为这是我的错觉。以她多年的经验，助听器会有作用的。可我配上助听器，听力一点都没有提高。

正好当天是产检，产科医生看到我突发性耳聋的诊断，告诉我，最好还是去神经内科检查，做个 MRI 检查。我挂了神经内科专家号。专家看到我是一个孕妇，就对我说："你最近有大脑眩晕，走路不稳，或者摔倒吗？ " 我答："没有。"医生又说："那应该不是脑部问题。你现在怀孕 5 个多月了，MRI 检查虽然没有辐射，可谁知道会不会对孩子有影响呢？ 孕期嘛，总是复杂一些，不过如果你坚持要做 MRI 检查，我也可以给你开。"

我同意医生的看法，既然医生觉得没有脑部问题，我是一个孕妇，也不必做可能伤害到孩子的检查。就这样，孕期的我误诊了，以为自己得了神经性耳聋。我拼命查资料，发现美国一个药物能治疗神经性耳聋，恢复受损听毛细胞。可惜这个药物还在实验中。我甚至建立了一个等待群，希望几年后能有药物解决神经性耳聋。因为我的工作是教英语听力的，每天至少要听 4 h 英语，这病让我没法继续以前的职业。

我回忆起来，2 年前接电话时就已经感觉左耳没有右耳的听力好。当时以为是手机听筒出问题了，哪里会跟听神经瘤联系到一起。原来这个病很早就有症状了。不过，由于没有声源定位问题，也没有眩晕，我没有在意。直到孕激素刺激下，病情进展迅速。

就这样，孕期迷迷糊糊地每天戴四五小时助听器，但一直没有作用，产后再次检查，左耳听力已经丧失。随着症状日益明显，慢慢地无法听声辨位，手机响了我也不知道在哪个房间。我去看了中医，医生摸着我的脉搏，说等我生完了再帮我做治疗，现在安心待产。

2　确　诊

2019 年 7 月，到了孕晚期，除了耳聋、耳鸣，还有一个现象越来越严重：我的左脸开始麻木，比右脸凉，而且左侧舌头味觉异常，明明吃的是甜的，却感觉是苦的。我隐隐觉得，这不仅是耳聋，估计与大脑有关，可预产期临近了，我现在什么也不能做。我只好麻痹自己，是福不是祸，是祸躲不过，先把孩子生了再说吧。

生孩子是另一种惊心动魄。我是高龄产妇，且有不良孕史，孕期耳聋，胎位不正，顶着七项高危，只能舍近求远，选择本地最好的医院待产。

胎儿是臀位，待产时胎心下降报警，出现了脐带脱垂，胎儿小手掉了下来。一群医生涌了进来，其中一位用手托着胎儿的小手，推着我上了手术台。我两手都扎着针，非常不方便地签了手术同意书。医生当即给我做了全身麻醉剖宫产，所幸孩子和我都没问题。医生笑着说，宝宝跟我们开了个惊险的玩笑。后来才知道这种情况十分凶险，15 分钟内不出来，胎儿就会有危险。

在月子中心坐月子期间，深夜总感觉耳朵越来越闷堵，闷堵得让人烦躁。可当时根本动弹不了，新生儿太小，要哺乳，剖宫产伤口没恢复，身体太虚，我如同困兽一般，给困在了那里。

2019 年 9 月 28 日，生完孩子之后 1 个多月，耳鸣，耳聋，耳堵，左脸凉、麻木，味觉不对，这些症状越来越明显，老公开着车，我抱着孩子去了 GL 医院做了磁共振检查。

"颅内可见 1.8 cm 的占位……"犹如一道雷把我劈得外焦里嫩。以我有限的医学知识来看，占位就是癌症。我得了癌症？

望着怀里熟睡的孩子，我心里的第一个念头完全不是疾病对我的影响，而是想说对不起，你才一个多月，妈妈就要死了，为什么要生下你呢？那一瞬间，我目瞪口呆，脑子无法思考，四肢也变得僵硬。

继续往下看，"边界清晰，神经源性肿瘤"。这样心里轻松了一点，边界清晰，也许并不是癌症呢？一般癌症边界都是不清的。到底是不是癌症呢？我那点可怜的医学知识不足以支撑做出正确判断，老公在旁边也一脸疑惑，拿着检查结果去问医生。

我带着一脸担忧和疑惑坐在了神经内科主任医生的面前。医生打量抱着孩子的我，字斟句酌地说："这个听神经瘤是良性肿瘤，不要太担心，我建议你去找本院的某医生"。还好是良性肿瘤，我不会死了。死里逃生了，感觉很开心，甚至想唱歌。

我看着怀里熟睡的宝宝，心想：妈妈还能看着你长大，太好了。

听神经瘤是什么？我一无所知。不过那时我明白了，为什么助听器对我没有效果。我的病因是听神经瘤，是听神经被破坏，不是听毛细胞受损，光靠助听器是没有效果的。如果把听神经比作电话线，听毛细胞比作话筒，电话线断了，听筒效果再好也没用。而孕期没做 MRI 检查，也造成误诊。可进一步想，就是孕期确诊了，我能去做手术吗？没人会轻易给孕妇做手术。听神经瘤生长缓慢，并没有威胁孕妇的生命，也没有必要非在孕期做手术吧？

3　入　院

2019 年 10 月 8 日，国庆假期后我就决定预约手术。GL 医院是南京最好的医院，我两个宝宝都是在 GL 医院出生的，我很信任，那就在 GL 医院手术吧。在 GL 医院找好了医生，医生跟我说，这个瘤子是良性的，长得慢，过年之后等孩子 6 个月，断奶了再来做手术吧。他劝我把自己当成一个正常人，这几个月不要担心。我查了医生的资料，是很好的医生，可是网上有一个患者说他老婆听神经瘤 4.2 cm，做手术之后半年又发现 4.2 cm 的残留。患者很生气，医生很无奈。看来，我得去外地做手术了。经过对听神经瘤的进一步了解，我决定到省外某医院去看看。这家医院的医生，是一个 60 多岁经验丰富的神经外科医生，是当地神经外科的创始人。他做了全国最多的听神经瘤手术，有 1000 多例。我相信这样的老专家足够对付我这个 1.8 cm 的小型听神经瘤。可从省外回来，一个病友的话让我改变了主意。他刚在首都医科大学宣武医院做了听神经瘤手术，效果非常好。从出院的照片看，他根本就不像刚做完手术的人。我跟他求教，到底去哪里做手术呢？他说，我去过全国好多所医院，最后选择了首都医科大学宣武医院，不论是仪器设备还是医生，某医院都没法跟首都医科大学宣武医院比较。

一位镇江的病友，在南京某医院做手术，结果术后大出血，切除部分小脑，在 ICU 待了 8 天，才保住了命。医生后来的说法是手术成功。可他现在术后 2 年多了，走路还是一晃一晃的。

一位福建的病友，在当地做完手术之后，没有全切，还有面瘫。她现在犹豫是做伽玛刀，还是再次开颅。她说如果再次开颅，她不会选择在福建做了……

病友的各种遭遇让我认识到，听神经瘤手术，第一次手术至关重要，如果做好了，以后的生活就基本正常，如果做得不好有残留，以后搞不好还要开颅，要是面瘫，以后出门都难。因此，这个手术必须在最好的医院做。可是，我到哪里去找最好的医院呢？北京、上海的医院是最好的，可我根本不认识人。

无巧不成书。正好我所在的微信群就是梁教授也在的病友群。里面的群友都不是梁教授的患者，梁教授却在里面答疑解惑。每周四晚上，梁教授会解答病友的问题直到深夜。说实话，我很不理解，为什么梁教授要在群里做这些呢？反正我是做不到的。梁教授这样的名医根本不缺患者，他要上门诊、做手术、做学术、指导学生，这已经够忙的了，为什么给素不相识也不是自己的患者做解答呢？再说了，现在医患关系这么紧张，梁教授难道不担心吗？

后来，我也在群里加了梁教授，忐忑地跟梁教授要求加号面诊。虽然素不相识，梁教授连面诊都不用我去，让我把姓名、性别、年龄、身份证号发过来，就帮我排队挂号了。这样来回路费、住宿费，让我至少省了 2000 元。能够真正从患者的角度考虑，可能是梁教授为什么成为顶级医生的原因吧。他知道患者希望能够快速找到医生咨询，所以他在群里答疑。他知道患者早就在医院确诊，所以他打破必须面诊才接收患者的规律，给外地患者行方便。我意识到，有这样换位思考且有付出精神的医生，是值得信赖的，也肯定会在手术中对患者做到最好。

临行前，最后给孩子喂完了奶，我有些不舍地说："对不起啊'大兄弟'，妈要去手术了，咱断奶了。"他咿咿呀呀回应，才不到 3 个月，听不懂我在说什么。我百感交集，摸着他脑袋上稀疏的绒毛，心里非常不舍。

在大宝的"妈妈加油"声中，一个星期之后的 2019 年 12 月 12 日，我住进了首都医科大学宣武医院。这种感觉很不真实，我不相信能这么快进入心仪的医院。可现在我就已经接到医院的电话叫我入院了。

中国国际神经科学研究所，是一栋大脑型的建筑，我们都叫它"大脑袋"楼，在北京西城区牛街附近，2018 年底启用，软件和硬件都是最好的。病房是三人间，我住在离门最远的窗户边。病房中离门最近的是术后的 A 大姐，47 岁，入院当时她是术后 3 天，几乎没有下过床。她很虚弱地跟我打了招呼，看到这样的情况我心里不免忐忑。怕影响伤口，A

大姐一直侧卧。她的五官蜷缩在一起，时不时地呻吟一声，眼睛是闭着的，如果不是白天有光，我是看不到这里躺着一个大活人的。那气氛的确是很压抑。

入院后第二天，我做了入院 MRI 检查，显示听神经瘤大概有 2.7 cm。这才短短 2 个月，就长了 1 cm，真令人难以相信。孕产期的听神经瘤患者，很可能跟平常不一样，长得很快。梁教授叫我不用管，2.7 cm 就 2.7 cm 吧。他的态度使我感到了莫大的安心。首都医科大学宣武医院不允许陪护，护工大姐当时在忙，A 大姐说："麻烦帮我把水拿过来一下。""好的。"我赶快把插着吸管的水杯递给她，她吸了一口，又虚弱地闭上眼睛。我不敢多打扰，赶紧缩回病床。

住在中间是一位北京本地的 B 大姐，58 岁，她曾是运动员，对生病这件事不是特别在意的样子。第二天她就要手术了，准备术前剃发。医生问："全部剃还是剃一部分？"她爽快地说："全部剃掉吧。"理发师给她全部剃光。晚上我问她："明天做手术什么心情？"她跟我说："没事，就一个良性肿瘤，做完手术就好了。"她睡得很好，第二天一大早被推进了手术室。当天晚上她在重症监护室里观察。第三天一早，她被推回病房。她看起来精神不错，好像是为了安抚我，她特意跟我打了招呼："我没事。"我看着 B 大姐的表情还好，心里放松了些。

等待的日子，病友们会在一起交流病情，大家都非常忐忑。这担心不无道理，开颅手术，万一在手术台下不来怎么办？

一个身材如铁塔，足有两百多斤的小伙子，露出像小孩子一样的忐忑表情："明天手术，好害怕。要不还是不做了吧。怕全身麻醉术后醒不过来。"

患者临阵脱逃，可以理解。毕竟，开颅手术死亡率为 1%，谁也不知道自己是不是那 1%。更何况，还有面瘫、脑疝的风险。

我指着过道内的展板"你看'大脑袋'楼启用差不多 1 年了，没死过人，咱这是福地。你身体那么好，怕啥。我 4 个月前刚生完孩子，也全身麻醉，身体还没恢复好，不是也来做手术了，全身麻醉就像睡了一觉连梦都没做。"这话是鼓励他们的，又何尝不是鼓励我自己。

一位大哥，跟我一样是外地来的。他周一体检发现了肿瘤，周五就入院了，都是他老婆张罗。此时他尚在迷糊中，对病况一无所知。他迷迷瞪瞪眯着眼睛："你查得多，你说这个病是咋回事呢？"我看了看他："一知半解最可怕。要不你就彻底了解，要不你就干脆啥都不知道，闭上眼睛直接上手术台。"那大哥似乎被我忽悠住了，点点头。这期间，我对手术信心越来越强，担忧也变少了。

B 大姐术后没像 A 大姐那样虚弱，没几天就下床活动了，可能真是个人体质不同。B 大姐术后第三天还跟我聊天："我们搞体育的，从小就吃苦，这点不算啥。你看现在得抑郁症的人这么多，你见过运动员有几个抑郁症的吗？"我头点得像小鸡啄米："是啊，的确没听说过运动员有抑郁症。"B 大姐说："没什么的，做手术不要害怕，就第一天难受点，以后会越来越好。"

4 手　术

第二天我就要做手术了，我也学 B 大姐那样剃了个光头，老公说我看起来很精神。不一会儿管床程医生找我术前谈话了。我跟着爸爸、老公两个人一起到医生办公室。医生说："手术呢，会尽量做到切除。不过，你的肿瘤已经压迫脑干了，也不排除会有一些不良后果，术中有可能出现脑疝导致死亡。"我当时的脸已经发白了。自从进入首都医科大学宣武医院，我以为进了保险箱。可医学是没有百分百的，所有的手术都有风险。术前谈话就是告知风险。我以为可以接受了，没想到术前谈话还是让我感到害怕。我很怕术前失眠，不过得益于入院之后形成的作息习惯，每天晚上不到 22:00 就睡着了。术前一天，我从晚上开始就禁食、禁水，手术当天早上 8:00 多麻醉师过来，询问我一些基本信息，问我是否需要镇痛泵，我丝毫没有犹豫地说要。之后就是等待。熟悉的病友们都过来给我打气，转移了不少注意力。到了 10:00 多，手术室工作人员来接我了。病房的 C 师傅跟我说："加油！"旁边的病友也给我鼓励。那一瞬间我感觉拥有了巨大的力量。

　　平车推到手术室的时候，老公的舅舅和舅妈来了，他们在北京居住，也大老远来陪我做手术。舅妈说："人吃五谷杂粮哪有不生病的，没事没事。"我不知不觉眼泪就流下来了。

　　进了手术室的准备间，高度近视的我，没有戴眼镜，啥也看不清楚。有些紧张。麻醉师来了，看到她的花帽子，感觉挺亲切的。她好像在给我开深动脉通道之类的，这貌似是为了术中万一大出血的抢救做准备。由于动脉很深，她先给手腕表面做麻醉，再扎大动脉。说得这么高大上，其实就是把针管子戳到动脉里，再密封起来。

　　做好这些，我被推到手术台上。这个手术间颇具科幻感，手术台很硬，呈流线型，我的感觉就是冷。主刀医生还没来，前期都是助手在准备，是我的管床医生还有另外一个管床医生，他俩都很温和，我还跟医生聊了两句。医生要给我戴上呼吸面罩，我调侃了一下："我知道这是麻醉气体，吸上就睡着了。"医生笑笑说（估计在笑我的无知）："没那么快。"以我有限的知识来看，这好像是联合麻醉，要注射肌松剂和麻醉剂。麻醉剂保证患者沉睡，肌松剂保证肌肉松弛，方便做手术。但面罩吸入的是氧气，不是什么麻醉气体。

　　我进入手术室的时候，瞪着高度近视的眼睛，努力看清楚手术室的时间是 11:14，没过多久我就睡着了，这一觉完全没有梦。

　　不知道过了多久，我被管床医生叫醒："醒一下，醒一下。"接下来，管床医生指令我："睁眼、闭眼，使劲闭……呲牙、鼓气。"我左眼怎么也闭不全，呲牙也不对称，鼓气也漏，我说："面瘫了。"管床医生看了一下："2 ~ 3 级。"

　　护士也来了："请抬胳膊，好的，再抬腿。"我抬起了腿，她使劲按压我的腿。原来她在测试我的肌肉运动能力。脑部手术估计怕伤到运动神经。我知道我没有瘫。周围的仪器滴滴响，我的手指上夹着指夹，胸部连着监护器，原来到了重症监护室，这地方很令人害怕。我拉着医生的白大褂，不让医生走："医生，医生，我的一切症状都很正常，我不要待在重症监护室。我要回病房。"医生不容置疑地说："你就好好在这里待着。""医生，我不待这里，我好好的啊。你看我的血压都正常。我待在这里就是浪费医疗资源。"医生懒得跟我废话，走了。我都为自己脑洞叫好，居然想出了浪费医疗资源这种话？现在看那个时候的我，有点像神经质。

为什么我这么害怕重症监护室呢？因为来到这个地方，意味着离死亡就很近了。现在想想，不就是在重症监护室观察一个晚上嘛！又不是病重到必须在重症监护室治疗。可当时就是很害怕，一刻也不想待。到了 21:00 多，梁教授过来了，喊着我的名字："李欢，你还好吗？"一声亲切的呼唤，我的眼泪瞬间掉下来了。那一刻，我仿佛见到了亲人，心里百感交集，抓住梁主任的手说："梁教授，我很好，没什么问题，谢谢您。"

接下来的我，居然开启了话痨模式："梁教授，谢谢你啊。幸亏找到你了，我一个病友在我们那边做的手术，结果在 ICU 住了 8 天啊，才捡回一条命来。"我躺着不能起来，一边说，一边激动地在空中挥手。梁主任淡定地拍拍我说："别这么说，可能你在本地做手术，结果也很好。"我急忙说："不，幸亏我到北京了。"我抹了抹眼泪，那一种百感交集，劫后余生的感觉，至今难忘。

我还要继续说，估计梁教授怕我太激动，血压升高，赶快跟我道别走了。我很尴尬，原来麻醉后醒来的我，完全不顾形象，变成话痨。麻醉就是兴奋药品，所以麻醉后醒来，就是喝高了的状态，喝醉酒的人能做出什么事来呢？现在想想，当时的举动真的很丢人。

在重症监护室的这一晚，我过得极为不安，因为担心术后颅内出血，我几乎一夜未眠（任何手术后 24 h 内都是最危险的）。由此可见，进入重症监护室是为了保证患者平安的，有它的必要性。

我在 7 床，旁边 9 床的女士，是我熟悉的病友 D 大姐，她的病房就在我隔壁。她是颅咽管瘤，因为手术位置不好，辗转了几家医院，都不敢接，最终首都医科大学宣武医院接收的。D 大姐人很瘦，是知识分子，温和克制，内心强大。我做手术之前几乎每天跟她聊天，她也是当天进行手术。做完手术之后，她的吞咽神经受影响，插上了鼻饲管，可能是麻醉药耐受能力差别，术后她吐得非常厉害。正常人呕吐都很难受，她还插着鼻饲管，连呕吐都受影响。她一个晚上都在不停地呕吐和呻吟，甚至带着哀嚎。听着她的声音，难以想象到她的痛苦。她那么瘦弱，不知道可否撑得下去？可是我当时也只能在床上一动不动，相隔又远，没有办法做任何安慰。

其间，有护士来做深静脉穿刺抽血，到了 D 大姐那边，她说："我的静脉好像很脆了，要不待会儿再抽吧。"护士说："不影响。"随后我听到 D 大姐发出"丝"的吸气声，护士已经给她抽完血了。

接着，护士来到我的病床，我说："护士小姐啊，我在输液呢，会影响血液浓度的，还是明天再抽吧。"护士估计被我的借口弄得很无语："没事，我们就是要术后抽。"唉，只好挨一针了。我也跟 D 大姐一样，发出"丝"的倒吸一口凉气的声音。可我不得不说，这护士的技术真是好。

22:00 多重症监护室就熄灯了，我的脑子里不断地响起电流的声音，"滋滋滋"，我猜是不是手术后神经系统在恢复。反正肯定与术后有关吧。那一夜想了很多事，甚至想得非常细，仿佛大脑的神经都贯通了一样。当时我最想的是，左耳的听力能不能恢复一些。但是听力测试显示，左耳还是无听力，听神经瘤是从听神经上长出来的肿瘤，已经把神经全部破坏了，不能强求。

我当晚一直祈祷：不要脑出血！不要脑出血！到了早上 5:00 多，护工来给我们擦脸，刷牙，吃早饭。护士们齐心协力，费劲地把我抬回平车。我尴尬地说，不好意思我太胖了。爸爸和我的先生都帮我推平车，终于回到病房了。

5 术后恢复

从重症监护室回到病房，我才放心地开始睡觉，几乎睡了一整天。护工 C 大姐也给我用水瓶做了一个吸管杯，就放在我的右边，醒了就喝点。在我做手术那天，邻床 B 大姐开始发热了，连着 3 天体温 39.5℃。医生给 B 大姐做了腰椎穿刺，刚穿刺引流的液体非常浑浊，可见颅内感染了。B 大姐在床上一动也不能动，足足躺了 7 天，她的脑脊液才变得清亮，可以拔掉穿刺管下床走动。这可把我整怕了，扛过了出血关，还得经历颅内感染。所以我也很担心自己会不会感染，后来体温 37.5℃，心里很害怕。还好腋下降温后，很快体温恢复正常了。非常庆幸，我又挺过了颅内感染这一关。

到了术后第二天，我脑袋也开始疼。白天还好，晚上是最难熬的，实在太疼了，我找护士要止痛药吃。大概吃了 3 个晚上的止痛药，就慢慢没那么疼了。还有就是眼睛感觉好难受，一点光线都会刺眼，得闭起来。右腿也疼得不得了，站不起来。原来是手术侧卧位时间过长导致的。过了 2 天疼痛就减轻了。术后第 3 天拔了尿管，我可以下地活动了。术后一般只能住 7 天，我是外地患者，如果不早点下地早点恢复，怎么熬过动车上的 4 个多小时呢？我告诉自己必须赶快动起来。我爸和我的先生扶着我，沿着走廊来回走了一趟。有认识的没做手术的病友，也挺惊讶，说我恢复得快。其实只要提着一口气，没那么难的。

术后每天都要输液，早上 1 次，下午 1 次。我痛苦的就是打含钾的针，每次要疼几个小时。到了第 3 天输液，我再也不肯打那个针了，请医生帮我取消补钾针了。

我以为术后会很痛苦，结果真没那么痛苦。我以为重症监护室很可怕，结果真没那么可怕。我从来没觉得打针是个事，可就是那个含钾的针让我非常难受。看到了吧？病友们，有些事真不是你想象的那么可怕，鼓起勇气吧！疾病已经到你身上了，不管怎样，我们得去迎接挑战了。

真的很幸运，查房的时候，护士都不带看我的。不怕医生不理你，就怕医生太热情。医生"不搭理"你，你得高兴才是。

术后 7 天，管床医生给我拆线，伤口恢复不错。我习惯性地说："谢谢，再见。"他手里拿着托盘，淡定地说："再也不见。"我愣了一下笑了，这是最好的祝福。

6 出 院

随后就是出院的各项检查，主要是 MRI 检查和听力测试。大家都是坐在轮椅上，被护工推着去做听力测试的。到了第七天，医院开好了一周的药，就安排出院了。我下楼的时候，看到医院一楼增加了安保措施，很惊讶。原来在我出院当天，发生了民航总院杨文医生被患者伤害事件。

医患关系为什么复杂？因为两个素不相识的人，短时间要性命相托，这不是一件容易的事。可是，医生也是人，是人就会出错。正因为犯错，医学才会进步。大家都想医生给自己做完美手术，可是摸摸良心，你工作能做到状态始终如一，毫无瑕疵吗？做手术，都知道有风险，可谁都不想接受那个风险。有时候，医生已经尽力了。需知医生也有世俗的烦恼、生活的压力，状态也有好有坏。作为患者，选择相信医生，配合医生，让医生心情舒畅，对自己才是好。

7 走着出院

我可以自己走出去，也没有坐轮椅。舅妈要来接我，说把我送到火车站，我劝她说不必来了，然后在视频里给她演示，我已经可以行走自如了。北京冬天阴冷的阳光下，家属给我包得很严实。虽然艰难，我却一步步独自走出了首都医科大学宣武医院的"大脑袋"楼。我怀念地转头看了一眼"大脑袋"楼，又抬头看了看半个月没见的天空。终于松了一口气。

就这样，当天顺利地出院了，20:00 多，我回到了南京家中。我朝二宝伸出胳膊，他咿咿呀呀，拒绝我抱，显然已经认不出我了。离开时他 3 个月，回来时 4 个月了。能再见他，陪着他长大，真好。

面对家人，我讲述了在首都医科大学宣武医院的经历。婆婆说，幸好我们遇到好医生了。你手术那天我没睡着，想着哪怕是瘫痪我们都接受，孩子有个妈，总比没妈好。说着就哽咽了。公公看着活蹦乱跳的我说："没事，手术效果已经出乎意料了。"我何其幸运，遇到这样的公婆，他们在家里看着两个孩子，让我能安心看病。得知我要手术，马上回老家筹钱。感谢我爸妈，帮我承包了手术费用的大部分。

我还得到了一个反直觉的结论，顶级医院费用并非就是最高的。我在南京本地手术，费用应在 8 万～10 万元。广西的一个病友在当地手术，花了十几万元，肿瘤还有残留。当时老公倾其所有，准备了 15 万元，担心遇到抢救之类的情况。可去了首都医科大学宣武医院，没花那么多钱。真的，当时结账的时候，看着那个数字，我们是懵的。回来医保还报销了一半费用。由于买了保险，赔付了。我们何其幸运，生在这个伟大的时代。

术后 1 周，我进入省中医院理疗，针灸、艾灸、按摩、鼠神经注射，一系列的术后理疗，身体也在逐渐恢复。半年左右，面瘫的左脸基本恢复正常。2 个月后，生活基本恢复正常。那种没有耳闷、耳堵的感觉，真是太舒服了。虽然有耳鸣，但我心大，也忽略不计了。至于面瘫，后来也恢复了。对于一个母亲来说，能陪着自己的孩子长大，这比什么都好，是梁主任给了我这个机会，他就是我的救命恩人。

想起术前病友群里的大姐说，不做手术怕死，做了手术生不如死。我想跟病友说，不是这样的。我手术之后就是比术前明显改善了，耳不闷堵了，感觉要爽飞了。病友们，该手术的就赶快去做手术吧，关键是选好医生。

术后 2 个月，我的生活恢复正常了，带孩子，做些兼职。除了头发短了点，别的跟术前没有任何区别。经历过一次生死，我发现世界观都变了。非常享受自由自在的健康人生活。

事情还在继续。如今已经快 5 年过去了。回顾这段难忘的经历，我最感谢的人就是梁教授。梁主任过年都没休息，帮我看术后的恢复情况。4 年多后，还提醒我去复查，都没有问题。我很感叹，本来顶级的医疗资源，对咱们普通人来说，不是那么容易触及的，可我就是遇到了。

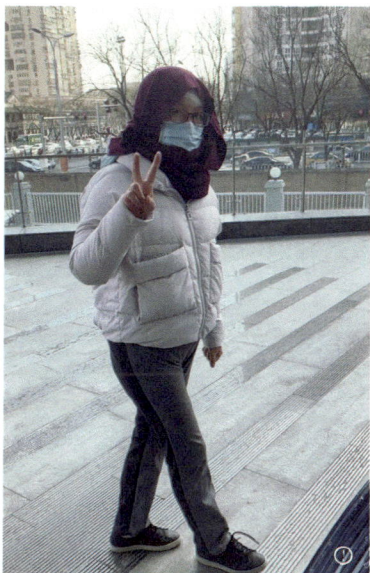

图 2-6　术后两个月生活照

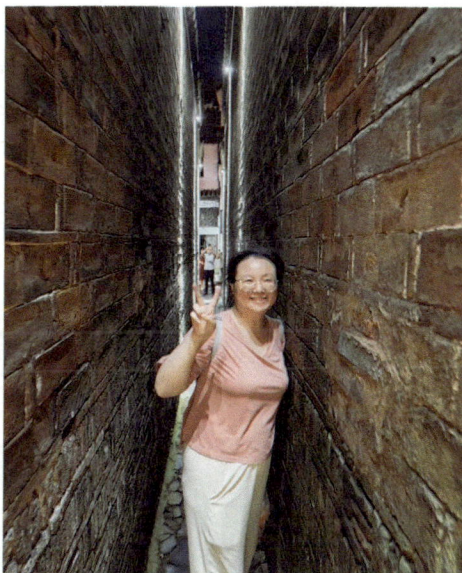

图 2-7　术后 4 年生活照

　　每个人的精力都是有限的，梁教授那么忙，还安抚患者的心情，试图同理患者，这是非常珍贵的。这就是强大。只有强者，才有余量给别人提供帮助。而强者散发出自信气场，会吸引病友选择他。

　　最后，想跟听神经瘤患者们说一句：不要害怕，不要怂！这事总能过去的！跟小马过河一样，也许真没那么可怕！再说，别人都能过去，咱们也能过去！做完手术就跟正常人一样，赶快做手术，赶紧恢复正常生活。

李　欢

2024 年 7 月 29 日

梁建涛点评：

　　李欢是在妊娠期出现的听神经瘤症状。因为受激素急剧变化的影响，在妊娠期和哺乳期，很多肿瘤都会出现快速生长，也包括听神经瘤。因此，对于有生育要求、肿瘤直径 > 2 cm 的女性听神经瘤患者，强烈建议先处理听神经瘤后再妊娠，防止妊娠期肿瘤快速长大，面临妊娠期内手术的两难局面。

2024 年，我曾遇到 1 例听神经瘤孕妇患者，妊娠 8 个月，听神经瘤 3.4 cm 且还在快速增长，我嘱咐她早点入住到产科，和产科医生商量，评价孩子发育完善后，早一点生孩子。为防止颅内压急剧升高，建议放弃顺产，接受剖宫产。孩子满月后，她于 2024 年 4 月接受了肿瘤切除术，结果还真不错，肿瘤全切，还保留了面听神经功能。

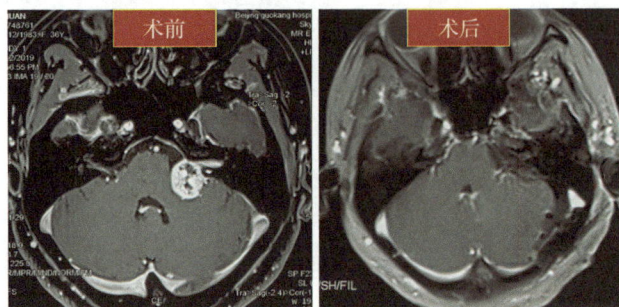

图 2-8　李欢手术前后 MRI 影像

李欢的文章包罗万象，内容丰富，还涉及医患关系这一公说公有理、婆说婆有理的话题。她说她出院那一天，恰逢民航总医院杨文医生遇害。这个事情我记得很清楚，因为我 2019 年 12 月 28 日还专程去了一趟民航总医院，给素不相识的杨文医生送了一束鲜花，表达对同行的哀悼。

医生是一个非常特殊的职业。医患关系基本都发生在患者痛苦、无助、孤独、自卑、敏感的时期，这个时候，无论出现哪种结果，都容易被无限放大。如果医生雪中送炭了，疾病治愈了，那医患之间就是过命的交情，患者就会感恩戴德，医患关系就会牢不可破。如果患者花了很多钱，疾病没有治好，还存在傲慢、冷漠，甚至贪财、逐利的情况，医患关系可想而知。

医学充满未知，疾病能否治好，是不确定的，但唯一确定的是，医生任何情况下都不应该傲慢、冷漠，更不能贪财、逐利。

故事 6　别开生面的"游历"

史铁生说：生病也是生活体验之一种，甚或算得一项别开生面的游历。和普通的游历不同，生病通常猝不及防。

2016 年 10 月，某个再平常不过的清晨。洗脸时，突然发现自己听不到手触碰耳的声音了，左耳闷堵，我一直对这种细微的变化十分敏感。不曾多想，但是一天下来，对之前习以为常的学生们的喧闹声、课间操的音乐声，甚至上下课的铃声，我都产生了极度的不适。下了班，就奔向医院急诊。连续两天去了两家三甲医院做了听力测试，结果都是高频听力下降。两家医院都要求立刻住院。理由是突发性耳聋导致的听力下降不可逆，要在"黄金 72 小时内"抢救听力。住进医院，常规的 CT 检查发现占位。之后经过一系列的检查：MRI、增强 MRI、脑干诱发电位检查，最终医生很肯定地告诉我：听神经瘤！出院！去北京手术！对于这猝不及防的病，我当时似懂非懂，但是一句"去北京手术"足以说明这不是一个普通的手术。就这样，我开始了对听神经瘤及对擅长听神经瘤手术专家的探索之路。这一路，我足足走了 6 年。西医、中医、偏方，我都在了解和尝试，我甚至希望我能一直与它相安无事、互不打扰。但，它似乎有点任性，6 年时间，从 1.2 cm 长到了 2.8 cm，且在最近的一年内长速飞快。我马上决定：斩断 6 年的"拉扯"。同样，没有丝毫犹豫的是，我选择了首都医科大学宣武医院梁主任。

那段日子，躺在首都医科大学宣武医院的病床上，很难不想起我喜欢的作家史铁生，想起了他的《病隙碎笔》，我问自己：我是不是也可以写点儿病隙碎碎念呢？于是乎，我的"宣武游历日记"就这样诞生了。

1　在精神上勇敢，在生活中温和

2022 年 11 月 23 日　　　　　星期三　　　　　　　阴

历时近 3 个月，无数次的电话、公众号请求解弹窗，结束 7 天的酒店隔离，今天终于顺利住进了传说中的首都医科大学宣武医院"大脑袋"楼。其实来北京之前，是既害怕又期待的。每天醒来，就看进京的弹窗是否解除了。当弹窗终于消失，我高兴之余又开始惴惴不安。6年了，终究还是不能和它和平共处，不知道它会带走我多少……

几天前，隔离期满，来到首都医科大学宣武医院，再次见到了梁主任，依然还是那种扑面而来的厚重的熟悉感。自从第一次看梁主任的门诊以来，我总是会梦到他在给我做手术。梁主任还是那么意气风发，平易近人，幽默风趣。听梁主任在和助理研究床位爆满的事情，我心里有些许的担忧：非常时期，在外面多待一会儿，都可能导致我再次被隔离。我只能暗自祈祷自己能快点住进来，心就踏实了。出乎意料，昨天助理医生给我打电话通知入院。随后，也收到了细致的入院提示信息，包括押金、证件、必备用品、基本流程。今日入院，在一楼大厅终于亲眼看到了那架出现在梁主任朋友圈里的钢琴，还有首都医科大学宣武医院的院训：如履薄冰，如临深渊，全力以赴，尽善尽美。梁主任这样说过：医学是科学，也是艺术，首都医科大学宣武医院神经外科的医护人员希望用双手去除患者疾病的同时，还能用琴声抚慰他们的心灵。我的心突然很平静踏实了，我相信这里的每一位医生、护士都会为我们患者全力以赴。就像我自己，作为一名普普通通的人民教师，我也会全力以赴教好我的每一个学生。尽管他们最终还是会千差万别、参差不齐，但是我定会拼尽全力。此刻，躺在病床上，听着隔壁床大姨轻微的鼾声，无比羡慕她，已经闯过了这一关。我也希望自己可以在精神上勇敢，在生活中温和。加油，一切都会好起来的！

2 深渊可以注视，但不可以驻足

2022 年 11 月 24 日　　　　　　　星期四　　　　　　　　晴

昨晚睡得有点糟糕，可能因为突然换了环境不适应。天还未亮，护士们已经开始穿梭于各个病房。我今天的第一个任务就是"贡献"了几管血，还有晨尿，接着就是禁食禁水，去做了心电图与 MRI 检查。陪诊大叔特别友善，像是为自己家一群孩子操心的老父亲，也像是我们这个小班级的班主任。同时，他也会时不时地去帮助别的班的"学生"。世界上总会有这么善良热情的陌生人，给别人带去冬日的温暖。就像我看到的病房走廊里的手术医生的掠影，还有忙碌的护士站和病房摆放的一盆盆绿植，都会让人觉得心安，生机盎然的世界在冲我招手。临近晚

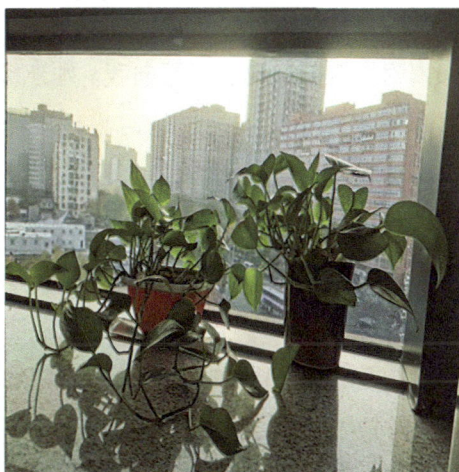

图 2-9　病房里热情而又安静的绿植

饭，又被带去做了两个 CT 检查。回来后，我的管床医生李大夫给我拍了面部表情的视频，他细心、温和、沉稳，特别有耐心。排队检查的时候，我还认识了一位来自湖南的大姐。她对我说：你选择梁主任就对了！看着她术后状态那么好，我心生羡慕，我也想成为别人羡慕的孩子呢！我还认识了一位 16 岁的小弟弟，他说他住在这里 1 个月了。想到小弟弟小小年纪就要独自面对医生、检查和手术，我内心是心疼的，但眼神里只有鼓励和赞许。他告诉我明天就可以出院了。分开时，我们俩互相微笑着挥挥手，我希望他未来的日子都是热情、悠闲、无恐惧的，他肯定也希望我一切都顺利。是呀，该来的总会来，深渊可以注视，但不可以驻足！

3　莫失心所念，万物皆可期

2022 年 11 月 25 日　　　　　　　星期五　　　　　　　　晴

心情正如今天的阳光一样灿烂。要问为啥？①早晨从病房和下楼来办理献血的姐姐遥遥相望，挥挥手，总算让她见到我，让她放心！从小到大，大我一岁的姐姐给了我太多的疼爱。刚得知得了听神经瘤那会儿，我没哭，她哭得稀里哗啦的，我知道她有多爱我。②病房里来自山西的吕大姐偷偷塞给我一个大苹果，她不识字，又听不懂普通话。她说只能

听懂我说话，所以我兼任她的翻译，医生和护士来问询时或者护工姐姐来嘱咐检查时，她总会看向我。她还会拉着我聊天，给我看她女儿、儿子、外孙的照片。其实她说的话我也只能连蒙带猜。我努力地听懂她的话，努力地给她讲明白，我只是希望自己能带给她一点点安全感。从她奖励我的大苹果来看，她是很开心认识我的吧！③晚上居然看到了梁主任来查房，他是我的安全感来源，让我踏实和轻松。患者看到自己的主刀医生，就像见到了至亲一样，就像小时候在幼儿园等待着自己的家长来接，当看到自己家长出现在门口的那一刹那，内心的喜悦和期盼一下子释放了出来。梁主任临出门，又转头冲我微笑着挥挥手，我就特别想哭，不害怕、不紧张、不难过，只是眼睛想流泪。④晚餐终于吃到了我喜欢的酱爆鸡丁，因为一天的好心情，让我一点都不紧张、焦虑，胃口很好！我告诉自己要好好吃饭，为术后恢复储备能量！另外，今天做了听力测试，虽然平时交流时感觉听力没什么变化，结果中高频还是下降了。但，莫失心所念，万物皆可期。

4 冬日略有凄凉，好在有人给予温暖

2022 年 11 月 26 日　　　　　　星期六　　　　　　晴

有些感动和温暖来得猝不及防，当惊喜来的时候真的没能管住我的眼泪。今日份温暖来自我的管床医生。新冠疫情特殊时期，医院禁止了一切探视。入院那日，家属看着你走进病房的背影后，再见你时只能是你拖着"半残"的脑袋出院的那天。我偷偷观察着病房里先于我手术的病友们的谈话，期待与家属见上一面。很可惜，病友直接告诉我：见不到！虽然完全可以理解，但是还是失落了半晌。"你也想跟着去吗？"李医生通知我家属下午入院谈话时，突然在结尾温和地附加了一句。"可以吗？"我的眼睛瞪得像铜铃。"你等我叫你吧！"呜呼！感觉那一刻我抽中了盲盒的隐藏款。5 个小时过去了，我像扒着门缝等糖吃的小孩儿：李医生肯定是把我忘记了！盼星星盼月亮，终于盼来了他。可是因为是一群医生一起来病房的，我得"谨言慎行"。我就一直盯着他，想象自

己眼神带有蓝牙功能，让李医生接收我的信号。他一定是忘记了！他们要走出病房了。我的心关上了灯。"你的那个，等一会儿噢！"同样是站在病房门口的一个转身，李医生着实带给了我一整身的阳光。真心地谢谢您！拿着冰冷手术刀的外科医生，说话却那么暖、那么贴心，原来他未曾忘记！李医生让我跟着宋医生一起"溜"下楼去，终于见到了姐姐。没想到一向坚强的姐姐还是哭了，我一直笑着安慰她：哎呀，没事呀！不要担心，我相信梁主任！与 6 年前的情景一模一样，我仍旧没有一滴眼泪。那一刻，我觉得我变成姐姐了。术前谈话，医生们用最温柔、最客观的语言，轻声轻语地阐述手术的大致流程。对于可能出现的危险，医生们并未多加描述，只是告诉我们，这个手术已经很成熟了，家属不要过于担心。那个时候，一点未感受到医生们"丑话说在前头"的对立感，相反，我和姐姐觉得更踏实了，和医生们更亲近了。像孩子一样，我蹦蹦跶跶地坐电梯回去，只为让姐姐看到我淡定坦然的背影。病房里，楼道里，到处生机盎然，我的心也在热爱着周遭的一切。我想，如果热爱，惆怅也是生活；如果认真，煎熬也是收获。所以，我认真地吃完了晚饭，盆干碗净，就差把菜汤都喝光了。青涩不及当初，聚散不由你我，冬日略有凄凉，好在有人给予温暖。

5 幸与不幸，都平静接受

2022 年 11 月 27 日   星期日   晴

今天理了十分"炫酷"的发型。中午抽血，下午理发，晚上舒舒服服地洗头洗澡，如此悠闲的一天。生病后，努力地在改变自己与世界相处的方式，自己与自己相处的方式。本来以为今晚的自己有很多想说的，但是我比想象中的要平静和淡定。

当你遇到生活中任何具有挑战性的情况时，请记住，每个人在生活中都会经历

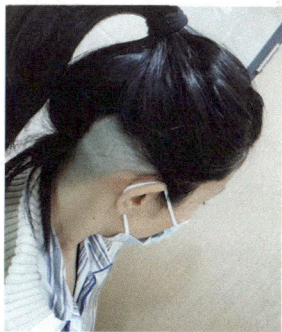

图 2-10　手术前的"炫酷"马尾

一段困难时期。然而，使每个人与众不同的是他或她如何应对这种情况。上帝保佑我！

无论情况看起来多么困难，都不要灰心丧气，不要弯腰，不要认为这就是一切的结束。保持你的信念，你将能够毫不费力地克服更强大的问题。一旦你克服了这种情况，你才能享受你生命中最珍贵、最无价的时刻。

6 真正的信心前面，其实是一片空旷

2022 年 11 月 28 日　　　　　　　　星期一

4:30 起床上厕所，5:30 护士小姐姐过来给我头部消毒，5:45 洗漱，6:00 和姐姐隔窗招手。一切交给首都医科大学宣武医院的梁主任团队。准备就绪！从此左边不再有你（2.8 cm 听神经瘤）的位置！

7 尘埃，落定

2022 年 12 月 10 日　　　　　　　　星期六　　　　　　　　　晴

回家 3 天了，今天凌晨的梦终于摆脱了黑白灰的梦魇，摆脱了一个人在空旷的工厂里或走或爬……梦开始有了颜色，真实地出现了梁主任，就像术前看他的门诊时一样的场景，我一直很真诚地跟梁主任道谢。这几天，我疲于回忆手术的感受和经历，其实也想让自己好好休息一下，不过我也怕时间久了自己就淡忘了。虽然有时候能够淡忘也是一件好事。

2022 年 11 月 28 日，7:00 一过，护工张姐给我梳理好头发，完美露出需要切开头骨的那部分。想想看，好像小学三年级以后，一直是自己梳辫子。今天，张姐像妈妈一样，一边梳头发，一边问我痛不痛。梳好辫子，麻醉室工作人员就推床下来接人了，要求只穿病号服，上衣反穿，扣子从后背侧系上。躺在床上，吕大姐和护工张姐到门口一直看着我，冲我挥拳头给我加油。丝毫没有紧张，很平静地躺在床上，感觉被推了很远，可能是迄今为止，我经历最远的一段路程。最终我被推进麻醉室。我是第一名。温柔的护士核对我的信息，给我胳膊上扎针，轻声告诉我

要再等些时候，又贴心地给我盖了盖被子。然后，我静静地躺在那里，心有所想又似乎放空。大概 8:00，我的麻醉医生来了，她给我的胳膊扎一个软管针。说实话，那感觉实在很不舒服，很别扭。一位男医生过来询问情况，边跟我聊天边把我推进了手术室。第一次如此真切地感觉到手术室里的灯光：冷，冷静，又极具穿透力。医生们各自在忙手头的准备工作，旁边还播放着轻快的音乐，气氛轻松，并不压抑。真的感觉这些神经外科的医生是胆大心细的狠角色。一位很年轻的医生问我是不是很冷，我点点头，他给我被窝里放了一个吹暖风的管子，瞬间感觉暖和过来了。麻醉医生一直在问我：知道自己贫血吗，挑食吗？我说知道，她解释说贫血在手术中会存在一定的危险，幸运的是备血成功了，因为新冠疫情，血库严重缺血。她还嘱咐我出院后一定要纠正贫血的问题！我躺在那里，感受着为我这台手术而忙碌的所有气息和声音，感动于这世界上伟大的医护人员的存在。当我的麻醉医生缓缓地给我注入麻醉药的瞬间，我的眼皮变得很沉很沉，我努力地睁眼睛，这是不是我最后一次看这个世界呢？但是马上头顶的灯离我越来越远。就这样，我睡了一大觉。大概 15:00，恍惚中觉得有人在喊我：彬彬，彬彬！我努力睁开眼睛，努力去看，终于从模糊到清晰，我看到了梁主任亲切的脸庞。梁主任告诉我手术顺利结束了，我想说一句，梁主任辛苦您了！但是突然感觉自己手术一侧的头好痛，然后就忍不住开始呕吐。迷迷糊糊，又昏睡过去了。睡得很累很累，有时又能清醒过来。隐隐约约感觉我没有离开手术室，因为被窝里那个暖暖的吹风机还在。大约 18:00，麻醉医生说，可以推到重症监护室了。还是那个很年轻的医生过来给我戴口罩，他轻声问我，知道自己为什么这么久没有离开手术室吗？我说，是不是因为有新型冠状病毒感染病例？他说，嗯，有点情况，现在没事了，放心吧！我突然开始害怕进 ICU。我说，我不想去，我要回病房。他像哄孩子一样对我说，一定要去，去完了 ICU，咱们就可以回家啦！要听话呀！我听完他的话，就只能乖乖听话。进 ICU 之前，我被推去做 CT 检查。那时候是真的很难受，因为要被换到检查仪器的床上。换床时，医生和护工掀开我温暖的大被子，扶着我的头，拽着我的衣领，可是自己很无力、很难受，又特别怕冷，想吐，又怕吐到机器上给医生添麻烦。那 10 分钟是我全部手术过程中最最难熬的！终于进了我术前最害怕的 ICU。一切都像电视剧里演的那样：几个护士立刻围过来，给我上仪器，问信息，查生命体征，做记录。待一切折腾完，我又开始呕吐。感觉颈部、肩膀都是僵硬的。一会儿睡，一会儿醒，一会儿被吵醒，一会儿渴得不行，甚至一度以为护士换液是给我送来的水。大约 22:00，梁主任来看我了，惊诧于这么晚了，忙碌了一天的梁主任还没有下班回家。那时，我还很不舒服、不太能讲话。但是我看到梁主任就特别开心，像见到了亲人。梁主任告诉我，为了"保面"，考虑到我职业的原因，他和他的助手商量了很久，努力了很久，还是留下薄薄一层！我不知道梁主任是不是读到了我眼神中的感激，他握了握我的手，又摸了摸我的脸。我其实当时心里是有些许难过的，但是我知道，梁主任帮我做了最好的选择。我想：术中如果我是清醒的，我也会做出一样的选择。因为生活永远是，也仅仅是我们现在经历的这一刻。梁主任走后，我感觉自己轻松了许多，我开始听旁边重症患者的胡言乱语，开始听外面呼呼作怪的大风声。那夜的北京刮了很大很大的风，外面应该很冷吧，但是难熬的 ICU 却很暖。

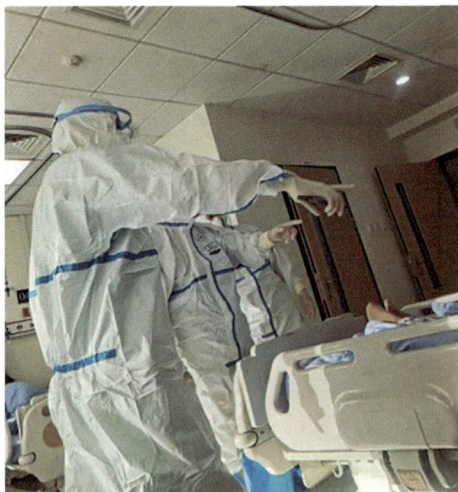

图 2-11　全副武装查房的医生们

8 **但凡游历总有酬报，生病的酬报是一步步懂得满足**

任何的不幸前面，都可以再加上一个"更"字。所以，每时每刻的我们都是幸运的。如今，术后一年，我自觉恢复得很好，也开始逐渐适应左侧听力的缺失。关于肿瘤未能全切、有少许残留的这个结果，术后这一年中，我也多次问过自己：到底是追求全切而不顾面瘫好呢，还是虽有残留但暂且日子如常好呢？于我而言，一个还不算年老的女同志，我无法接受"面目全非"地"苟且偷生"。首都医科大学宣武医院的梁主任及其团队，给予了我重获新生、重拾信心的机会。术后 3 个月，新学期伊始，我重新回到了熟悉并且一直引以为傲的平凡的三尺讲台上。

一直以来，医生在我心目中都是最伟大的职业，没有之一。因为医生和教师都是靠实现别人的价值来实现自己的价值。医生有时候不能耐心、很友爱地对待每一个患者时，我完全是可以共情的，因为我也同样做不到每时每刻去照顾到每一个学生的内心变化和感受。但是只要医生给我一句安慰的话，给我一个微笑，给我一个发自内心的建议，我内心都会感动和平安。梁主任的团队里，每位医生都如此。在梁主任门诊就诊之前，我也看了天津、上海和北京另一家医院的医生。我的想法是：能成为大家推荐

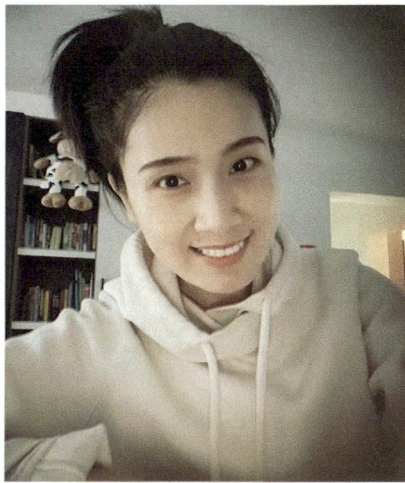

图 2-12　术后一年生活照

的医生，在技术上肯定都是很棒的，但是这个手术不仅仅需要技术过硬，更需要的是如果手术时出现了突发情况，能站在我的角度出发、根据我的实际情况、替我选择最优方案，把我当成至亲去考虑，那样，无论手术是什么结果，我都不会遗憾，不会后悔。

在写这段后记的时候，不知道哪个柔软的神经又被触动，眼泪会啪

嗒啪嗒地顺着右眼掉落下来，左边的悲伤从此与我无关，若有感动，若它足够丰盈、饱满，就会顺着右眼溢出来。梁主任将我又送回了那个鸟栖树、鱼潜渊，一切稳妥又安宁的世界。梁主任和他的团队就是这样值得托付的一群好医生，至亲人。

记得梁主任说过：无论如何努力，总是无法做到所有手术结果都尽善尽美。但是我想说：一次性命相托的手术，让我体会到了医护人员的真善美，足矣！

梁建涛点评：

王彬彬是一位小学英语老师。她的言行举止、举手投足、说话语气，很多时候都能流露出她作为小学老师的职业痕迹，比如："患者看到自己的主刀医生，就像见到了至亲一样，就像小时候在幼儿园等待着自己的家长来接，当看到自己家长出现在门口的那一刹那，内心的喜悦和期盼一下子释放出来……""最终我被推进麻醉室，我是第一名"，非常可爱。

每个人的成长，都离不开老师相伴。对于老师，所有的医生、护士心底自然都会多几分尊重和关爱，这是藏在每个人心底的一份情感。

如果问医生，给哪个职业的患者做听神经瘤手术的压力最大？我相信绝大多数医生会选择老师，尤其是年轻漂亮的女老师。因为老师要登上讲台，要面对学生，正常的"颜面"既是个人尊严，也是职业尊严，既是自然生命，也是社会生命。"千万不能让王老师面瘫"，这是我术前、术中内心对自己的反复提醒和告诫。但这种倾向，又不见得完全是好事，因为这意味着在肿瘤全切和神经功能保留之间，医生心中的天平已经先入为主地倾斜，术中会不自觉胆怯于合理地冒险。同样大小的肿瘤，给其他人也许就切干净了，而且同样没有面瘫。福兮祸兮？很难说清。

彬彬老师喜欢读书，文笔极好，情感细腻，且积极乐观，充满正能量，从她的文字里折射出的是整个世界的美好。

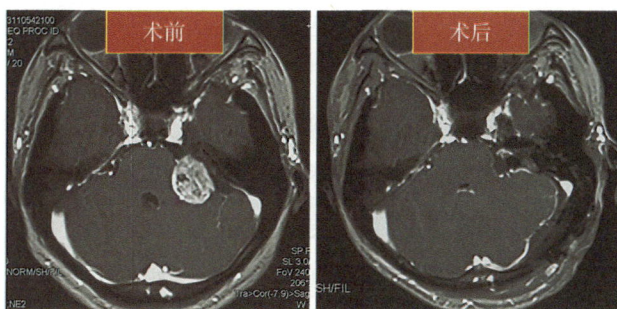

图 2-13　王彬彬手术前后 MRI 影像图

　　读罢彬彬老师细致入微、乐观正向的住院日记，很是感动，遂邀请她一起编辑、整理患者故事文章，她欣然应允。本书收录的 20 篇文章都请她阅读、编辑过，为本书付出了大量心血，在此深表感谢。

故事 7　生命万岁

　　2024 年 5 月，写下这篇文章，已经是听神经瘤术后的第 9 个月了。在这 9 个月里，回想起问诊、治疗、术后恢复的过程，还是不免感慨万千。感谢医生专业的治疗和护士悉心的护理，感恩家人、爱人长久的陪伴和体贴的关怀。从发现问题的夏天，到住院手术的秋天，再到静养恢复的冬天，现在春天快要过去，又要到下一个夏天了。这一年时间确实是经历了太多太多，写下这些文字，来记录自己经历过的这最特殊的一年。

1　确　诊

　　2023 年的 5 月，因为严重头晕去医院检查才发现了右侧的听神经瘤。一开始医生给开具了头部 MRI 检查时我是拒绝的。一是觉得没有这么严重，不需要做这么详细的检查。二是自己本身是磁共振设备从业者，每天守着这个东西做开发、做测试，真要让我去做一个检查，反而觉得奇怪起来，就算要做，我也不用在医院排队很久做吧！这时我的爱人非常严厉地督促我，要我不要轻视、一定要检查。拗不过，缴费排队，当天下午就做了检查。

当第二天看到报告上"右侧桥脑小脑角区占位性病变，考虑听神经瘤可能"的时候，我其实是懵的。误诊，绝对是误诊！看错了吧？会不会是别的小毛病？自己因为不能接受，而脑补了很多种可能。坐在车里看着检查报告，心情复杂又烦躁，如果真是肿瘤，那可就完蛋了！下意识又掏出手机，开始百度"听神经瘤"，开始在社交媒体搜索其他患者的治疗经历和结果。当看到部分患者会出现术后听力丧失和面瘫，心里"咯噔"一下。我又开始自我催眠：一定不是的，一定不是的！

直到去到首都医科大学宣武医院神经外科看了宋主任医生的门诊。宋主任先是询问了来由，要过 MRI 检查单仔细看了，问清了陪同家人与我的关系。之后温柔耐心地开始解释这个病是怎么回事，需要如何干预治疗，以及手术后可能带来的后遗症。但我当时没有心情，也没有脑力去听全。脑子嗡嗡的，全是"听神经瘤"四个字在盘旋。

2 决 定

接下来的两个月，是心理建设的两个月，也是病急乱投医的两个月。即便自己做了很多的功课，调研了很多治疗方法，但都绕不过去一个最终解决办法——手术。

想必各位患者及家属都会在是否手术问题上考虑良久。手术，要接受可能带来的风险：肿瘤不能全切有残留，面神经损伤，听力丧失；不手术，要忍耐脑子里的小肿瘤，要接受它不确定的增长速度，要承受可能不期而遇的耳鸣、眩晕。像这样的手术，相信很多人终其一生也没有机会遇见一次，当然最好也别遇见。其实做出手术的决定不是一个简单的事情。虽然这是一种良性肿瘤，可听力丧失和面瘫这两个严重影响生活质量的结果，确实要让人思虑再三。但长痛不如短痛，如果拖延的最终结果也还是要"挨这一刀"，那还不如早些，也了却了一桩心事。更何况，随着时间的推移，谁也说不好肿瘤的增长速度。去过三家医院问诊，医生给出的建议都是手术。父母上了年纪，并不太能接受手术，觉得风险太大了。可我的爱人十分支持我做手术的决定，一直鼓励我，让我不要考虑太多，要相信现代医学，相信专业的医生，也要相信自己可以战胜这个"小瘤子"。

3　寻　医

　　我家就在北京，在经历了三家有着最专业的神经外科的医院的多次面诊后，我选择了首都医科大学附属首都医科大学宣武医院神经外科梁主任团队。其实我选医生，只看两点：①医生是否重视我的病情；②医生是否值得信任。这两条虽然都是非常主观的判断，但我相信会是很多患者的心声。当你面诊时，态度轻慢的医生说："一个月前扫出来的，现在还没决定做手术，那再想一个月吧！"或者，当你遇见行业权威的医生回答你关于病情起因的问题时说："如果你能说明白是什么原因，能拿好几个诺贝尔奖了！"然而，当你得到一个医生细致解答、耐心解释，会坦诚主动地和患者和家属沟通手术的把握和可能带来的问题时，想必上面两条主观的判断，你也自然会有答案了。术后确实也有病友来咨询我如何选择医生，我说我不能推荐。这是非常主观且需要自己负责的决定，一定要自己考虑清楚后再做出这个决定。但是如果问我梁主任是否值得信任，是否重视患者的病情，我会毫不犹豫地回答：是！

　　入院，检查，一切按部就班。从未住过院的我，在病房里失眠、惶惶不安，随着手术日期的临近，心里的草也跟着疯长。这种不安反倒不是害怕带来的，而是焦虑。想要快点面对这次"考试"，想要尽快得到结果。甚至这时候的自己是极度悲观的，每天带着最坏的打算在期待着手术，觉得无论好坏，做完了就好了，做完了再说，且错误地把这种焦虑当成一种洒脱。其间，我的爱人每天都来医院看望我，今天带水果，明天来陪我下国际象棋。梁主任团队的医生，每天查房也都会给我鼓励。梁主任曾握着我的手，给我打气。他还拿起我床头的《额尔古纳河右岸》，跟我介绍他曾去游历过的额尔古纳河，鼓励我恢复后一定要去看看。同病房的病友，也都会一起分享经验、互相关心、分享水果。我渐渐放下焦虑，也逐渐弱化掉了对手术结果的担心。

4 术 后

手术就像沉沉地睡了一觉，人生的时钟就走过了医生围着你转的 6 个小时。疼，除了疼还是疼。这是全身麻醉醒来之后唯一的感觉。在回病房电梯里，我见到了一直守在手术室外面的家人、爱人和朋友。那时我睁不开眼，只能听见他们的声音，于是沙哑地跟他们说"Hi"，没有输液的手比个胜利的手势，让他们放心。再醒过来就是输氧管的气流声，监护仪的滴答声，每过几分钟就有血压计的充气声，以及自己脑子里的嗡嗡声。我把手举到右耳边，轻轻搓了一下，还能听见！喜悦好像让疼痛都减轻了。在术前最担心的就是听不见，这也是绝大部分听神经瘤患者都会遇到的。虽然心里已经接受了术后会听不到，但内心深处绝对还是期待着能保留听力。那一刻我开心极了！

但喜悦的力量没持续多久，头上的疼痛像电钻、锤子敲击一样，不间断地冲击着我的脑袋。那绝对是我度过的最漫长的后半夜，多亏了护士和护工大姐，她们一次次出现在床前照看我的情况，让我在心底获得力量，告诉自己一定要熬过去！

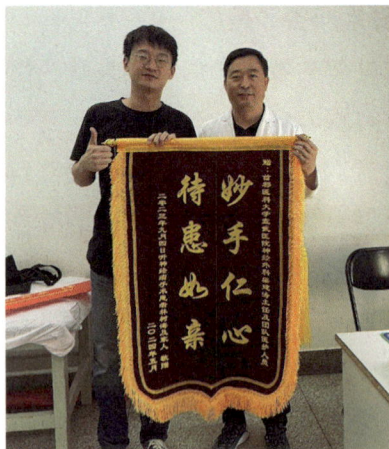

图 2-14　出院前和梁主任合影

术后第一天的探视时间，我的妈妈来到病房看我。虽然我侧着身子，也没戴眼镜，但我还是察觉到了她站在那里手足无措的样子，好像很久没看见过我了。聊了几句昨晚术后的情况，我说："您把水杯拿给我吧，我想喝点儿水。"结果可能是因为太紧张，她竟手忙脚乱地没有拿住杯子，撒了我一胳膊一袖子。我小声抱怨："我就知道……""知道你还让我拿！"

她笑骂道，只剩下手忙脚乱地擦拭我的胳膊和病床，缓解了刚才的凝重。

过了第一夜，后面的日子好像也没有那么难熬。梁主任有时会很早就独自来查房一圈，询问每个患者的情况。护士看着在走廊里慢慢溜达恢复锻炼的我，也总会小心地叮嘱我量力而行，不要摔倒了。护工张姐总是抢我的活儿干，我说的最多的就是"我自己来吧，让我锻炼锻炼。"我的爱人每天探视时间都会准时出现在病房门口，可是羡煞了隔壁床的大哥。

5 出 院

很快，纱布拿掉了，线拆了，换了小块的纱布，我被家人接出了"大脑袋"楼，告别了自己"509+1"的生活。

虽然出院了，但是恢复还有很长的路要走。回家一周后，我面瘫了，右脸也不受控制，我开始焦虑起来，每天拍视频端详和记录自己的面瘫是不是又加重了。没两天，右眼快要闭不上的我，又来到了首都医科大学宣武医院找周医生咨询。周医生让我做了几个表情后，告诉我没事，让我别担心，术中肿瘤全切，面神经并没有受损，只是恢复期的暂时面瘫，可以做理疗促进恢复。走出诊室的我真的就不担心了，因为我相信他们，我可是曾经把命交付给他们呢。

6 后 记

2024 年 5 月 22 日，距离我头晕症状的那天，刚好一年整。这一年我所经历的，远比过去几年都还要丰富。这些经历也给我带来颇多的体会。有时，开车走在下班回家的路上，看着天边的夕阳和近处路旁两侧的野花野草，生命的神圣感在我心中油然而生。这触动不来自巍峨壮阔的高山，也不来自浩瀚磅礴的大海，就来自身边每天都会看到的景象。心境变了，感触也就变了。这心境不是命悬一线后的庆幸，也不是九死一生后的侥幸。是平常，是接纳，是经历后不论结果好坏的洒脱，是面对未经历的艰难险阻仍然相信自己可以通过的坦然。

我最喜欢的乐队 Coldplay 演唱的我最喜欢的一首歌叫作 *Viva La Vida*，翻译成中文叫作生命万岁。

今年春节我刚刚带着我的爱人去泰国看了他们的演唱会，我做到了我想做却一直没做的事情。我相信，在未来我还会做更多我之前没做过的事情，因为生命万岁。

林树海

2024 年 5 月 22 日

梁建涛点评：

树海有一段话，我深表赞同："其实我选医生，只看两点：一是医生是否重视我的病情；二是医生是否值得信任。这两条虽然都是非常主观的判断，但我相信会是很多患者的心声。当你面诊时，态度轻慢的医生说：'一个月前扫出来的，现在还没决定做手术，那再想一个月吧！'或者，当你遇见行业权威的医生回答你关于病情起因的问题时说：'如果你能说明白是什么原因，能拿好几个诺贝尔奖了！'然而，当你得到一个医生细致解答、耐心解释，会坦诚主动地和患者、家属沟通手术的把握和可能带来的问题时，想必上面两条主观的判断，你也自然会有答案了。"

在省级及以上的神经外科中心，如果医生个人的听神经瘤手术经验超过 200 例，那么手术结果就主要取决于肿瘤的大小、质地和血供等因素，医者因素就会趋于相近。

任何职业做久了，都会自觉不自觉地、无意识地变得傲慢和冷漠，这是人性。但脑外科手术，偏偏又不应该、不允许傲慢和冷漠，这是人文。人文肯定抵不过人性，这就需要医院文化、科室文化和个人修为的加持，需要医生不断反省自省，提醒自己不傲慢、不冷漠，"己所欲，施于人"。

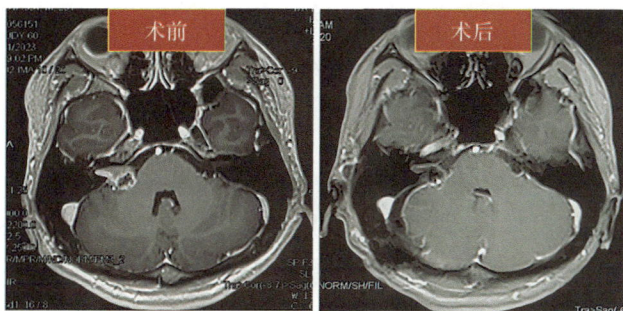

图 2-15　林树海手术前后 MRI 影像图

故事 8　寻常的补牙，不寻常的 2021 年

2020 年夏天，新型冠状病毒感染疫情趋于稳定，大家的生活回归正常，困扰了我半年的看牙计划提到日程，一针麻醉药过后，病牙的邻牙肿了，CT 结果出来，大夫们建议再做 MRI 进一步检查。

MRI 结果显示，上颌窦正常，左侧听道内扩张，疑似听神经瘤，建议进一步检查。

对于医学常识全然小白的我来说，神经是看不见摸不着的，上颌窦没问题，对口腔手术不影响才是重点，所以，MRI 报告上的后半句想当然地被我忽略掉了。

2021 年元旦，我遵医嘱住院，节后的口腔手术顺利，术后 5 天我顺利出院了，满脑子想的都是"新的一年，我一定要健健康康的，再也不要生病了"。就差唱着凯歌把家还了。

就这么美滋滋地过了一个月，突然想起来耳朵还有个小问题需要解决一下，遂拿着 MRI 片子和报告去了耳鼻喉科。

耳鼻喉科医生拿着片子看了半天说："你这个还挺大的，我给你开检查单，你住院前都需要做检查的，我再给你约个专家，让专家安排手术。"当时我就懵了，这是个严重的问题吗？还需要手术？

医生接着说："你这个要尽早手术，不然会压迫脑干，手术会影响听神经和面神经，术后会失聪和面瘫，面瘫有可能会慢慢恢复。"医生干练的话语像蹦豆儿一样蹦出，我的大脑已停止思考，呆若木鸡，见我面色不对，大夫又补了一句："就你一个人来吗？"

虽然不知道神经是什么，但至少了解脑干对人体的影响，我大脑一片空白地走出医院。站在路口，看着熙熙攘攘的人群，内心里只有一句，"为什么别人都好好的，偏偏我就会失去听力。"这个路口，更像是我人生的十字路口，痛苦、彷徨、无助，不知道下一步该迈向哪儿，只能强忍住不让自己在人群中情绪崩溃。不记得我是怎么回家的，只记得不由自主颤抖的双腿。

先生查资料，咨询从事医学方面的朋友，哪个医院的神经外科出名就去挂号看门诊，整个3月份，我穿梭在医院，做着各种检查，结论都是一样：手术，切断听神经，会失聪、面瘫。我害怕极了，不敢想象术后的我会是什么样子，更不知道怎么去面对，每当家人去上班上学后，我就一个人抱着双肩坐在地板上，慌乱的心像跌入了深渊，一直往下沉，找不到依靠。

先生对我说："没事儿，咱们先看病，不是还有右耳嘛，习惯了一样的。"

孩子对我说："妈妈，您把结果想到最坏，如果最坏的您都能接受了，那么，不论什么结局都是最好的。"

闺蜜怕我一个人胡思乱想，每天把她们家的"毛孩子"送来陪我，还会在她休息的时候，带我逛公园，赏樱花。

我也劝自己，强迫自己去面对。经常把左耳朵堵上，学着适应只用右耳朵听声音辨别方向；也会在马路上、公园里，特意让左耳朵去听声音，多听听车水马龙的声音，多听听清晨鸟儿鸣唱的声音，哪怕是菜市场嘈杂的声音，我都觉得珍贵而美好，心里默默念叨着："再好好听听这世界上美丽动听的声音吧，以后就再也听不见了。"不知不觉中泪水已悄然滑落。

某一天，先生查资料，说首都医科大学宣武医院梁主任擅长听神经瘤手术的治疗，迫不及待地挂了号，带着所有检查结果来到了首都医科大学宣武医院。推开诊室的门，我见到了平易近人的梁主任，问了一些早已知道答案的问题，梁主任都耐心地给我一一解答，语速从容自然，声音清晰柔和，面对我语无伦次的提问，没有一丝丝的不耐烦，让我多日来焦躁的心情瞬间平和安静，彷徨和无助瞬间找到了安全感。在我提出是否能保留听力的时候，梁主任拿出手机，给我看了 200 例听神经瘤手术的效果分析，一张张术前术后的对比，一个个精确的数值比率，让我下定决心请梁主任帮我做手术，虽然听力保留率只有 21.6%，但是，心底的那份踏实告诉我，我的选择是正确的。

日子在等待中度过，既希望接到医院通知，又害怕接到医院通知。

该来的还是来了。"五一"假期即将结束的时候，接到入院通知，简单准备了一下，在先生的陪伴下，我下定决心去医院了，对于半个月后的状态全然不知，也不敢去想象。

宽敞明亮的病房，和蔼可亲的护工，相互鼓励的病友们，让我的心情稍微放松了一些，想着这么多病友一起面对，大家加油，不要害怕。

次日查房的时候，看到了梁主任，梁主任看了片子后说，"不要紧，瘤子不大，放宽心。"坚定的语气一下子消除了我的恐惧和不安，让我踏实了许多。

先生每天都会来医院看我，给我带来食物或者生活用品，周末会带着孩子来看我，他们站在楼下的路口，我站在窗前，隔着玻璃窗挥手，我渴望窗外的生活，我想回家。

2021 年 5 月 11 日中午，我躺在接我去手术室的推车上，没有紧张，前所未有的平静，连术后的情况我都没有设想。

麻醉面罩盖在脸上，我就什么都不知道了，不知道过了多久，耳边听到葛医生说："手术非常成功，你会跟术前一样的。"我说了声"谢谢"就又什么都不知道了。现在想想，当时我的脸上一定是绽放着笑容的。

再次醒来的时候，我已经在 ICU 里了，只有房门外有灯光，我吐得稀里哗啦，头晕，不敢睁眼，我知道长时间没有进食的我低血糖了，我是经不起饿的人，一顿不吃都会晕倒，请求大夫帮我输了葡萄糖。到了天亮，盼了一个晚上的小米粥，在我喝下最后一口后，很快就全吐了出来，真后悔没听护工姐姐的话，要什么镇痛泵，伤口疼不疼不知道，反正吐到胃疼是真的。

在病床上躺了 4 天，饿得头晕，不敢睁眼，护工无微不至地照顾我，我躺在病床上不停地呻吟，不感觉到疼，就是难受，好像只有呻吟，难受劲儿才能被释放，现在回想起来，觉得全楼层的病房只有我一个人整天呻吟，好丢人啊。

就这么呻吟着出了院，迫不及待地回爸妈家，术前怕爸妈担心，一直没告诉实情，见到爸妈那一刻我哭得像个孩子，仿佛又看到了小时候受了委屈跑回家找家长诉苦的自己。

出院 1 周后，虽然低头不能太急，转头需要全身跟着一起转，像极了脖子落枕，但是，我可以做简单的家务了，可以做好一桌丰盛的晚饭迎接他们下班放学了，可以在先生的陪伴下，外出遛弯儿了。

出院 2 周，我可以爬山了，除了脖子还是不太利索外，我几乎已经忘了我曾经是个听神经瘤患者。

出院 1 个月我就上班了，除了体力有些跟不上，其他的都挺好的。

术后，我没有发热，没有头晕，没有头痛，没有面瘫，回家后，没有吃止痛药，患侧听力没有下降，更没有失聪，一切都跟术前一样，就连伤口处的瘢痕上也长满了头发，如果我不说，没有人能看出来我曾经做过开颅手术，我常常会恍惚，这些经历仿佛在梦里，但是触手可及的伤痕和脊背发凉的后怕，却又是那么真实。

最后，我想说，我是幸运的，在我最无助的时候遇到了梁主任及其团队，是他们精湛的技术和高尚的医德让我术后依然能正常工作和生活！

常年跟数字打交道，词汇量严重匮乏的我，实在不知道该用什么话语表达我此时此刻的心情，唯有感恩、感谢永记心间。

小时候，每到新年写贺卡的时候，总是嫌弃"身体健康，万事如意"俗气，如今，人到中年，经历过生死，才发现简短八个字，道出了人生的最高境界，没有什么比健康和顺遂更重要了。

值此机会，也祝梁主任、梁主任团队的医护人员，永远身体健康！万事如意！

小　温

2022 年 2 月 8 日

梁建涛点评：

在人性中，有一个普遍存在的现象：我们往往忽视自己拥有的，比如生活中简单平凡却无比珍贵的，如阳光、空气、健康、家人陪伴、朋友关心等，而去处心积虑追求那些看似重要但实质并不重要的东西。

温建女士在面临术后左耳可能失聪时，她写道："……会在马路上、公园里，特意让左耳朵去听声音，多听听车水马龙的声音，多听听清晨鸟儿鸣唱的声音，哪怕是菜市场嘈杂的声音，我都觉得珍贵而美好，心里默默念叨着：再好好听听这世界上美丽动听的声音吧，以后就再也听不见了……"请问，我们有谁会觉得双耳能听见声音是一种幸福？值得珍惜？健康人估计都不会，但即将失去或已经失去听力的听神经瘤患者会。

温建写道："先生每天都会来医院看我，给我带来食物或者生活用品，周末会带孩子来看我，他们站在楼下的路口，我站在窗前，隔着玻璃窗挥手，我渴望窗外的生活，我想回家。"这也是新型冠状病毒感染疫情期间特有的现象，开颅手术，住院期间，不让探视，不让陪侍，让患者饱尝思念、孤独和恐惧之苦，让本就忐忑不安的住院变得更加悲情。好在这一切都过去了，手术也平安顺利结束了，一切所担心的情况都没有发生。

"身体健康，万事如意"。这是温建女士之前嫌弃俗气，术后感觉"道出了人生最高境界"而倍感珍惜的八个字。

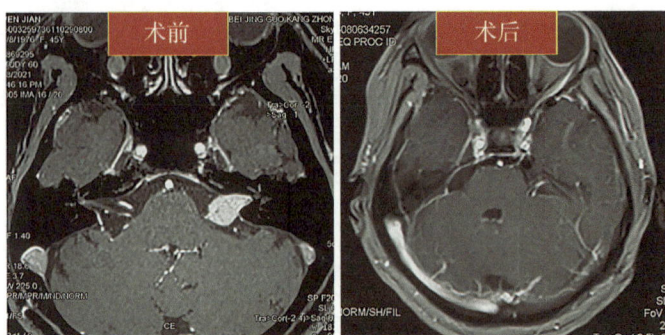

图 2-16　小温手术前后 MRI 影像图

故事 9　我的重生之旅

人生天地之间，若白驹过隙，忽然而已。

回望 2023 年，经历了人生中最困难的一年，感谢梁主任及其团队给了我第二次生命，感谢家人、同学、朋友在我最需要帮助的时候伸出了援手，感谢努力坚强勇敢的自己，走过这一段最艰难的人生旅程。

回忆是痛苦的，重新拥有健康又是值得庆幸的。决定把自己的治疗和康复过程的笔记分享出来，给还在迷茫中的病友们一点参考。

1 确　诊

耳鸣困扰自己已经快 3 年了，最开始的症状是睡前安静时能感受到右耳的蝉鸣音，熬夜和劳累时症状会加重，2021 年在当地医院耳鼻喉科做了听力测试，才发现右耳听力也下降了，医生提示神经性耳鸣的可能，让我别太焦虑，转移注意力，口服银杏叶片和甲钴胺继续观察。后来耳鸣越来越严重，白天安静环境下也会感受到，于是 2022 年又去耳鼻喉科做了鼻镜喉镜检查，并无大碍，但当时 S 医生的一句话至今记忆犹新："年轻女性单侧耳鸣听力下降要警惕听神经瘤，有条件者可以做一个 MRI 检查排除一下"。可自己压根没往心里去，听神经瘤？听都没听过的词，不可能得那么奇怪的病，不用做 MRI 检查吧。

又过了一年，耳鸣、耳闷越来越严重，有时捂住左耳能明显感受到右耳听不到客厅里的音乐声和窗外的蝉鸣音，偶尔还会感觉脸颊和耳奇怪的神经痛，鼻咽部不适感也更加困扰，再次去了耳鼻喉科做喉镜，对比无明显变化，又测了听力，右耳听力直线下降 50%，S 医生跟旁边的实习助手强调说：“一定要记得单侧耳鸣听力下降要做 MRI 排除听神经瘤。”自己也做好了心理准备，排查没有问题，接下来要找中医好好调理身体，于是迅速排队预约 MRI。

2023 年 7 月 7 日，周五，依然是忙碌的一天，自己都快忘了要做 MRI 这件事，临下班接到医院的提醒电话，毫不担心会有问题，一个人轻松来到了检查地点。MRI 检查室有些冷，有种进入逃生舱外太空世界的窒息感，戴上耳机依然能感受到巨大、单调、有节奏的噪声，像装修、敲锤、发电报，漫长的 20 分钟昏昏欲睡，等被喊起来时有点虚脱，怯怯问了一句：“没事吧！”医生面无表情地回答“找医生”。好吧，耐心等结果。

2023 年 7 月 8 日，星期六，永远忘不了那一天。本来在家悠闲休息，好友关心问：“检查得怎么样了，手机能查到吧？”试着点开了手机小程序：右侧桥小脑占位，考虑为听神经瘤、建议增强扫描。不敢相信，不愿意看到，但真的是了，天塌下来了。

总结：持续性耳鸣一定要做 MRI 检查以排除听神经瘤。

2　求　医

无论什么样的结果，都要去面对。因为别无选择。

看到“听神经瘤”这几个字，心突然沉了下去，恐惧和无力感充斥了全身。来不及想为什么，控制着颤抖的手，慌乱地从网络去寻找答案，了解在这之前一无所知的疾病和治疗方法。家人联系了当地神经外科医生，安慰说“基本是良性，不要害怕，可以手术治疗”“上个月做了两个，一个面瘫，一个没面瘫。”又问了北京同学的建议，也搜索了很多病友的笔记，初步浏览了几位北京的医院专家号。

通过亲属帮忙，当天面诊了当地神经外科 W 主任，"良性，应该长了很多年了，我们可以做手术，但毕竟病例不多，有可能伤害面神经导致面瘫，有条件可以考虑去北京或上海"。并推荐了一位专家：北京首都医科大学宣武医院梁主任。

总结各方意见：听神经瘤不可怕，手术可治愈，但是开颅涉及很多神经，找对手术医生很关键，技术越成熟的医生就意味着手术风险越小。从小程序挂了北京某医院的国际号和首都医科大学宣武医院梁主任的特需号，考虑到北京检查可能排队，在当地做完增强 MRI，拿着检查结果去北京，如果北京医院不认可当地结果大不了再做一遍，先做好充足的准备。

2023 年 7 月 8 日预约了增强 MRI，9 日上午做完下午就拿到了结果。"符合听神经瘤"，再次确认了，尺寸比第一次普通 MRI 小了些，是不是意味着手术风险没那么大了？第一次情绪释放大哭一场。

在这么多好心人的帮助下，一切都很顺利，安顿好家里的一切，12 日踏上了去往北京的列车。3 天时间经历了过山车一样的心情，4 个小时的车程才有了时间思考。

为什么是自己？如果说这个肿瘤长了好几年，追溯过往，是 10 年前爸爸突然生病离世的悲伤不能释怀？是生活中遭遇问题的情绪内耗？是工作压力导致的焦虑？这几年也确实经历了一些事，环境、新冠疫情、工作压力等接踵而来，可能就是导致疾病的客观原因吧！

从小到大的成长之路一直都很顺利，一直自诩是个幸运儿，也从未生过病，未做过任何手术，但十万分之一的中奖概率竟然砸到自己头上，接下来迎接自己的会是什么？一切都未知，还有很多想做的事没有实现，还有很多想说的话想对身边人说，于是拿出纸和笔，给每位挚爱的亲人写了一封信，疾驰的动车上，字迹潦草，洋洋洒洒，每个字都饱含深情，边写边第二次落泪。

总结：多听专家意见，多看病友笔记，多搜集信息寻找最佳手术医生。

3 首次异地面诊

请你务必一而再，再而三，三而不竭，千次万次，毫不犹豫地救自己于水火之中。

刚启程，手机来了条短信"首都医科大学宣武医院取消特需号"，随即就是退费通知，梁主任的号被取消了，怎么办？幸亏还有另一个医院的国际号，先奔那儿吧。

偶尔见到大咖模样的医生，身后一群年轻面孔跟着走。比预计时间又多等了半个多小时，一位年轻助理医生来了解病情、手中拿着小本本记录，之后拿着片子进诊室。又等了十多分钟，被小医生喊了进去。

主任医生稳稳端坐着，边看片子边听助理口述，然后不带感情色彩地说了两句话：听神经瘤，手术治疗；听力肯定保不住了，面瘫风险也很大。

我懵了，想着再问点什么问题，小医生催着让出来做心理建设，决定是否开检查和住院单。

国际部的沙发很软很舒适，可内心却无比煎熬。这两句答复是自己无法接受和面对的：单耳听世界是什么样的？面瘫是什么样？以后没法出门了？拦住忙碌的小医生又问，他安慰道："面瘫可以戴口罩"。我却欲哭无泪。

还需要纠结的是，如果立刻开检查和住院单，当天能检查上，选择国际部住院纯自费十几万元，可以保证主任主刀、3 周就能约上手术，普通医保病房全国有 500 个患者在排队等手术，预估要等 4 个月，且并不能保证面诊专家本人主刀，一旦有其他重要事务可能换医生。经过半个多小时的思想斗争，放弃了，开了诊断书，回家。

总结：异地就医要提前在国家医保服务平台 App 上进行备案，提前在小程序抢专家号。

4 再次异地面诊

万物皆有裂痕，那是光照进来的地方。

列车上看到夕阳西下的美景，这句话瞬间浮现。长长的一生哪能不受一点风浪，虽然不幸中了大奖，但万幸的是可以治愈，还有那么多人在帮自己，一定要加油！

首次面诊匆匆，也算是交学费见识了大医院大咖的风格。回来后再次预约了梁主任的普通号和特需号。异地求医之难就在于此，要节省时间就要挂国际号和特需号自费检查，想用医保就要多耗些时间和精力，多支出食宿费用。

2023 年 7 月 17 日，再次踏上了进京的火车，这次目的很明确：一定拿到住院证。

早上 8:00 来到首都医科大学宣武医院的门诊楼，传统老旧医院的风格，嘈杂的人群，取号机前已经排起了长龙，诊室门口也是密密麻麻的拥挤人群，梁主任诊室门前的患者格外多，站着都要被挤得托举起来。漫长的等待之后终于见到了梁主任。温和、温暖、亲切、平易近人，完全没有大专家的高高在上，瞬间产生了信任感。梁主任看了片子，并未承诺"保听保面"，只说需要打开看和尽力而为。我诉说了上次被退号的经历，梁主任微笑着跟我说抱歉，并叮嘱助理给我往前排队。顺利拿到了住院证，预计 8 月初会联系我入院。

走出首都医科大学宣武医院，心里有那么一点不踏实，就定首都医科大学宣武医院了吗？进京一趟不容易，再去另一家医院看看吧！

来到 T 医院已经接近中午，临时挂了一个某主任团队医生的号，冷冷地回复如出一辙："神经鞘瘤，手术风险很大。"语言不能再精炼了，治病第一，没空照顾患者感受和个体需求。再次被打击，走出医院大门，想订回程车票了，两个"黄牛党"上来一顿聊：听神经瘤必须得这里啊，另一个 J 主任厉害。于是加价买了第二天的特需号，继续面诊。

J 主任认真说道："听力保不住了，保面也不是你应该考虑的，你没有退路了"。说得很实在，我确实做不了什么，一切交给医生吧！自费做了全套住院前检查，开了住院通知单，据说需要 4 个月才能入院。

面诊的几天也见到了形形色色的患者：有被年迈父母用轮椅推着行动不能自理的年轻人，有不哭不闹排队扎针等做增强 MRI 的儿童，有拖家带口躺在行李箱上或席地而坐等叫号的外地患者……医院真是一个见证人间疾苦的地方，生病了，什么光环、尊严、骄傲都要被打碎，只有一件事最重要：好好活着！

求医问诊的过程中，每天都要做无数次的心理建设，一边付出所有力量去努力，一边告诉自己无论什么结果都要去面对。臣服命运的安排，跟随看不见的路径，进入未知。

总结：找对医生比找医院更重要，多面诊多听专家意见，最后看眼缘，相信自己的判断。

5　入　院

手中握着两张住院通知单，心里踏实多了。至少还有 3 周时间思考和做决定。

回来后又去找当地 W 主任，讲述了自己两次面诊的经历，他说：梁主任肯定没问题。又写了一个上海某主任名字，但考虑到去上海相对遥远，术后又没法坐飞机，也更信赖大北京的技术，不想再折腾了。

等待入院通知的时间里，也在不停比对：T 医院确实有很多专业的团队，技术设备肯定没的说，也擅长解决复杂的脑部肿瘤，但针对听神经瘤的"保面保听"的个体需求就不一定能细致照顾到。等待 4 个月太久了，脑袋里有个定时炸弹，每一天都在煎熬，找黄牛又担心不靠谱。还有那么一丢丢担心 J 主任的年龄（其实完全没必要），梁主任年富力强，人也超级和蔼可亲，沟通很舒服，术后康复复查也一定更方便吧！加了一个听神经瘤交流群，很多病友都称赞梁主任医德好，心中有了倾向性。

2023 年 8 月 7 日中午，突然接到了首都医科大学宣武医院的电话，问第二天否能入院。慌了，不是提前两三天通知？还没打包呢！正值暑假买票也没那么容易啊！可是再等下去的意义是什么？会变好吗？不纠结了，如果这痛楚必须经历，那就来吧！候补到车票，迅速打包出发，8日到达首都医科大学宣武医院神经外科住院部。

从 7 月 8 日确诊，到 8 月 8 日入院，正好 1 个月。

首都医科大学宣武医院"大脑袋"楼环境很好，一楼大厅摆了一架钢琴，让冷冰冰的医院有了温情的气息。五楼病房很安静，被安排在 507 房间，临床两位大姐在等待手术，打了声招呼。"这么年轻也生病了""不年轻了哈！"为了缓解紧张，大家轻松聊了起来。

终于盼到了梁主任来查房，像见到了亲人，我赶紧自我介绍："我就是那个被退号的……"梁主任热情地握了握我的手说："对不起，我记住你了！"好温暖的一双手，它承载着我的全部希望。心里的紧张感也瞬间消除了一大半。

等待手术期间，临床两位大姐先后做手术，真切了解了她们的术前准备和术后反应，也特别敬佩 2 床北京大姐，术后第二天就拔了尿管下床溜达，心态豁达乐观，给了我很大的榜样力量和激励作用。首都医科大学宣武医院充分考虑女患者的心理需求，女生头发只局部剃掉手术部分的头发，以便术后更快融入正常生活，但想到大夏天术后一个月不能洗头实在是麻烦，我头发长得快，有机会尝试寸头说不定也很酷，就选择了全剃全刮，一颗卤蛋诞生了！没想到这事还被梁主任"批评"了。

手术前一天，梁主任来查房，拿起我床上的一本书问我看了多少，之后说的一段话，让我第三次落泪："每位患者的背后都连接着一个或几个家庭，作为医生一定会尽职尽责全力以赴，剩下的要交给'天意'……"

护士站的花和鱼都很美，蕴含了生命的勃勃生机和对健康的无限祝福。走廊尽头的窗外车水马龙、川流不息，喜欢驻足观看感受这座城市的烟火气息。

一切都很顺利，安静等待手术。

总结：听神经瘤通常生长缓慢，等待入院期间可以好好享受生活和出游等，术后一段时间会失去说走就走的自由。

6 手术，重生

2023 年 8 月 11 日，周五，第一台手术。早上 6:30 按要求换好病号服，因瘤体较大，我要半坐位手术，还要穿上防止静脉曲张的压力袜、捆上束缚带。临近 7:00 就被绑在平床上推进了手术准备室。偌大的准备室里依次推进来六七个人，医生挨个问询个人信息，扎留置针，轮到自己时第一针没扎好又挨了一针，针头比日常的点滴针要粗很多，很疼！然后是静静地等待。

8:00 左右，被推进手术室，头顶的灯光照下来，很冷！紧张感瞬间拉满，几个医生在忙着做准备工作，周围的仪器设备在有节奏地响着，我脱口而出"医生辛苦了！拜托了！"麻醉医生边扎针边和我聊天，缓解我的紧张情绪。"现在我要扎一个动脉针，有点疼，先打点麻醉药""这胳膊白白嫩嫩的啊""哎，你的 MRI 检查是 T 在医院做的，为什么来首都医科大学宣武医院了呢？"我不假思索地回答："因为我喜欢首都医科大学宣武医院，喜欢梁主任。"麻醉医生："哈哈，这回答有点恭维了。"

大约半个小时过去了，两位医生边看时间边对话："怎么还不来，催催，还着急下班呢"。过了一会儿，手术室的门打开了，又进来两位医生，本想看清楚面孔说句话，可嘴边的氧气面罩突然让我呼吸变慢，天旋地转，我只说了一句"我好晕"，就失去了知觉。

再有意识，还没睁开眼，只听见周围一片喧闹，我心想他们在忙什么、怎么还不给我做手术？可是喉咙被什么卡住说不出来话（后来知道手术完毕我在 ICU 等待唤醒）。

过了一会儿，梁主任来了，我勉强能睁眼，但喉咙依然卡着，想说句话但还是说不出来（后来知道那是气管插管）。

又过了许久，梁主任又来看我，喊我的名字，我能回答了，让我做表情，给我录像发给家属，并温和地说："全切了，面神经也挺好的。"我努力说道："谢谢主任，我很满意。"梁主任回答："我们也很满意。"

从真正苏醒开始，煎熬也开始了，右侧头部像被人用锤子砸碎了一样地痛，胃里翻江倒海，不知是麻醉药反应还是止痛泵的刺激，稍微一活动就会吐。重症监护室里的护士们都在忙碌着，我太难受了，又看不到时间，只能靠胳膊上每 10 分钟自测的血压仪给自己时间感，10 分钟，又 10 分钟，就这么一直数着，好不容易熬过了重症监护室漫长的一晚。

早上 8:40 开始麻醉，15:00 多出手术室，进入重症监护室，第二天 10:00 回病房。被偷走了 8 个小时的记忆，我的手术顺利结束了。

术后三天内是最难熬的，右侧疼痛只能往左侧躺，术后呕吐持续了十多次，每天输液到半夜，也总是"鼓针"，几乎每天都要重新扎一个留置针，手背手臂的针眼数不过来了，胳膊也肿得像莲藕。实在熬不住时，心中默念："坚持，再坚持一下""别人可以，我也可以"。就这样忍耐着，度过了术后水肿和头晕目眩阶段，经历了张不开嘴和看东西重影等种种不适，又熬过了术后 7 天。那些难以跨过的难关，终究都会跨过。以为忍受不了的，也都会忍过来。我们永远会比自己想象的更强大。回头看，轻舟已过万重山；渡劫成功，涅槃重生！

总结：术前吃好睡好保持好状态，术后很考验身体素质和意志力。

7 出院，回家

2023 年 8 月 18 日，术后一周，管床医生过来拆线，我问伤口怎么样、缝了多少针，他平静地回答："伤口挺好的，我们从来不数多少针。"好吧！尽管头还晕、走路还头重脚轻需要扶墙，但按照首都医科大学宣武医院惯例，情况稳定、恢复良好 7 天就可以出院。能行吗？心里没底，找个酒店先住 2 天吧。

换上自己的衣服、戴上帽子、坐上轮椅，护工帮忙推到大门口。久违的阳光洒在身上，陌生又熟悉、清新又自由的空气扑面而来，我终于出院了。

从医院到酒店的路程不到 3 km，司机看见我头部缠着绷带，小心翼翼地驾驶，但每一个小小颠簸依然会让我的头震荡难受。8 月的北京还很炎热，室内又很凉，当天下午就浑身发冷，测体温 37.3℃，心里很慌，赶紧喝水睡觉，晚上又好了一些。经过 2 天短暂观察，已无大碍，实在不想再吃外卖了，更加想家，预约了高铁站商务座的轮椅服务，2023 年 8 月 20 日，进出高铁站轮椅接送，平躺 4 小时，顺利回到家中。

回忆到这里，特别想感谢一些人：第一时间联系医生并给经济支持的亲姐，帮找当地最好医院、最好医生、听取最重要建议的秉华小姨，我才幸运得知梁主任的大名，忙前忙后拷贝 MRI 影像的王哥，久未见面但仍然给予关心和帮助的北京同学，手术时全程在大屏幕前陪伴、亲自开车送站的张某，还有小红书和微信群提供了宝贵信息的群主，萍水相逢给了我很多经验和鼓励的北京友人王先生。

最重要的是，万分感谢医者仁心的梁主任！是他用精湛的技术给了我第二次有质量的生命，是他温暖的关怀给了我闯关的勇气和信心。感谢梁主任整个团队的齐心努力，感谢医护、护工，还有陪诊员。感谢这个温情的世界，感谢赠与我无限爱意和帮助的贵人。感恩生命，感恩活着。人生之路，道阻且长，多么幸运，你们渡我一程。向前看，前路漫漫亦灿灿。

总结：异地就医，出院后可以选择在附近酒店观察 2 天；商务座要提前打电话申请进出站轮椅服务。

8 术后全休 1 个月

2023 年 8 月 11 日到 9 月 11 日，遵医嘱全休 1 个月。

这 1 个月里，基本按月子标准休息：多卧床，多休息，加强营养。手术确实伤了元气，站久了、讲话多了都会觉得很累。伤口附近和头内部也时不时传来疼痛感。

最困扰心情的还是脸，术后水肿期出现了高低眉、鼓腮漏气、患侧脸僵、眼睛不对焦、嘴角轻微不平衡等。出院之前看到梁主任，我落寞地说，"如果我好好的就跟主任照张相"，没想到竟被梁主任一把拉过来，让管床医生快速合了一张影至今都没有勇气再看那张丑得不像自己的照片。

手术之前也做过预判和心理建设，自己的要求是：保命 > 全切和保面＞保听。容貌不改变是自己最大的期待，通过多次面诊和大量参考资料，选择了更有耐心、手术更精细的梁主任。可是现在面对镜中不太一样的自己，不禁懊恼：怎么办，还能回到从前吗？术后有次梁主任查房，我嘀咕了一句："我右边的酒窝不见了。"梁主任笑着回答："别急，是你的早晚会回来。"

多休息，稳住心态，坚持做面肌操，按时服用甲钴胺，相信相信的力量！1个月后，除了患侧眼睛流泪不像以前那么痛快、眼神没以前那么灵动之外，脸基本恢复正常，我的酒窝又回来了！

另一个需要克服的就是右耳听力丧失。之前想象不到单耳听世界是什么感觉，原来就像单核处理器，无法对不同的声音做出筛选和判断，也失去了降噪能力。家人说话声音大点，油烟机、洗碗机、吸尘器等工作时出现噪声，都会吵得我心烦意乱，而这一切，并不能期待他人理解，只能自己去接纳和适应。

术后1个月那天，很有仪式感地下楼散步、晒太阳。这世界很嘈杂，我好像置身于另一个虚幻的世界，头很晕，行动很慢。静下心来观察大自然，正值夏末秋初，阳光很大，树木茂盛，花朵绽放，它们无拘无束，从不烦恼，只享受生命。人类真该学学它们。改变虽然很难，但有遗憾与不完美才是人生常态吧，希望时间能治愈一切，希望与自己和解。

总结：术后1个月内一定要多休息；循序渐进增加锻炼，散步、晒太阳都是好选择。

9 术后3个月复查

无论多么艰难的当初，放到时间的长河里，也不过一瞬。

3天内的度秒如年，7天内的破碎和紧箍咒感，1个月内的经常性疼痛，2个月内的各种不适，到3个月就更加适应了，能够实现短时间的逛街，参加了一场培训，跟朋友聚了两次餐，组织了孩子的生日宴。过程中虽也有头晕和不平衡感，有时眼前发花，喧闹环境下耳鸣更加严重，睡前甚至出现了变奏曲，但毕竟实现了行动能力的突破。一切都在慢慢恢复。

术后有了更多在病友群里潜水的时间，总能听闻幸运儿"面听双保"的消息，难免心生羡慕和遗憾。如果再观察一段时间，如果术前再跟梁主任多强调听的重要性，是不是结果会不一样？但人生没有如果，毕竟肿瘤不小，毕竟之前面诊的所有专家都说听力保不住，毕竟自己最在意的是脸。现在已经实现了全切和基本保面的愿望，臣服命运的安排吧。

按照出院小结，要求术后 3 个月复查。在当地医院预约了 3.0 T MRI 检查。检查当天禁食禁水，熟练地伸出胳膊给护士扎针。经历过大风大浪了，这点小针怕什么！

进了磁共振室，一边躺下一边小心跟医生说："我是右侧听神经瘤术后，请医生帮忙好好看看，期待有个好的检查结果。"

第二天上午 9:00 多，想着手机应该能查到 MRI 报告，可脑海又浮现出 4 个月前点开手机查看报告的那一幕，深吸一口气，手颤抖着点开了报告查询："术后改变、线性强化影"。看起来好像还不错。下午找医生看 MRI 检查结果，医生说全切了，线性问题不大，手术挺成功。我悬着的心放下了一半。又去档案室拷贝了截图，发给梁主任，次日收到他的回复："肿瘤无残留、无复发，看手术记录当时也切干净了。"

谢天谢地！终于可以放心嘚瑟了！

总结：听神经瘤术后需要 3 ~ 6 个月的恢复期，过程中可能有这样或那样的不适，请给自己一点时间，你身体的每一个细胞都在努力，请相信它们！

10　术后 100 天上班

遵医嘱，又休息了 3 个月。

一切都在慢慢变好，渐渐能适应周围的环境了，只要不大幅度地快速转头，头晕也缓解很多，依然

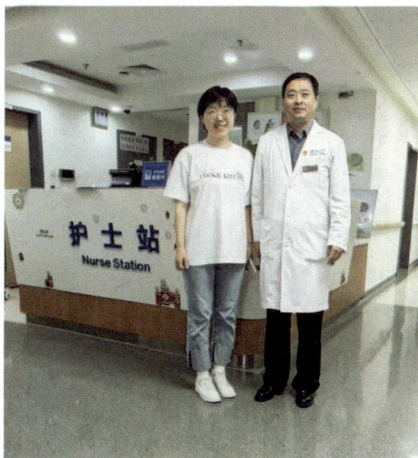

图 2-17　术后复查和梁主任合影

耳鸣有，但专注于其他事情时也没那么难受了。术后 100 天，重返工作岗位。

最开始的几天确实跟不上节奏，场地大，声音多，耳鸣、脑鸣也大了起来，工作场合免不了各种交谈，一天下来大脑缺氧，累得不想说话，回家就想卧倒。总要适应和经历这个过程，身体康复是一方面，更重要的是心理上的逐步适应。

天气越来越冷，外出时要帽子、围巾全副武装，因为冷空气会让脸的僵硬感明显，眼睛也变得干涩和不灵活。都是神经惹的祸！抵抗力也变弱了，上班才 2 周就重感冒了，不得已又请假休息了 1 周。真不喜欢冬天，期待春暖花开。

工作中，告诉自己：平和心对待，遇事缓一缓，不必太用力和内耗。生活中，常怀感恩之心，多发现美好，接近和拥抱让自己愉悦的事物。自我相处中，接纳破碎和创伤，接纳缺点和不完美，学会达观。

总结：术后上班时间看个人恢复情况，避免劳累。每天午间小憩和晚上早睡，能帮助恢复能量。

11 术后 5 个月

焦虑时运动，迷茫时读书。无解时看看别人笔下的人生，很多问题或许就能找到答案。

慢慢适应了上班的节奏，也庆幸有了很多安静的阅读时光，《我与地坛》《命运》《人生海海》《鱼鳄》《了凡四训》《三体》，冯唐的工作法则、庆山的散文，不限题材漫步在笔者的文字里，几个月时间读了几十本书，看到共情时落泪，看到精彩处记录。书籍是一个更为广阔的世界，阅读会给人力量，收获心灵上的满足。不断听到身边同事和朋友说：状态越来越好了！确实，每个月都明显感觉比上个月更有力量了，走路快了，笑容多了，聊天内容丰富了，也没那么抗拒与人交谈了。正朝着康复目标大步迈进！但，很多地方也跟以前不一样了。更喜欢安静独处，不喜欢喧闹的环境，因为听和反应慢，会有自卑心理，社牛变社恐。

在外人看来，手术完成就恢复健康了，可是谁又能体会我的种种不适和内心的酸楚失落。有次打车遇到一个司机，说他三十多年前做过开颅手术，现在开车什么都不耽误，自己笑称没想到安好活了这么多年，还安慰我：做过大手术了那能跟以前一样吗？慢慢来，不要想那些不开心的，心态好、恢复得就好。

那些平凡人的努力，最值得尊敬和学习。只要健康，一切困难都可以克服。放弃心高气傲，学会慢下来，保存体力，积蓄能量，享受每一天的美好，体会每一个细小的幸福，关照好身体，修好自己的心。

总结：术后半年都是黄金恢复期，多休息，身体好才是最重要的事。

12　术后 8 个月

天气越来越暖，一切更快回到正轨。走路更快了，每天 5000 步不是难事，坐车不那么怕颠簸了，看电影大音乐时不用捂耳朵了，参加了更多的聚会，偶尔也小酌一杯，看起来就是个正常人！

耳鸣依然存在，也只能接纳这个世界难题。无听带来了一些沟通障碍，有人在右侧耳语，我必须转过头再问一遍，喧闹场合听人说话也要重复问"啊、什么？"我的平衡感还是不行，有一天猛回头差点向后栽倒。累了脑袋会发懵和恍惚，每晚睡前还要迎接耳道神经放电的奇怪声响……这些时刻不断提醒自己："哦，我是个开颅术后患者，我要悠着点。"

说到底，还是没有充分认识和重视身体健康。生了一场大病，才明白什么都不重要，重要的是你自己的存在。没有人能替你承受痛苦，也没有人能替你感受幸福。不管之前多么健康，也可能在一个瞬间打开一个缝隙，疾病就乘虚而入了。不焦虑，不内耗，按时吃好每一口饭，认真睡个有质量的觉，凡事别强求，累时别硬撑，对身体负责，是对生命最好的感恩。知行合一很难，但很重要。

会有遗憾，如果时光能倒流，早点检查早点做手术，或许恢复得会更好；如果医学和科技再进步些，我的右耳也许能保留和恢复听力，恼人的耳鸣也许能彻底治愈和消失。

13 术后 10 个月

时间是伟大的疗愈师，它从来不语，却能回答所有问题。

告别了酷暑，走过了深秋，经历了寒冬，拥抱了春意盎然，又步入了夏天。在繁忙喧闹的世界中，只要细心聆听就会发现，每一刻大自然都在演绎着它的篇章，从未停歇。身体也一样，尊重它，相信它，给它时间修复，它会重新绽放光彩。

不知不觉，手术已经过去 10 个月了。按时间节点要求又复查了MRI，显示与首次复查基本一致，可以放心了。也越来越明显无限接近正常健康状态，逐渐适应了与耳鸣和谐共处，除了右侧听不见带来的小障碍和偶有头晕、体力不足外，似乎又找回了那个无所不能的自己。

回顾过往，从发现生病到求医和手术，虽然一直是乐观勇敢的呈现，但只有自己知道，在整个过程中内心有多少次脆弱和无助的挣扎。一边踉跄前行，一边重振旗鼓，一边流泪，一边微笑。一切都过去了。有经历也是财富，品尝过痛苦，方知幸福的滋味。应当更珍惜当下，过好每一个今天。熬过了至暗时刻，自己也变得更加强大。

有时去治愈，常常去帮助、总是去安慰。梁主任就像一道光，照亮了我前行的路。遇见一位好医生是莫大的幸运，之后更起作用的，是自我的身心管理和调节。

时间煮雨，岁月逢花；以欢喜心，笑对人生。活着，真好！

徐晓明

2024 年 5 月 29 日

梁建涛点评：

因为临时出差，2023 年 7 月临时停过一次特需门诊，恰恰就被徐晓明女士赶上了，让她白跑一趟，心里一直感觉很对不起她，并特意叮嘱助理，尽快安排入院，以表歉意。承蒙信任，她兜兜转转，不离不弃，最后还是选择了首都医科大学宣武医院神经外科团队。

晓明的文章，是她在茫茫求医的心得体会，是一份真实记录，也是一份为其他患者指点迷津的看病攻略，更是为患病之初两眼一抹黑的患者照亮未来求医路的一盏明灯，提醒大家在急病乱投医之际少走弯路。

现在是大数据共享的信息时代，网络搜索、好大夫在线、微信、抖音、小红书等，现在患者选医院、选医生就好比超市购物，可以尽情比对各种商品的指标、参数和特质。各个病种有很多患者微信群、QQ 群，比如很多大大小小的听神经瘤群。据我所知，全国东南西北的神经外科中心，每个医疗团队的病例数、全切率、功能保留率，甚至团队主要成员的脾气性格、人文精神，几乎都是透明的信息。医生不知不觉间之间成了公众人物，当然了，既然身处这个时代，就要适应、拥抱这个时代，就要更注意自己的言行，提升自己的医疗技术和人文精神，能经受得起患者对医生的审视和检验。

晓明喜欢读书，她记录道："焦虑时运动，迷茫时读书。无解时看看别人笔下的人生，很多问题或许就能找到答案。庆幸有了很多安静的阅读时光，《我与地坛》《命运》《人生海海》《鱼鳄》《了凡四训》《三体》，冯唐的工作法则、庆山的散文，不限题材漫步在笔者的文字里，几个月时间读了几十本书，看到共情时落泪，看到精彩处记录。书籍是更一个广阔的世界，阅读会给人力量，收获心灵上的满足。"所以隆重邀请她写自己的故事，对本书，尤其是患者故事这个章节，她给了很多很好的建议，深表感谢。

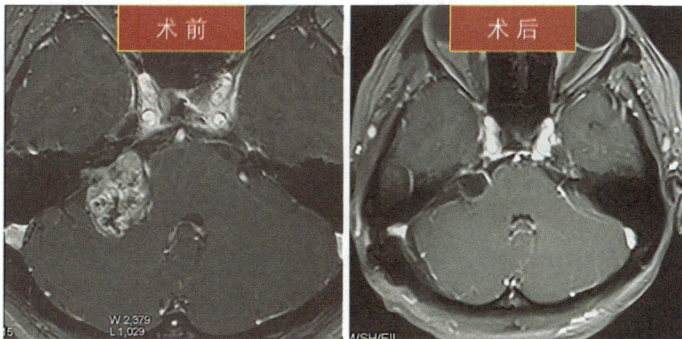

图 2-18　徐晓明手术前后 MRI 影像图

故事 10 重获新生 重新启航

重获新生的机会不多，我很感激首都医科大学宣武医院对我的治疗，感激父母对我的包容，感谢女朋友对我的陪伴。

1 我怎么了

2020 年 9 月 28 日　　　　　　　　星期一

早上七点之前准时出门，晚上下班迈进家门已八点之后，已经记不清多久没有休息一整天，好好放松一下了，连轴转般工作导致的头痛久久不能消散，我也从未将头痛与半年，甚至更久之前的右耳听力下降关联起来，只是隐约感觉身体在长时间满负荷运转下可能出现了某些问题。直到一天傍晚，压在书籍下的手机铃声震耳欲聋，我却跑到旁边床头翻箱倒柜去寻找，拗不过女友执着的盘问，最终我还是自己说出了右耳听力早已下降的事实，并且已经无法准确地听声辨位，同时还有右侧面颊和嘴唇麻木。网络中的段子都说，生病后不要"百度"，感冒都会说得你想写遗书。我也抱着侥幸的心理，不厌其烦地"百度"自己的症状，当"听神经瘤"这个名词映入眼帘时，我仿佛提前预知一样心里突然咯噔一下，当晚便请了病假。

耳鼻喉科的医生看完我的一系列检验结果后，跟我说是突发性耳聋，按时吃药就好了。我心中如释重负，就在医生回身写医嘱时，看到了我问诊时的自述"听力下降已半年有余"后，突然说："不对，症状时间太长了，你再去做个 MRI 检查吧，我给你转神经外科看看。"紧张接踵而至的是害怕、恐惧，仿佛要让我亲自去揭开这层面纱，心中本来应该安稳踏实落地的石头精准无误地砸在我的脚上。我像空壳一样行走在医院里，周围的时间仿佛静止，周围的事物也对我没有丝毫干扰，我无比恐惧即将到来的结果，却又逼迫自己必须去面对事实。

一系列检查后，我拿着 MRI 检查结果，跌跌撞撞地来到了神经外科，医生看了片子后，十分平静且凝重地告诉我，几乎可以确定是听神经瘤，4.2 cm×5.8 cm，属于大型肿瘤，这种肿瘤的解决方式绝大多数采用手术治疗。医生看出来了我的犹豫，十分坚定地说：你这个情况必须手术，听神经瘤一般 2～3 cm，你这个属于比较大的了，已经接近 6 cm 了，如果再拖下去，后果不堪设想，甚至是不可挽回，并且希望我不要隐瞒父母。其实我并不是犹豫要不要告诉父母，我是对这个病症感到恐惧、疑惑，揭开它的面纱后，事实就像被一只无形巨手握住心脏，我想不明白年仅 25 岁的我，人生之路刚刚开始，为什么会遭受这样的疾病，二十年学习成长，我终于可以靠我所学所想所悟去追逐我的梦想，却身患难疾，一时间我在门诊不知所措。神经外科的医生十分详细地给我介绍了肿瘤的特性、成因、治疗方式等，我仍记得医生语重心长地安抚我，告诉我如今医疗条件突飞猛进，医疗器材越来越先进，开颅切除肿瘤的手术难度很小，难点在于保留面神经与面神经功能完好，如果面神经断掉，半张脸就会面瘫，年轻患者应该考虑最好的结果，并建议我去首都医科大学宣武医院看看，首都医科大学宣武医院神经外科是国内顶尖水平。

　　我不知道是如何回家的，在家中与母亲视频时，终究没绷住，像孩童时代在外受了欺负跑回家扑在妈妈怀里哭鼻子，我也坐在计算机前哭得稀里哗啦，屏幕中两鬓斑白的母亲不断安慰我，让我放轻松、放宽心，让我相信现在的医疗技术，让我再去其他医院问诊。母亲的话给了我很多鼓励，果然无论离家多久多远，游子永远是父母心中长不大的小小鸟。

2　黑夜的光

2020 年 10 月 7 日　　　　　　　　星期三

　　2020 年十一假期在我疲走求医过程中悄然结束，整个假期都在不停地寻找救病良方，最让我难以接受的是听神经瘤最明显的特征——耳鸣，也是在这个假期中出现了，我也终于切切实实体会到了"病急乱投医"的感觉。我和家人动用了能寻找到的一切援助，得到的答复都是"我帮你问问"，我不知道拜托谁可以治疗我的疾病、缓解我的痛苦，就只是不断地寻找，自己也分不清楚是在求救命还是求心理安慰，而其中的五味杂陈也只有自己最清楚。

几天下来，我大概对听神经瘤有了些模糊的概念，所有的"路标"都指向首都的两大神经外科医院：宣武医院和天坛医院。我一边在不停地寻找各大医生的资料，一边又苦恼大医院的门诊号真是一号难求，焦虑和恐惧早就已经使我迷茫，让我心神不宁，然而现实的发展永远比文学和影视作品更有戏剧性、更加富有转折。偶然之间，我在网络上认识了一位刚刚接受梁主任手术的患者小哥，虽然隔着冰冷的屏幕，但是同病相怜使我们交流颇多，他给我十分详细地介绍了首都医科大学宣武医院和梁主任，也正是这位小哥点亮了我迷茫无助的、黑暗中的火把。说来也巧，之后没过多久我就奇迹般地挂到了梁主任的门诊号，一切似乎都刚刚回到了正轨，也许这就是冥冥中的注定吧。

接下来就是收拾东西，启程去看病！

3 宣武医院，你好

2020 年 10 月 12 日　　　　　　　星期一

从济南到北京的高铁路途并不算远，只是一路上我都无暇顾及窗外沿途景色，此时焦躁已经主导了我所有的情绪，陪我一同赴京的女友早早地察觉了我的异样，一路紧握我的手，让我安心，只有我安心，她才安心。

在门诊见到了梁主任，虽然初诊结果几乎不变，我却像终于抓到了救命稻草一样，紧绷了许久的心弦开始了微微松动，似乎不再那么焦虑了。与梁主任的初次交谈，让我安心了许多，只是对未知未来的恐惧，依旧无法消散，也许是害怕即将到来的命运，也许是害怕无法掌握发展的方向，害怕结果不尽如人意，害怕面瘫。

顺利住院后，可能是由于心境变化，也可能是医院环境使然，我渐渐地开始安下心来，加上医院手术日程排得满满当当，我可能要等些时日。正好术前的这段时间，我可以有条有理地厘清思绪，舒缓近半个月来紧张错乱的心弦。晚上看着医院门口车水马龙，望着北京城繁华的夜景，我似乎理解了在我懵懂求知时读过的文章诗句，明白那枯燥的诗词文章，明白这些作者的所悟所想，大概是我的一种成长了吧。因为我的手术日期排得比较靠后，导致我在接下来的几天里成了整个楼层最无聊的人，每天都能看到其他患者被推去做手术，然后成功归来，从元气大伤渐渐恢复身体机能，康复如初。我每天从睁眼开始，活动空间就被局限在病房和走廊中，随着时间一天天过去，周围的每个人都在忙碌自己的事情，而我除了无聊就是无聊。每天早上查房是我最开心的时间，因为查房时我才感觉到自己还被惦记。梁主任每天查房十分关注患者的动态，每天都会耐心地询问我的感觉和状态，梁主任对患者的态度，总是让人内心暖乎乎的。

就这样，每天无聊又期待，终于到了手术日。

4　生日快乐

2020 年 10 月 23 日　　　　　　　　星期五

手术日期定在我农历生日这天，很幸运，也很巧。手术前一天，梁主任语重心长地跟我说："小伙子，你的肿瘤很大，你知道的，从片子上看，肿瘤一边压迫面神经，另一边脑干被挤压到已经发生位移形变了，肿瘤和组织的粘连情况只有开颅后才能知道，现在可以断定的是，即便手术非常成功，你的听力也不会恢复了，最好的情况是保持现在的状态，至于肿瘤，我们术中会尽力切除，但是如果粘连很严重，强行剥离会导致面神经严重受损，术后你会半侧脸面瘫，你很年轻，未来的路很长，所以如果全部切除会导致面瘫的话，我们可能会选择保住你的面神经，残留一点点肿瘤，以保证你未来的生活不受影响，好吗？"听到这些话，当场就热泪盈眶，在生活中我并不是一个多愁善感的人，梁主任的这番话是我确诊后听到最温柔的话了，单侧听力受影响也好，耳鸣也好，其实对我的生活影响有限，可如果面瘫了，可能我自己都没做好接受的准备，我一直坚信，站在患者角度看问题的医生，是这世上最好的医生。

中午 11:00 整，我微信告知了父母，被推进了手术室，我期待却又不期待的一刻终于到来。在手术室里，各式各样的仪器接到我身体上，紧张使我心跳不断加快，负责麻醉的护士让我放轻松。我尝试强装淡定，当一根根针管插到我血管中，护士让我戴上一个面罩深呼吸，我知道麻醉开始了。

我在重症监护室醒来，夜幕早已降临，不出我所料，术后浑身难受，右耳的耳鸣声依旧。我尝试撑住床板翻身，但我的力气仅够我抬起双手，我摸了一下右脸，麻酥酥的，往上摸了摸头皮，也麻酥酥的，动了动面部肌肉，我知道自己没有面瘫，松了一口气，之后用自己最大声音呼喊医生，询问时间得知已经将近 21:00。我知道父母还在住院楼下焦灼地等待，忙问医生有没有人通知我父母，医生告诉我：放心吧，已经通知了。直到这一刻，这颗心才算真正安稳地落地了，我终于可以让他们安下心了。

因为手术前一天 22:00 后就不能喝水，手术醒来后已经 24 小时没有喝水了，口干舌燥的我恳求值班护士给我喝一点点水，润润嗓子。出于对我的同情，护士给了我 10 mL 水，让我湿润一下已经冒烟的嗓子，我最终咽下了 5 mL 左右，之后不到 10 分钟，反胃的感觉重重地袭来，我躺在病床上吐得稀里哗啦。护士帮忙清理干净后，说什么也不听我的恳求了，手术后元气大伤，浑身不自在，加上刚刚呕吐过多，胃部很难受。虽然双重痛苦加身，但此刻的我内心全都是希望，全都是我手术成功的喜悦。

看着窗外的黑夜，我没有一丝困意，我默默地告诉自己：要尽快恢复如初，我要健健康康地出现在家人们面前。心里默默地对自己说：生日快乐！

5 康复时光

2020 年 10 月 29 日　　　　　　　星期四

术后第二天清早，我倚靠在床上喝小米粥，吴医生过来看到我精神状态比较好，便安排我回病房了。

　　虽说精神状态已经明显好转，但依旧浑身使不上劲，头部伤口隐隐作痛。拿到手机的第一时间，给父母打了个视频电话，告诉他们一切平安，其实本打算多说几句话，无奈手术当晚一点没睡，导致此刻困意上来，眼皮疯狂打架。之后梁主任来查房，问我眼睛是否重影，这时候我才戴上眼镜，眼前的事物都变成了两份，梁主任表示术后正常症状，可以恢复。之后我便经常拿着手机录像，奇怪地发现：右侧手术，却是左眼的转动却不灵活。纳闷！好在连续观察几天之后发现眼睛可动范围逐步扩大，也就没那么担心了。

　　术后第三天，我可以拔尿管下床活动了。然而就是从第三天开始，莫名其妙地开始发热，体温一直在 38℃徘徊，因为不算高热，护士帮我拿了冰袋物理降温。术后伤口几乎没有疼痛感，这里真的得夸赞一下首都医科大学宣武医院的医疗水平，这么大的手术，患者术后竟然几乎感觉不到疼痛，真是神奇的事情。伤口不疼痛，就是发热让我脑袋晕晕沉沉的，每天工作人员把饭送到我桌上，我都不想起来吃饭，躺着说完谢谢，闭眼继续睡觉。没人管我，能睡一整天，丝毫不想起床吃饭。邻床大哥每次饭点都会喊我：起来吃饭啦！不要再躺着啦！多吃点才会好得更快！莫名地有一丝丝尴尬。

　　因为长时间不退热，医生最终决定给我做腰椎穿刺。说实话，这之前我并不知道什么是腰椎穿刺，也不知道会这么疼，我侧躺在床上，医生开始扎我的时候，疼痛让我的叫嚷声响遍病房。给我做腰椎穿刺的医生开玩笑道：第一次见你这样的，打针抽血眼都不眨一下，做个腰椎穿刺却嗷嗷的。我也成功沦为病房"佳话"，医生每次带着腰椎穿刺套装都会对我说"又来了哦"。腰椎穿刺结果也是意料之中的颅内压偏高，所以才会头晕，就这样每天输液又增添了一瓶"甘露醇"，我还闲着没事百度查问这个药物，原来是降颅内压的药物。甘露醇必须快速滴注，每次都打得我血管疼，手背的针眼处都会生成一些结晶。

　　就这样，每天在被腰椎穿刺、被喊着吃饭及医生护士们亲切的问候中逐渐康复着。

6 扬帆起航

2020 年 11 月 2 日 　　　　　　　　　　星期一

术后第十天，检查了各项指标都很正常后，梁主任安排我出院了。

这时候，身体状况已经恢复得可以独立完成大多数事情了。耳鸣这一特征也注定和我"灵魂绑定"，不过还好，如果我不在乎耳鸣的话，它几乎对我没有影响，唯独眼睛重影的问题还没解决。梁主任建议我出院后购买甲钴胺片吃，可以营养神经，恢复眼睛重影的问题。

收拾好行李，告别同房病友，告别了医生和护士，在护工师傅的搀扶下缓缓走出病房。在门口见到了阔别已久的父母，二老在门口焦急地等待，11 月的天气略显微凉，再度见面的一家三口也露出久违的笑容。我们都知道，在这一刻任何言语都比不过一家人相视而笑。随后父亲独自一人去办理我的出院手续，母亲陪伴着我，就这样坐在医院楼下，享受着阳光的沐浴，如沐春风，如获新生。

十多分钟后，父亲带着一堆东西回来了，我父亲是平凡的农民，平日里用智能机上网都需要我在旁手把手教学，为了孩子，在陌生的城市陌生的环境中摸索着流程，我不知道父亲在帮我办理出院手续的时候走了多少弯路，问了多少人，我知道的是父爱如山，无须言语。我没有选择久留，乘坐最近的一班高铁回了山东。

重获新生的机会不多，我很感激首都医科大学宣武医院对我的治疗，感激父母对我的包容，感谢女友对我的陪伴，而我对这些恩情最好的回馈，就是用我的双手和专业知识去造梦、追梦、圆梦，创造属于我的价值。

重新起航啦，人生！

张　渊

2022 年 1 月 4 日

7 后记

　　梁主任邀请我写下自己的求诊和康复经历，很是荣幸，也更感慨梁主任在工作和生活中一直关心着患者。手术至今也快四年了，当初陪我奔波就医的女朋友，现在已成为我的妻子，我们也有了一个非常可爱的女儿。我也从一个职场小白成为业务骨干，我依旧耳鸣、脸麻，但它已经影响不了我了。一只耳朵还一样听不到声音，这影响确实很大，但在生活和工作中我并没有隐瞒我的病症，我知道像往常一样正常工作和生活，就得让旁人知道我的不方便，只有我先说

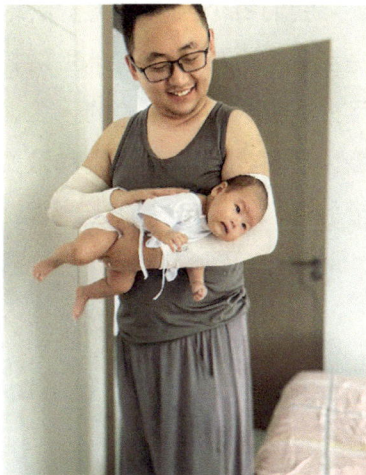

图 2-19　术后生活照

出来，旁人才能以正确的方式和我相处。如今事业、家庭、理想都在稳步前行：工作中，我是张工；家庭中，我是丈夫，是父亲；生活中，我是一个乐观向前走的人。这要感谢首都医科大学宣武医院，感谢梁主任。最后，我希望有更多人看见这本书，我希望有更多患者得到及时有效的治疗，我希望身体不便的人，能够驱除阴霾，正确对待疾病，我也希望以后遇见身体不方便的人，一定要把他们当正常人一样对待。

张　渊

2024 年 8 月 2 日

梁建涛点评：

　　看到张渊发来的幸福指数爆棚的、暖男兼奶爸的照片，心里感觉很很温暖、很感动，我完全能感觉到为人子、为人夫、为人父的张渊，他内心的平和、满足和富足，也为张渊如此恬淡、如此幸福的生活和自己

曾经的付出有一点点相关而充满成就感。医生的成就感、幸福感主要来自每一位患者康复后的喜悦。

我们每个人，只需安然地做个平凡人，怀着对生命的几分敬意，对生活的几分感恩，简单生活，简单去爱，循着自己喜欢的步伐与格调，尽力去完善并不完美的人生，足矣。人生数十载，唯有生命、时间与爱最为珍贵，最不可辜负和浪费。愿我们终将被岁月温柔以待，愿命里珍惜的人，陪自己过好这一生。

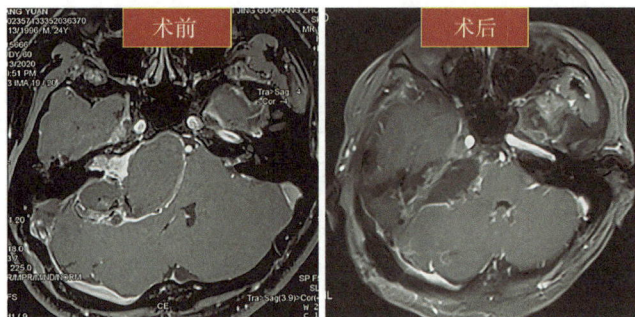

图 2-20　张渊手术前后 MRI 影像图

故事 11　遇见阴雨后，方知晴日好

法国著名作家莫泊桑曾经说过："生活不可能像你想象得那么好，但也不会像你想象得那么糟。"我觉得人的脆弱和坚强都超乎自己的想象。有时，我可能脆弱得一句话就泪流满面；有时，也发现自己咬着牙走了很长的路。

1 心　路

我是一名宁夏的基层内科医生，很不幸被发病率只有十万分之一的听神经瘤盯上了，原本安逸的生活被打乱了。我没有教科书上写的耳鸣及听力下降等特征性的临床表现。初期我发现最近 1 个月头晕明显，且伴有快速体位变化时的步态不稳。儿子再三催促我去做个头颅 CT 检查，我最终去做了，意想不到地收到了 2024 年伊始上天送给我的一份大礼——颅内肿瘤。考虑听神经瘤的可能，又立即做了头颅增强 MRI，确诊听神经瘤。我请来神经外科刘主任，他阅片后意味深长地跟我说："你不耳鸣吗？右侧耳朵听力没有问题吗？听神经瘤诊断应该没问题，出省做手术吧，这个肿瘤比较大，都 3.7 cm×3.0 cm×2.7 cm 了，有个小鸡蛋那么大了，我们这里医生医术和医院设备都没有那么先进，关键是要保功能！"刘主任可能是怕我一下接受不了，又连忙安慰我说："很幸运，这是一个良性肿瘤，且目前这个手术很成熟，你别担心。"我当时脑子快速运转：听神经瘤？这到底是什么病？我好好的怎么会得这种病？老公推了推我，我才回过神来，心不在焉地走回诊室。

一向性格开朗的我，再加上自己也是一名医生，突然被交代病情的难过被我用理智镇压下去了，很快接受了这份"大礼"。人生如戏，戏如人生。立刻和同事、老公一起制定治疗方案，从百度、小红书、公众号等找全国最好的医生。全国擅长听神经瘤的手术的专家不足 10 人，最终锁定目标：北京首都医科大学宣武医院梁主任和 T 医院 J 主任。交代完手头工作，我将要踏上北上的问诊、面诊之路！临行前不得不跟父母说一下，我是独生女，在家我就是他们的主心骨，必须把大后方安顿好，我才能安心看病。但他们又是我的软肋，开口的瞬间眼泪止不住地往下流，虽然二老强装镇定，但红红的眼眶已经出卖了他们，我安慰他们："人吃五谷杂粮，哪有不得病的，要不你闺女不得下岗呀！"其实我也很怕，怕意外，怕失去听力，怕面瘫……越想越怕，我赶紧拿起大外科书迅速恶补这块知识。听神经瘤是指起源于听神经鞘的肿瘤，为良性肿瘤，确切的称谓应是前庭神经鞘瘤，是常见颅内肿瘤之一，占颅内肿瘤的 7% ～ 12%，占桥小脑角肿瘤的 80% ～ 95%。多见于成年人，高峰在 30 ～ 50 岁，20 岁以下者少见，儿童单发性听神经瘤非常罕见。临床表现：①早期耳部症状：出现一侧耳鸣、听力减退及眩晕，少数患者时间稍长后出现耳聋。耳鸣可伴有发作性眩晕或恶心、呕吐。②中期面部症状：肿瘤继续增大时，压迫同侧的面神经和三叉神经，出现面肌抽搐及泪腺分泌减少，或有轻度周围性面瘫。三叉神经损害表现为面部麻木、痛、触觉减退、角膜反射减弱、颞肌和咀嚼肌力差或肌萎缩。③晚期小脑桥脑角综合征及后组颅神经症状：肿瘤体积大时，压迫脑干、小脑及后组颅神经，引起交叉性偏瘫及偏身感觉障碍，小脑性共济失调、步态不稳、发音困难、声音嘶哑、吞咽困难、饮食呛咳等。原来我脑袋里的这个"大礼包"已经达到晚期，引起了小脑共济失调、步态不稳，刻不容缓，既然不能与我共存，就一定把它灭掉！

2　医　路

2024 年 1 月 9 日开始北上求医路，第一次去北京竟然是带着如此复杂的心情。1 月 10 日挂了北京首都医科大学宣武医院梁主任的特需号，早早来到诊室前签到、排号。在等待的过程中，第一次与听神经瘤病友一起探讨病情，心情一下敞亮了不少，听闻前面一位是成都患者，他转战大江南北，看过华山医院、上海市第一人民医院、天坛医院，现在来首都医科大学宣武医院面诊梁主任，不禁让我目瞪口呆，这是做了多么详细的功课！一个自称学医的，连听神经瘤手术的名医都不是很了解，只能感叹中国信息现代化是如此发达！喊到 9 号了，这位老哥进去了。大约半小时，他面带微笑出来了，还偷偷给我竖起了拇指，我心领神会！轮到我了，一进诊室见到了梁主任，比照片上更有亲和力，他阅片、问病史都是那么认真严谨，当他询问我职业时知道是同行，又更加亲切了。我问他能不能双保，梁主任很认真地回答我，说："你这个肿瘤比较大，保听力你的期望值不要太高,保面神经的可能性在 90% 以上！"我又问他："我的从医生涯是不是结束了？"他说尽量让我回归生活和工作！接下来我又问了一些问题，他最让我折服的是这个手术可能出现的风险都用数据说话，从来没有模棱两可的措辞。我在从医的生涯中也不断地升华医患沟通技巧，但这次真正感受到了巧妙的医患沟通真的能将患者的焦虑、紧张、不知所措统统打消，彼此产生足够的信任感！我当时心里就觉得梁主任是首选！让梁主任给我开了住院通知单，门诊没有让我做任何检查。我和老公回到宾馆，商量后认为首都医科大学宣武医院是首选。但是人总是想多看看，正好第二天有 T 医院 J 主任的号，我来到了 T 医院，见到了 J 主任，他也很和善，但是很干脆，几句话就让我回去等通知！我决定回家等首都医科大学宣武医院的住院通知！此时此刻，定好了治疗方向，才真正地松了一口气。我瞬间绷不住了，泪如雨下，哭命运多舛，哭老天不公，把积压了那么多天的情绪彻底发泄出来，我是一个那么不服输的人，又怎会被一个小小的听神经瘤放倒？哭过了，释然了，轻装上阵。梁主任说患者的好心情一定会感染到术者的，我坚信爱笑的人，运气都不会差。1 周后，也就是 2024 年 1 月 18 日，我接到了电话，19 日去住院。我订好飞机票，装好背包，带着我亲爱的爸爸妈妈的牵挂，带着所有爱我的人的祝福飞到了北京，来到了首都医科大学宣武医院，走进朝思暮想的"大脑袋"楼，亲眼看见了一架梁主任弹过的钢琴和十六字院训，"如履薄冰，如临深渊，全力以赴，尽善尽美"。医学的神圣与严谨赫然显现。很快步入五楼神经外科病区，宽敞明亮的走廊，和蔼可亲的护士，整洁安静的病房。终于来到了我的病床 517-3，戴上了昂贵的手环——腕带，心里五味杂陈：救治过多少躺在病床上的患者，没想到今天自己成为了患者。这时来了一位胖乎乎的李大夫，他询问了病史后便匆匆离开。已经中午了，因为错过了饭点，也没有订饭，只能用饼干充饥。下午宋主任来到病房，李医生汇报了病史，他亲自阅片后跟我说："你还需要再拍一个更清楚 MRI。"我点点头。第二天，我去拍了高清 MRI，很幸运，人很少。两个多小时就带着片子回来了，随后又陆陆续续完善术前相关检查。我术前还存在一个问题：我的支气管哮喘必须评估肺功能，看是否可以耐受全身麻醉。一切准备就绪，星期一早上 7:00，梁主任独自一人先来到病房，看到梁主任，就像看到自己医学院的大师兄般那么亲切。他认真阅片后说："你放松，剩下的事情就交给我吧，相信我们！"查完房后，手术决定安排在明天，也就是 2024 年 1 月 23 日。1 月 22 日下午，一个漂亮的护士过来给我剃头了，手法很娴熟。知道我的病情后，她说梁主任要求患者美观，不需要剃光头。听后心情瞬间很美丽，不用成为秃子啦！剃完头照了照镜子，还不错，新发型很酷！李医生在探视时间给我老公交代了手术方案、术中及术后可能出现的意外情况，并签署了手术知情同意书。麻醉医生也与我沟通，同时签署了麻醉知情同意书。因听闻一些病友术后使用止痛泵后会出现恶心、呕吐，我决定不使用止痛泵。此时此刻，心如止水，很坦然地等待明天的到来！21:00，宋主任风尘仆仆地从手术室来到病房，把我叫到楼道又跟我进行了更深刻的沟通，因为我的肿瘤偏大（3.7 cm×3.0 cm×2.7 cm），有小鸡蛋那么大了，属于大听神经瘤，肿瘤越大，术中可能保面、保听的概率越低；也有极端现象出现，面神经包裹肿瘤，这种可能如若切除肿瘤，必然损伤面神经。我毫不犹豫地告诉宋主任："保面！"宋主任看着我松了一口气，说："我们团队会尽全力的！"我重重地点头。这种信任是发自内心的，信任是医患关系的灵魂。我给老公交代：无论术中出现任何问题，医生一定会给出最佳方案，你不用质疑！

　　一夜辗转反侧，也没睡踏实，早上 5:00 多我就起床了，洗漱完毕，护工牛姨帮我把酷酷的发型整理好，值班医生 6:30 前后过来给我的头部标记手术位置，7:00 手术室来接我了。爬上接送患者转运床的那一刻，开始有点紧张，身体不自主地颤抖，不一会儿就来到手术室了。具体在哪层我也不知道，也没见到家属。从平车转移到手术室专用床后，护士就开始有条不紊地忙碌起来，扎留置针，摆体位。麻醉医生开始诱导麻醉了，深呼吸，深呼吸……我什么也不知道了。"姚洁，醒一醒，手术已经做完了！"耳边不停地呼喊着我的名字，浑浑噩噩中被推回了病房，没有去 ICU，而是直接推回了普通病房。一群人将我抬到床上，护工阿姨和护士把所有仪器连接完毕，我才真正清醒过来，听到宋主任和我老公交代："术中由于肿瘤与面神经粘连紧密，没有完全切除，显微镜下显示残留 1 ~ 2 mm，目前二级面瘫（轻微），之后能恢复正常。"这些话我也都听见了，赶紧摸摸自己的眼睛，可以闭上，摸摸自己的嘴巴，没有歪！我老公看见我的动作后赶紧跟我说："没有嘴歪眼斜，你是最棒的！"这时，我心里踏实了！未来的几天，只能靠自己的坚强意志度过了。因为知道使用止痛泵会有恶心、呕吐等不良反应，我没有用，术后我未发生呕吐。这是个难眠之夜，6 小时之内不能喝水，我就是靠着沾了水的纱布敷在嘴巴上度过。静脉不停地补液，我半睡半醒，终于天亮了！梁主任一早就先进来查房了，他那温暖有力的大手让我感觉到了满满的幸福，我睁开眼睛努力挤出一丝微笑，梁主任温柔地说："很难受吗？你的肿瘤比较软，比较黏，没有全切，残留了 1 ~ 2 mm，手术可以打90 分吧！"我已经很知足了，至少保面了。带着感恩的心，我说了一声："谢谢，梁主任！"术后前 2 天的生活是在护工牛阿姨的帮助下度过的，可以喝水后，我就抱着带有吸管的矿泉水瓶子喝水了，那真是我的生命之源呀！躺在床上完全没有胃口，一点也不饿。牛阿姨天天帮我把一日三餐定好，她总是鼓励我好好吃饭才有力气战胜病魔，这样的叮嘱很像我对自己的患者的碎碎念，只有真正角色互换后才明白不是他们不吃，是真的不想吃！术后第二天做了腰椎穿刺，没有很痛苦，过程顺利。思绪让我回到了 16 年前，我在神经外科轮转时，李老师让我去做腰椎穿刺，当时我的理论杠杠的，也看着老师做了十几次，轮到自己亲自上手时还是紧张，紧张到穿刺针连皮肤都没有刺破，去搬救兵，办公室空无一人，回来硬着头皮重新开始操作。成功的一瞬间，李老师不知道从哪里冒出来了，老师的良苦用心永生难忘。不知不觉眼角湿润了，仿佛李老师还在身边对我说："姚洁，你是最棒的，等你回来！""好了，做完了，颅内压不高，挺好的！"李医生拉回了我的思绪。术后第三天，坐起的瞬间天旋地转，我是到太空了吗？我怎么有失重的感觉？紧紧抓着牛姨的胳膊，知道会晕，但是不知道这么晕。坚持了 5 分钟，我躺下了，躺平真舒服呀！但是必须慢慢锻炼。探视时间，老公来了，他架着我的胳膊，拎着我的裤子，走出了病房，重生了！不争气地流下了泪水，是喜悦的泪水，是激动的泪水，是感恩的泪水。随后坚持时间一次比一次长，一次比一次走得远。术后第五天，新问题来了，已经六天没有排大便了。想尽了所有的办法，吃了火龙果、红薯，喝了蜂蜜水，依然没有排大便，只能求救医生了，第一次用开塞露，给患者用过无数次开塞露纳肛、灌肠，给自己用真是头一次。不过我轻车熟路，很快就通畅了，舒坦。术后第七天，我要出院了，嘴也歪了，喝稀饭有点漏嘴，带着满满的感激和不舍，最后一次听梁主任的医嘱："水肿期到来了，你的嘴可能会歪，但是别着急，慢慢就好了！总的来说，你也可以'完璧归赵'了，回归到你的生活中去了！"我感激地握了握梁主任的手，此时此刻感慨万千。2001年，第一次站到医科大学礼堂中间，我宣誓：健康所系，性命相托！庄重源于我认识了你！2023年，在单位院领导再次让我举起右手宣誓健康所系、性命相托之时，是对自己职业的敬佩！今天，躺在病榻上，看着面前顶尖医院的老师：健康所系、性命相托，真是发自肺腑的。他们一句问候，一句告知，都那么神圣庄重！原来此生我在干着这么神圣的事业，如果我好起来了，我定会坚定信念，做患者心中的健康所系性命相托。

3 归 路

从2024年1月1日发现听神经瘤到1月31日出院，整整1个月，这个月让我经历了成长，成熟了。坐上回家的火车开心极了，马上就可以看见我亲爱的爸爸妈妈和心爱的儿女了！到家了，那天正好是小年，一家人围桌而坐，外面鞭炮声声，其乐融融，无以言表。活着真好，生活多么美好！很快新年过完了，生活归于平静了，之前的劫后重生的兴奋慢慢退去，我开始失落、抑郁了！从表面上看，我面部没有任何变化，保面成功。虽然面神经运动功能没有受损，但是感觉功能还是有影响的，比如患侧舌头麻木、味觉减退、眼睛没有眼泪，正因为如此，我觉得做的饭都不香了。患侧听力受损也比较严重，术前我听力正常，因此落差很大，没有经历过的人都觉得还有一只耳能听见，不是问题，但是这种不平衡、不协调就会导致听声辨位出现问题，总是无法判断声音来源，让人反应都慢了半拍。终于明白失聪的人为什么都呆呆的。还有耳鸣，无时无刻不伴随着我，总觉得患侧耳朵不停地鸣叫，音调很低，但是当到达嘈杂环境时，这耳鸣却如把利剑直逼脑仁，像过电一样，每当这时候我就会烦躁，莫名地发脾气。这种消极的情绪会使我抑郁，终于明白久病的人为什么会出现情绪失控、抑郁、反常，也更能理解他们的无助和无奈！自己的不幸只能自己消化，没有人可以感同身受，只能自己默默承受。为了使自己高兴起来，我每天到公园散步，去练瑜伽，慢慢地心情好了，心胸宽广了，再没有自怨自艾了。我每当听到声音，就会先判断声音来源及方向，当我的患侧听不见声音或者听不清时，我就会换

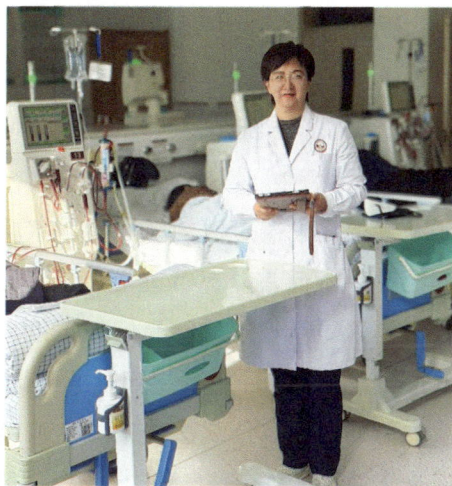

图 2-21　手术痊愈后回归工作留影

个体位，用健侧耳去听，还不忘记说我听不见，再说一遍。不能改变环境，只能适应环境，大概经历了 2 个月，才接受了现实。转眼 3 个月了，2024 年 4 月 20 日，我带着当地医院的 MRI 检查结果，北上去找梁主任复诊，再次来到首都医科大学宣武医院的"大脑袋"楼前——重生之地呀！来到梁主任诊室，一向伶牙俐齿的我，竟然语无伦次，还好梁主任睿智，看完片子，他很肯定地说："恢复得不错！"然后给我拍了检查面神经的小视频，还让导诊台的护士给我们拍了合影，受宠若惊的我早已忘记来时准备的一堆问题，高高兴兴地走了！走出医院，才恍然大悟，我还有那么多问题没问呢！

　　这就是我的求医路，不幸却又难忘，短暂却又精彩。人生无常，珍惜当下，心存感恩，方能乐享岁月的馈赠。

姚　洁

2024 年 4 月 26 日

梁建涛点评：

　　姚洁主任是我的同行，她是一位肾内科医生。因为是同行，所以她

会对医生有本能的理解和信任。

姚主任说："这种信任是发自内心的，信任是医患关系的灵魂。我给我老公交代：无论术中出现任何问题，医生一定会给出最佳方案，你不用质疑！"

姚主任说得是对的，患者、家属和医生的愿望是完全一致的。就听神经瘤手术而言，都希望全切"保面保听"，但能不能做得到，取决于很多因素。最理想的医患信任关系，就是把专业的事完全托付给专业的医生做，相信医生会给出问题的最优解。

另外，姚主任从医生变成了患者，她对"将心比心、换位思考"有了真正的、更加感同身受的理解。"躺在床上真是没有胃口，一点也不饿。牛姨天天帮我把一日三餐定好，她总是鼓励我，好好吃饭才有力气战胜病魔，这样的叮嘱很像我对自己的患者的碎碎念，只有真正角色互换后才明白不是他们不吃，是真的不想吃！"

如果只比较术前术后 MRI，只看姚主任现在的状况，会觉得手术几乎完美，但如果走进她的内心来评价手术对她全方位的影响，就会发现，我们所谓成功的手术，从患者的角度，往往会给出另一番评价。"生活归于平静了，之前劫后重生的兴奋慢慢退去，我开始失落、抑郁了！从表面上看，我面部没有任何变化，保面成功。虽然面神经运动功能没有受损，但是感觉功能还是有影响的，比如患侧舌头麻木、味觉减退、眼睛没有眼泪，正因为如此，我觉得做的饭都不香了。患侧听力受损也比较严重，术前我听力正常，因此落差很大，没有经历过的人都觉得还有一只耳朵能听见，不是问题，但是这种不平衡、不协调就会导致听声辨位出现问题，总是无法判断声音来源，让人反应都慢了半拍！终于明白失聪的为什么都呆呆的。还有耳鸣，无时无刻不伴随着我，总觉得患侧耳不停地鸣叫，音调很低，但是当到达嘈杂环境时，这耳鸣却如一把利剑直逼脑仁，像过电一样，每当这时候我就会烦躁，莫名地发脾气。这种消极的情绪会使我抑郁，终于明白久病的人为什么会出现情绪失控、抑郁、反常，也更能理解他们的无助和无奈！"这也是我邀请手术患者讲述自己心路历程的初衷。

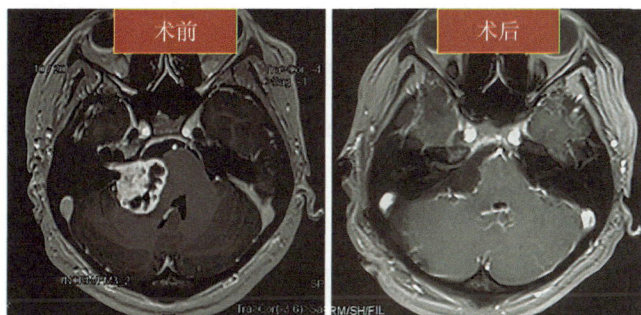

图 2-22　姚洁手术前后 MRI 影像图

故事 12　巴山蜀水话"听瘤"

我是一名来自重庆的听神经瘤患者，2019 年 7 月 15 日在北京首都医科大学宣武医院做的肿瘤切除手术。

我是一次偶然的机会发现自己得了听神经瘤。2019 年 6 月，我因为脖子疼去拔了火罐，回来洗了个澡，之后的两天总感觉头晕不适。当时我没有引起重视，直到头晕持续了一周左右，我赶紧去医院做了检查。医生让我做了一个脑部 CT，提示结果可能是听神经瘤。我当时吓了一跳！电视剧里的情节居然发生在了我的身上，肿瘤？但在这之前我身体没有任何的不适，听力也没有明显的下降。

但事实上，在后面入院的听力检测中，发现我的右耳听力确实有所下降。当时我所在县城医院的医生说可以通过伽玛刀控制肿瘤，不用开刀，所以不用怕。我听了之后心情好了一些，以为真的可以通过伽玛刀解决掉。后来我满怀期望到重庆市就医，跑了很多大医院，但医生给出的治疗建议结果都是让我非常失望，医生们都说我不合适伽玛刀治疗，最好的方式是做开颅手术。我想想都可怕啊，感觉不到希望了，做梦都没有想到才 29 岁的自己就要做开颅手术！当我把要做开颅手术这件事告诉家里人时，我妻子顿时就嚎啕大哭……

后来我通过北京的表姐了解到了T医院，当天半夜两点多就赶飞机到了北京，我心里又一次燃起了希望的火苗。第二天，我挂了T医院一位主任的号，被告知要先做一个增强核磁确定是否是听神经瘤，但要排队到一周多之后，于是我又带着失望与伤心回到了重庆。十多天后，我再次来到北京，这次挂了T医院另外一位主任的号，但被告知至少也要等到半年后才能手术，后来，我听说有外地的专家可以到重庆为我手术，这样可以大大缩短等待时间，但是邀请专家需要一笔会诊费。我心里真的很失落，这笔钱对我来说不是一笔小费用啊，我又一次陷入了绝望中……

一次偶然的机会，我在听神经瘤QQ群里了解到了首都医科大学宣武医院的梁建涛主任，我向群里的重庆病友打听到，梁主任是一位正直的好医生，于是我下定决心去找梁主任。初次见面，我觉得梁主任和我印象中的大专家完全不一样，他很和蔼，交流了几句话，我当时又兴奋又激动，特别是当他亲切地喊我南竹，我真的觉得很开心，这真是我那段时间以来最开心的一件事了，让我在黑暗中见到了曙光！之后他让我回去等候通知，一周后，我再次来到首都医科大学宣武医院准备手术了。

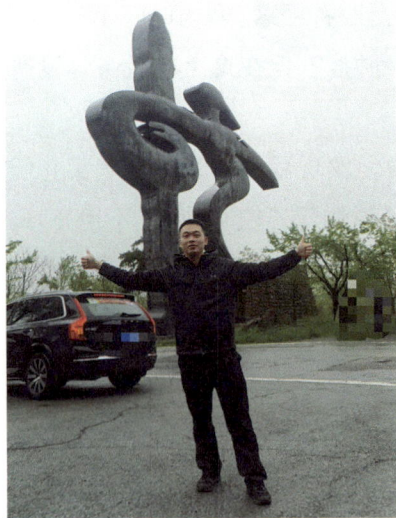

图 2-23　术后生活照片

梁主任的团队还有护士们对患者很关心，梁主任也经常亲自查房关注我们的情况，后来手术前梁主任跟我母亲和妻子进行术前谈话，她们都感到梁主任人很好而且很专业，在这儿做手术，踏实！

终于到了手术这一天。手术时间从 14:00 多一直持续到 21:00，我的家人就在一楼大厅焦急地等待着。我连梦都没做，感觉一闭眼一睁眼手术就做完了。术后，我被急忙推往重症监护室，梁主任边跑着边跟我说，"面神经保留，肿瘤全切！"这个结果无疑是最好的。术后唯一的感觉就是头和脖子疼得厉害，每天夜里要吃止疼药，另外还有头晕，平衡力差的症状，不过后来就慢慢好多了，但是我的患侧没有听力。术后我的面部有一点歪斜，眼睛也很干涩，到后来慢慢地我也都接受了，心里也没有太多负担。到现在面瘫几乎好了，干眼症也好多了，我平时看电子产品的时候就戴上湿房镜，偶尔再通过滴眼液缓解眼干，现在出门走路吹风，眼睛都不是太难受了。

经历了这一遭，让我的生活有了很大的改变，在首都医科大学宣武医院我还认识了几个病友，没事我们还聊聊天，互相鼓励鼓励。我平时喜欢没事就多走路锻炼，适当运动一下，少看电子产品，随时提醒自己保持良好的情绪，身体最重要。我很感恩梁主任，他是一位有亲和力、有耐心、医技高、有好医德的医生，认识他真的很幸运，是他给了我们患者又一次生活下去的希望和勇气！感谢梁主任！

陈南竹

2021 年 11 月 22 日

梁建涛点评：

2024 年 4 月 7 日随访，南竹说他"身体恢复得不错，和正常人没啥区别。就是嘴巴大笑的时候，还有一点歪，自觉面瘫恢复到术前的98%。2022 年复查，重庆医生说手术做得很好，看不出来像做过手术的"。

南竹在文中提到的请外地专家到当地进行手术，这是常见的一种方式，但对于听神经瘤，尤其是大于 3 cm 的听神经瘤而言，我并不太赞成这种方式。因为听神经瘤手术涉及保面甚至保听，要求显微镜下超精细操作，需要一个包括外科医生、麻醉医生、手术室护士、电生理监测医生配合默契的团队，另外对手术床、手术显微镜、手术器械、超声吸引等设备有严格的要求，而不是仅仅依靠主刀医生一人就能掌控全局。

所以对于 3cm 以上的听神经瘤，如果病情允许，我建议患者宁可等待一段时间也要在国家或省级神经外科中心进行手术，不要在神经外科规模还比较小的医院治疗。

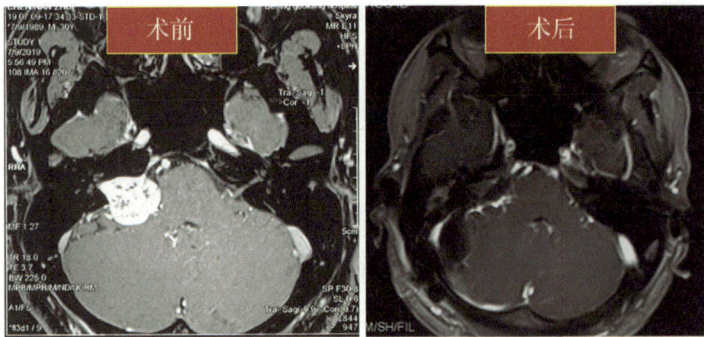

图 2-24　陈南竹手术前后 MRI 影像图

故事 13　设计师的听神经瘤就医故事

提笔的时候，我已经听神经瘤术后 5 个月了，一直很想写这段求医治病的经验总结，和同样患听神经瘤的朋友经验分享，但是一直没有勇气再回忆。毕竟这段重生的经历有点不快乐！

我是资深景观高工和民宿创业者，家庭美满，事业上升，每天有用不完的力气、说不完的话。如果用性格特征来形容：一名阳光开朗爱笑的设计师兼民宿创业妈妈。

1　意外发现，很难相信

2023 年 9 月 18 日经历了一场车祸（也许是肿瘤压迫发生的事故），车祸后去医院检查，脑 CT 显示大面积病灶，急诊医生请教神经外科医生。神经外科医生表情凝重地看着我，问："你是一个人来的吗？"在收到肯定答案后，他又问了一些其他症状后，才语重心长地和我说："根据片子上显示，应该是脑瘤，至于是什么脑瘤，要进一步检查才能明确。"我说："脑瘤呀！这么大面积呀！从 CT 上显示的面积来看不小，这个不太可能吧。"医生："约个 MRI 检查核实一下吧！"我不知道其他病友被告知长肿瘤的时候是什么反应，反正我第一时间是认为机器故障，肯定是误诊了。因为我生龙活虎的，没有任何不良反应。

等待 MRI 检查的这三天也没有闲着，把我买的保险都拿出来，仔仔细细、咬文嚼字地认真研读，要做好真的是脑瘤后的所有准备，钱够不够？毕竟如果确诊脑瘤属于重疾，后面也许是无底洞也有可能。幸运的是，我买的商业保险还比较齐全，重疾险、住院险都有，医保后全报，不会出现一病变贫的结果，我心里踏实很多。

3 天后的 MRI 检查结果显示三叉神经瘤（4.5 cm×3.5 cm，之后几家大医院确诊为听神经瘤）。说实话，一家医院的结果我依然不相信，又跑了 3 家三甲医院，才接受自己得听神经瘤的事情。

赶紧上网查询，结果发现是脑部肿瘤，颅内，良性。没有生命危险，我又开心了。

2　疑问不断，反复回忆

不知道其他病友知道自己得了听神经瘤后是什么反应，有两个问题困扰了我很长一段时间：①为什么我脑袋里会长听瘤？小时候被人打耳朵打的？手机辐射引起的？还是带孩子累的？颈椎病压迫导致的？创业的压力太大引起的？我老公说是我玩手机时间太长，辐射引起的。这个问题我后面也咨询过梁主任，他说听神经瘤是个古老的疾病，手机出现才多久呀？②听瘤都长那么大了，我怎么那么多年没有发现呢？（3 cm 以上就是巨型了）听力下降，我以为我的耳机坏了。但是工作生活中我完全可以正常交流。头晕，我一累就头晕，早就习惯了。走路不稳，会摔倒，我一直以为是穿着高跟鞋的缘故。有一年时间中，一睡觉就手麻，我一直以为是颈椎病压迫神经，治疗颈椎病也花了不少钱。而且我每年都做体检，小病无数，就是万万没有想到，原来是养了"王炸"在我的脑袋里。

3　积极面对，查阅资料

既然确诊了，那就要解决它。毕竟它已经在我脑里长了那么多年了。听医生说，我的听瘤比较大，已经压迫脑干，挤压小脑，越早手术越好。

医生也给我说了不少让我感到害怕的后果。说实话，我一开始其实并不想做手术，在得到明确否定之后，家人和我开始大量查询资料，找亲朋好友中的医生朋友咨询，网络找人询问情况。那段时间，我一直都在研究听神经瘤。

总结如下：①它是良性的，目前的手术没有生命危险。②它长在颅内，需要开颅。有点吓人！③它周围包裹很多神经，手术难度很大，属于最高难度的第四级手术。④听瘤手术一般会有术后后遗症，最常见的是面部神经和听力神经受损，术后有可能面瘫、听力下降或耳聋。⑤德国的 Samii 教授，今年 80 多岁了，据说光听神经瘤这一块，他的手术量在 4000 台以上，据说术后患者面部表情和听力保存非常好。⑥国内顶尖水平的教授，屈指可数。⑦国内这方面手术量，北京的天坛医院、宣武医院、协和医院、中国人民解放军总医院和上海华山医院神经外科都很好。杭州的浙江大学医学院附属第二医院排名第四。

4 独自进京，寻找名医

既然只能通过开颅手术去除听神经瘤，那就要找最好的医生做手术。自从我确诊听神经瘤后，老公就整夜失眠，我估计他是内疚之前我每次说头晕不想干家务，他都没有认真地对待吧！总以为我是偷懒装病不想做家务。有那么一段时间，我居然很庆幸确诊听神经瘤，因为它可以为我证明我是真的生病了！因为我的肿瘤大，已经压迫脑干和小脑，不能拖，于是在中秋节前我独自一人到北京寻医。这里要感谢互联网，提早就能预约北京名医的特需号。为了更好地打探医生们的具体信息，2023 年 9月 25 日我来到北京，住进 T 医院边的一家民宿，民宿老板是 T 医院的工作人员，提前告知我很多"内幕"。比如哪个医生好，手术排到什么时候，要想提早手术可以去国际部。因为我有商业保险，自费不是我所担心的。我就想找个我信任的医生，毕竟要性命相托！

2023 年 9 月 26 日早上 7:00，前往 T 医院排队签到，8:30 医生到之前，门诊前已经有很多人，几百号患者，都是来自五湖四海。我朋友推荐我挂的是 W 主任。W 主任是位年轻有为的主任医生，我仔细地询问和了解关于肿瘤的各种细节，以及手术排期、手术费用、手术风险。排期是可以根据肿瘤的情况进行安排的，说今年 3 月开始排的还没有做上手术。关于费用，特需门诊所有费用都要自费，要住进 T 医院手术，要在 2 天内完成医生开的所有检查单，自费 7500 元，手术押金 8 万元，手术费用 6 万～8 万元，很多进口药进不了医保。我当天把能做的检查都做了，花了 3000 多元。在医院里到各个检查部门排队检查，就累得够呛，人实在太多了。T 医院给我感觉就是一家优秀的医疗企业，设施先进，技术领先，护士忙碌，问个问题都不耐烦，感觉是一台冰冷的机器。尤其对我一个中秋国庆假期前孤身进京看病的人来说，就医感受很不好！在医院里，我直接电话和老公说："还是回杭州做手术吧，亲戚朋友家人都在杭州，做检查住院都有人帮忙有人陪。"老公哄我说："既然到北京了，宣武医院梁主任也去见见吧！"

挂号北京首都医科大学宣武医院梁主任面诊。2023 年 9 月 27 日，我一早就到首都医科大学宣武医院。和 T 医院相比，首都医科大学宣武医院是又小又旧，也就"大脑袋"楼看起来洋气些，让我一度怀疑我这么高难度的开颅手术，这里设备行不行？不过医院整体的氛围和气场很好，老年人很多，走路慢悠悠的，护士和志愿者也很有耐心，"大脑袋"楼的设计，圆球很聚能量也很聚气，是我这位设计师喜欢的建筑风格，这让我安心不少。

梁主任和我想象中的医生不一样，他始终耐心地聆听着我的每个问题，总是会设身处地地为我着想，给出最佳的解决方案，也会"答非所问"，为的是让我不害怕和不紧张。

我都忘了我还问了什么，总之，聊到孩子，聊到工作，越聊我越轻松，给我感觉他哪里是宣武医院高高在上的神经外科主任医生呀，这完全是我失散多年的"梁表哥"嘛！难怪很多病友都亲切地称呼他为"涛哥"。

我没有做任何检查就拿到梁主任给开的住院单。出了诊室，我电话和老公说，我确定在宣武医院梁主任这里排队等手术了。

也许这时有人会问我，是怎么找到梁主任就诊的？我是通过听神经瘤群里的病友推荐的，当然来之前我也百度了梁主任的详细资料，不管是文字还是视频。

空闲时我就在网络上刷梁主任的各种科普视频，关注首都医科大学宣武医院神经外科的公众号，让我全方位地了解了手术全过程。查找宣武医院住院要准备的各种细节，比如是不是一定要家属陪着去北京做手术才行？梁主任在知道我的困难后，告知可以手术前一天直系亲属到北京陪同，手术当天一定要有人在，术后护工会照顾。也详细查了首都医科大学宣武医院周边的吃住分布、周边景点等。

5 入住宣武医院，术前准备

2023 年 11 月 3 日，接到首都医科大学宣武医院住院的医疗电话，通知周末到北京等候住院通知。心情特别好，终于可以进京手术了，也把消息告知了家人。不过晚上收拾行李的时候，心里还是很忐忑，看着两个年幼的儿子，五味杂陈。毕竟是开颅手术，万一去北京回不来了，他们哥俩怎么办才好。那一夜失眠了，不知道是激动还是害怕。半夜爬起来打开电脑，把需要交代的事情认真地写好，以防万一。第二天老公陪着我去北京，骗长辈说是去北京旅游。那两天逛了颐和园、北京大学、清华大学，还有首都医科大学宣武医院旁边的报国寺。5 日晚上，老公回家管娃，我独自留京手术。

2023 年 11 月 6 日，一早就收到一条短信：

庞代君您好，我是首都医科大学宣武医院神经外科肿瘤中心的临床助理，现通知您住院，您的主诊医生是梁建涛主任和宋刚主任组，您入住的是神经外科肿瘤1。

入院准备：下载首都医科大学宣武医院 App（扫描住院证二维码）或关注微信 / 支付宝小程序，患者身份证，实体医保卡，入院押金 3 万（需微信或支付宝支付），所有检查单，病历资料。尽量 1 位陪同人员，住院期间家属不能陪住。

入院流程，入院时间 2023 年 11 月 6 日上午。

（1）有住院许可证，通过 App 或小程序办理住院，完善信息，预缴押金，完成手续，到神经外科肿瘤 1（球形大楼五层）护士站入院。

（2）若没有住院证，通过 APP 或小程序、医院内自助机预约 2023 年 11 月 6 日神经外科普通号。到门诊三楼，神经外科门诊，请医生开具住院许可证。到神经外科肿瘤 1（球形大楼五层）护士站报到，再通过 App 或小程序办理入院手续。

（3）入院用物：餐具，洗漱用品，尿盆（女），尿壶及剃须刀（男），口罩，大号尿垫，抽纸巾，湿纸巾，吸管，（经鼻术者一次性备皮刀 1 个）。

流程复杂，手续烦琐，但为了保证患者住院期间病区环境安全，感谢大家配合医生护士完成入院流程。如有其他信息我会第一时间与您联系，请您保持电话通畅，感谢您对我们的信任！

临近中午，我办理好各种手续后，一个人带着行李箱和住院所需的所有物品进入首都医科大学宣武医院"大脑袋"楼的神经外科病房。一进去就有护士热情接待，全程陪着签各种检查表和手续，轻声细语。最让我开心的是，我一进入 509 病房，护工大姐就热情地迎上来，帮忙安排床位和摆放行李，嘴里还大声地说着："快看，又来一位大美女啦！"就因为她这句话，整个住院期间我都特别喜欢她。

我入住的 509 房间是 5 人间的大房间，我是 2 号床。聊天得知：1 号床是一位河北的吴老师，患 7 cm 颞叶脑膜瘤刚入住；3 号床是来自广东省广州的一位医务人员，年初 3.5 cm 听神经瘤手术后，10 月又发现听神经瘤并且更大，5 cm，安排第 3 天手术；4 号床是来自贵州的 3 cm 的听神经瘤患者，第 2 天手术；5 号床是内蒙古一位阿姨，第二天出院；后住进一位黑龙江来的患者，患什么病我忘了，总之就是眼睛总眨眼，需要做个小手术。我们 5 人中，1 人术后准备出院，2 人已做好检查等待手术，2 人刚入住做术前检查。我们来自不同省份，因为肿瘤相聚在一个病房里。仅仅半天我就和大家熟络了。我们天南地北地聊着家庭、工作、生活及病情，经常因为欢声笑语而吸引其他房间的病友来凑热闹。有几次梁主任巡房的时候，还好奇我为什么这么开心。为什么不开心呀？我们有条件到北京找名医医治，当然要开心！我们房间的护工张大姐，人漂亮，也热情，整天乐呵呵。术前她嘴巴说她不会管术前，只管术后。但是实际上她什么都管。我因为平时在家里 23:00 睡觉，入院后要 21:30 睡觉，睡不着开小灯玩手机，还被她教育了。

连着几天都是做各种身体检查，做每项检查时，都有专门的陪护带领着去的，根本不用担心迷路，也不用担心人家有家属陪而你没有，因为这里家属都进不来，家属只能每天 16:30—18:00 才能进病房，而且每家只能来一个。这个让一个人在北京住院的我，看起来不那么可怜了。而且也不用自己去拿检查报告，有护工帮忙拿。做各项检查时，我还认识了几个新朋友，之后几天经常一起聊天，分享美食。我是 2023 年 11 月 6 日星期一入院，入院检查 2 天后，通知星期五早上手术。

确定手术日期后，需要思考一个问题：全切还是保面？相信大型听瘤的病友都面临这个选择。入院前 MRI 显示肿瘤 5.3 cm，才一个月就已经长了 1 cm。我真的是佩服自己，这个月还完成了很多工作，体重也涨了几斤。我当面问了梁主任和宋主任，全切和保面的区别。他们都非常耐心地和我讲解：全切肿瘤复发概率小，但面瘫概率大；如果保面的话，肿瘤全切率低，远期复发概率高。作为女人，虽然不用靠脸吃饭，但是也很难接受面瘫。毕竟爱美是天性！可是我家人认为我反正 40 多岁，孩子都有 2 个，面瘫就面瘫，健康最重要。如果 10 年后又要手术，太伤人了。在我犹豫不决时，只能找梁主任商量，他和我观点一致，肯定优先保面。

术前理发是大家必经之路，也不用出门找理发店，有师傅上病房帮患者理发。剃掉手术区的头发，把剩下的长发都扎起来，就像换了一个新发型。这个事情不大，但是仪式感很强，感觉提前进入术前准备了。

6 检查妥当，术中睡梦

我是当天第一台手术，早饭不能吃，水不能喝，我迫不及待地想要早点进手术室。早进去早出来，就可以吃饭了。躺在一张很小的推床上，护工大叔因担心中途我被震掉下来，还用绳子帮我捆了起来，那场面所有人都笑着看我被推出病房。到 8 楼手术室，平躺在狭小的推床上，只能向上看着刺眼的灯光往后跑。一被推到麻醉室，我就想去厕所，虽然来之前就去过厕所。估计是紧张吧。我好奇地环顾四周，全是仪器。医生给我扎了好几个针头，挂了几瓶药水。在麻醉室大致待了 1 小时，从 1 个人到 8 个人，因为有 8 个手术室。

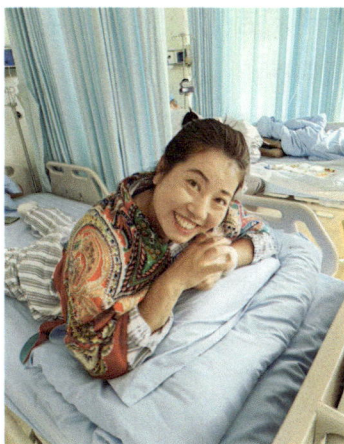

图 2-25　术前照片

　　进入手术室后，见到了电视剧里手术室的样子，很亮很干净，十几平方米的房间里摆放着各种先进仪器，还有医生护士在做各种术前准备。终于也做了手术室里的"女主角"啦，这么多人围着我，帮我切除肿瘤，我感觉很幸福。手术室的床对于我这个身高 160 cm、体重 67.5 kg 的胖子来说太小了。我稍微转头打量手术室，就把医生护士紧张地大喊："不要动，不要动！小心摔下来。"于是我只能一动不动地躺着，只能用眼睛转来转去地打量。手术室中，找静脉血管印象最深，不知道是新护士不熟练，还是我的血管细，扎 5 针也没扎好，扫描仪器都用上了。左手扎了不行，换右手扎。是真心的疼，毕竟没有上麻醉药。然后就听着医生和护士们一边检查仪器一边闲聊着，我好像被遗忘着就睡着了。

7 　排除万难，术后恢复

　　"庞代君，手术很成功，自己爬到旁边的床上去。"我懵懂中醒来，爬到旁边的床上，被送到 ICU 观察。路上没有任何感觉，就感觉没有睡醒还想睡觉，到了 ICU 后才真正经历了什么叫疼痛难耐，生不如死！

　　ICU 一夜是整个治疗过程中最难熬的一夜。房间特别冷，身上全是仪器，动不得。其间，梁主任和宋主任来巡房两次：刚住进 ICU 时，查看手术后情况，告知要在 ICU 过夜；第二天早上巡房，告知可以送回普通病房。

2023 年 11 月 11 日周六早上 10:00，护工把我送到温暖如春的 509 病房，真的是松了一口气。护工张姐亲切地照料着生活起居。即使出院 4 个月了，也真心地感谢她的照顾。家属只有每天下午 4:30—6:00 才能进入病房探视，而我家又有两个年幼的儿子需要照顾，老公送我到北京后就回杭州了，我手术前一天又来北京，出 ICU 后他就回杭州了。所以基本上是我一个人在北京就医，生活上全靠护工张姐照顾。

术后几天都是迷迷糊糊的，白天睁不开眼睛，也没力气起来走动。

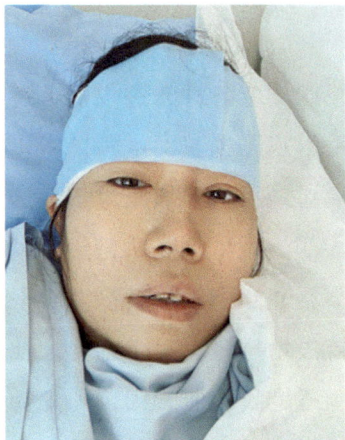

图 2-26　术后照片

晚上睡不着！整晚都在数羊。感觉手术刀依然在一刀一刀地切着脑袋，不知道其他病友有没有这个感觉。我是真真切切地把手术过程又重温了一遍。疼是真心的疼，力气也真的没力气。

躺了 3 天，宋主任来查房，说："庞代君，赶紧下床，走路啦！不然血栓后抢救都来不及！""什么，不是说最大的风险是面瘫吗？怎么还会血栓，还有生命危险？"最可恶的是，梁主任来查房时，还"挖苦"说："庞代君，手术前生龙活虎，怎么术后反而一点动静都没有了。"然后护工张姐开始讲述之前隔壁病床有位患者，手术很成功，术后医生让下床活动，死活不肯，之后发生肺动脉栓塞，险些丧命，抢救了 2 周才脱离危险。反正一个个威逼利诱，逼你下床，逼你走路。我感觉，这下床的疼痛等级是 10 级以上。对我来说，光坐在床边，就已经天旋地转了。感觉脑袋要掉下来了。走了几步路，估计 3 米吧，我流了一身汗，眼泪直流。

下床走路后，医生就拔尿管了。所以每天就不敢多喝水，因为要下床走路去厕所。很痛苦，尤其晚上，护工张姐睡着，我都不忍心叫醒她陪我上厕所。我提议能否穿尿不湿，不下床上厕所。被大家狠狠地嘲笑了。确实，真的穿了尿不湿也拉不出来！

稍微缓过来，有点力气了，就通知要出院了。真的是太快啦！想多住几天也很难！毕竟后面都是病患等着医治。因为我要坐火车回杭州，身边又没人，所以和主任商量周六出院回杭州，周一再让护工帮我结账，邮寄资料回杭州。手术前体重 67.5 kg，术后 6 天体重 62.5 kg。

术后，买了商务座回杭州。即使一路躺着，也是疼得难受。回杭州后我哥见到我，眼泪直流，心疼我一个人孤苦伶仃地去北京就医，更心疼我面色惨白地回杭州。

回家后，我选了一个我们家最小的房间，并且是上下铺。术后喜欢窝着，也许是能量不足的缘故。美美地睡上一觉，想着早上儿子们醒来看到妈妈回家，开心地跑过来抱着我撒娇。结果令人失望的是，日思夜想的俩儿子，早上见到我冷漠地甩头就走，让人完全摸不着头脑。这的家伙变心也太快了吧！去北京前还都抱着我说，妈妈我要陪着你去，妈妈我爱你。这才半个月就变得这么冷漠。

过了一段整天以躺着为主的日子，在术后一个半月时因为恶心、呕吐、头晕，又进了当地医院急症室。实在没办法，联系了梁主任，发 MRI 检查单和化验报告，告知尽早出院，回家静养。现在回想起来，也是心慌慌的。

春节的时候，突然发现左耳能听见了，让我激动不已，虽然没有正规检测。原来右卧位听不见一点声音，现在右卧位也能听到声音，手机放左侧也能听到，虽然比放右边听到的声音小一点，但是能听到。第一时间发消息和梁主任分享。

截至 2024 年 4 月 10 日，距离手

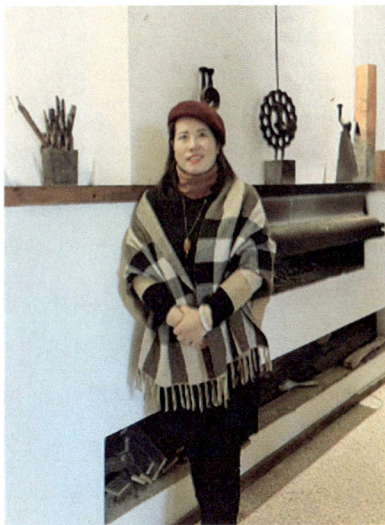

图 2-27　术后 5 个月照片

205

术日已经整整 5 个月了。目前我的左眼睁不太开，左脸还是麻木。左耳有时候会堵住，偶尔有耳鸣，每周看道医，做艾灸和针灸补阳气。天气好的时候晨起慢跑。每天工作 4 ~ 5 小时，做设计，经营民宿，带孩子。每次孩子惹我生气时，发脾气后会头晕。还有每月来例假时，气短，头晕，脾气暴躁，容易不耐烦发火。按照中医说法体内湿寒，脾虚，要慢慢养。

8 日子如常，回望总结

（1）发现肿瘤不要慌，多查资料，多加病友群，多了解相关细节。

（2）一定要找自己信任的医生，毕竟是要性命相托。

（3）提前做好最坏的预案，任何事情都有万一。该交代的交代，该安排的安排。

（4）术后尽早克服身体的疼痛，尽早下床走动。

（5）和很多其他重疾相比，患有听神经瘤已经是很幸运了，毕竟这个手术后慢慢养就好。

（6）要学会放下一些东西，比如事业，先治病，术后要慢慢来，神经恢复很慢的。

庞代君
2024 年 4 月 11 日

梁建涛点评：

读着庞老师的文章，仿佛又看到她大大咧咧、风风火火、快人快语、乐观豁达的样子。庞老师性格豪爽，术前特别欢实，509 病房是 5 人间，在她等待手术的几天时间里，房间里经常充满欢声笑语，隔壁房间的患者经常探头探脑，满是纳闷，这到底是来做脑科手术的，还是来休闲度假的？怎么不见愁眉苦脸，反倒一片生机盎然。

庞老师术后却像换了个人似的，几天都躺在床上起不来。当然，这主要与庞老师的肿瘤大、手术时间长有关，术后反应重一些。但作为医生，强烈建议患者术后打起精神，早离床，早下地，多吃饭，少输液。人在接受大手术后，会处于应激状态，此时血液呈高凝状态，如果合并肥胖、卧床等，下肢静脉血栓、肺动脉栓塞的比例会大大地增加。庞老师文中提到的听神经瘤术后肺动脉栓塞的案例是真实的，就发生在她入院前 2 个月的 2023 年 9 月。患者 45 岁，女，听神经瘤术后第 4 天下午，第一次下地上厕所后，突然出现呼吸困难，口唇紫绀，心率减慢，最低每分钟 20 次，血压下降，最低 41/29 mmHg，一边抢救一边转往 ICU，给予胸外按压，气管插管。CT 和超声、实验室检查，确诊为肺动脉栓塞，给予抗凝治疗，抗凝后出现颅内出血，予以二次手术。在抗凝和止血之间精细调节，5 天后，患者奇迹般苏醒，现完全恢复。该患者的肺动脉栓塞可能由诸多内因外因共同导致，但长期卧床是一个重要的诱发因素。

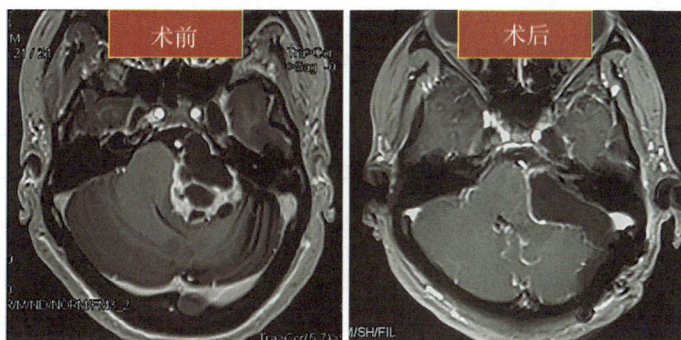

图 2-28　庞代君手术前后 MRI 影像图

故事 14　起死回生的宣武之旅

俱往矣，行医路漫漫，今后当以梁建涛主任为榜样，努力工作，做一个有温度的医生，回报家人，回报社会。

2023 年 11 月 30 日，接到主任医师答辩通知半个月后，我去单位给自己开了一个颅脑 CT 检查。做完 CT 后从检查床上下来，操作的同事怯怯地问我："王哥，你以前做过颅脑 CT 吗？"从她的眼神和话语里我便读到了答案。CT 片上映入眼帘的是右侧小脑外侧有一个鸡蛋大小的占位性病变，周围有水肿带。看到 CT 上的病变，我的心释然了。9 月以来，我便觉得右手写字没有以前流畅了，最近两个月有时有阵发性头晕、耳鸣，右侧听力下降，特别是近几天走路时有踩棉花的感觉，小脑部位的病变解释了这一切的症状。

我回到家和妻子交代了情况，决定答辩结束后再去看病。妻子不放心我自己去，便向单位请假陪我。2023 年 12 月 2 日下午，我去答辩，妻子在学校门口等我，门卫执勤的保安大哥让她到值勤的岗亭内等候，自己站立在室外凛冽的寒风中。世间还是好人多，感谢保安大哥。进入考场等待区的时候，有一段是阶梯教室，走台阶的时候我明显感到力不从心，但自己努力坚持不表现出来，以免让周围的同行看出我的异常。答辩的过程还算顺利，只不过当时头晕晕的，还有些许紧张。

我和妻子商量后决定去北京的首都医科大学宣武医院求医，首都医科大学宣武医院神经外科（中国国际神经科学研究所，CHINA-INI）是中国神经外科的发祥地之一，是中国国家神经疾病医学中心，国家首批临床重点专科，每年完成神经外科手术万例以上，颅脑肿瘤是首都医科大学宣武医院神经外科最核心的专业组之一。患者就医最重要的是选对医院，选对医生团队。浏览了颅底与脑肿瘤中心的医生介绍，看到梁建涛主任是神经外科副主任，年富力强，主攻方向为颅底肿瘤尤其是听神经瘤的显微外科治疗。我给北京的朋友打了一个电话，简单说了我的情况，让他帮我挂首都医科大学宣武医院神经外科梁主任的号，朋友安慰我不要着急，找专业的医生看过之后再说，一切都会有办法。很幸运挂到了 12 月 4 日梁主任的最后一个号，事实也证明了我的选择是正确的。

我和妻子乘坐高铁到达北京，北京的朋友早就开车到车站等候，当日入住了首都医科大学宣武医院附近的宾馆。

第二天早晨，我和妻子早早就来到首都医科大学宣武医院门诊，朋友推掉了公司的事务也赶过来陪我看病。适逢年底，正是公司最忙的时候，心里很是过意不去。在神经外科专家门诊的过道上，等候的患者和家属黑压压的一片，仅有的几张候诊椅早就坐满了人，有的是术后回来复查的，有的是和我一样初次来就诊的。在过道上来回走动都需要从人群中挤过去，根本没有等待休息的地方。在护士站报到后，我和朋友在楼层大厅比较宽敞的位置找了座位等待就诊。上午 11:00 左右，叫号器终于叫到了我的名字。梁主任耐心询问了我的症状、发病过程、诊治经过，仔细看了我带的颅脑 CT 片，因为我没有做进一步的检查，颅内的病灶并不能确诊，所以给我开了一个颅脑增强磁共振检查。

打电话和做 MRI 检查的技师预约了时间，18:00 我和妻子到了 MRI 室。做磁共振检查前要取下身上的所有金属物品，如果身体内有金属植入物、金属假牙或造影剂过敏等，要提前告诉磁共振检查的医生，有些情况是不能做增强磁共振检查的。在医生的引导下躺在了检查床上，塞好堵耳的棉花，医生告诉我闭上眼睛，身体不要动，一会儿就做完了，不用害怕。机器开始操作了，哒哒哒哒，嗡嗡嗡嗡，很嘈杂的声音。过了十多分钟，我感觉有人进来了，手臂上凉凉的，我知道开始打造影剂了，然后机器继续工作，大概半个小时就做完了，很顺利，没有不舒服的感觉。从检查室出来，妻子端来晾好的热水给我喝。因为做增强磁共振检查需要静脉注射造影剂，所以检查结束后需要喝 2000 ~ 3000 mL 温水，以促进造影剂从身体排出。有糖尿病且平时口服二甲双胍的患者，根据具体情况，可能需要在检查前或检查后停用二甲双胍一段时间。

12 月 6 日上午，我和妻子怀着忐忑不安的心情，带着增强 MRI 的片子再次来到首都医科大学宣武医院。上午梁主任出神经外科特需门诊，梁主任仔细看了我的增强磁共振片子，肿瘤大小约 4.8 cm×4.3 cm×3.5 cm，与周围脑组织界限清楚，结合我的发病过程，考虑我的颅内占位病变是脑外良性肿瘤，听神经瘤可能性大，手术切除是最佳的治疗措施。听了梁主任对我病情的分析，我回忆起 2020 年春节时，我出现过头晕、耳鸣症状，当时正赶上新型冠状病毒感染疫情暴发，随即全国各地疫情管控，作为一名呼吸科医生的我，责无旁贷站在了医院疫情防控的第一线。疫情期间又出现耳鸣、右耳听力下降的情况，但看到身心疲惫的同事们都在坚守岗位，我如何能临阵退缩，咬咬牙都挺过去了。疫情好转后，虽然先后到不同的上级医院看过 3 次，但都没有明确诊断。这个肿瘤竟然在我的颅内野蛮生长了4年。我的病情需要住院手术治疗，但是现在没有床位，需要排队等待。作为全国顶级的神经疾病医学中心，接纳全国各地的疑难危重症患者，其床位紧张程度可想而知。没有床位住院，妻子情绪崩溃，非常着急，梁主任说作为医生他非常理解家属的心情，安慰她考虑是良性肿瘤，但考虑到肿瘤巨大，有明显的占位效应，会尽快安排我入院。

我和妻子从北京返回了家中，等待入院通知的日子在煎熬中度过。

终于，2023年12月19日下午接到了首都医科大学宣武医院入院通知的电话。第二天上午，在手机上办理了入院手续，购买了洗漱等生活用品。走入神经外科的"大脑袋"楼，一楼大厅迎面的玻璃幕墙上，书写着首都医科大学宣武医院神经外科的科训：如履薄冰，如临深渊，全力以赴，尽善尽美。玻璃幕前是首都医科大学宣武医院神经外科凌锋教授捐赠的一架钢琴，凌锋教授创建了CHINA-INI，为首都医科大学宣武医院神经外科的复兴呕心沥血，居功至伟。一架小小的钢琴，让医疗环境更温馨。人的一生，有两样东西不可缺少，音乐和关爱。首都医科大学宣武医院神经外科的医护人员不但能用双手祛除患者的病痛，还能用音乐抚慰患者的心灵，医者仁心的人文关怀体现得淋漓尽致。

颅底与脑肿瘤中心位于"大脑袋"的5楼，病房实行封闭式管理，取消家属陪护，每天16:00—18:00有两个小时的探视时间。病房为环绕式布局，两个护士站位于中心位置，病室围绕护士站分布于四周。我入住的病房已经有2位病友，2床的常大哥是山西人，军人出身，患右侧听神经瘤，就医过程同样曲折，反复就医多次才最终确诊。他当时是手术后的第一天，已经下床活动，不输液的时候自己在病房走廊走动。我们病房的责任护士崔老师发现后，被他吓了一跳，赶紧把他扶到病床，非常严肃地给他上了一课，头部刚做完手术有脑水肿，下床活动一定要有护工陪护，避免发生摔倒等意外。在后来的聊天中，常大哥说当时头是真的疼啊。3床的大叔是新疆人，维吾尔族，因为语言不通，他是整个病房唯一留有家属陪护的患者。

入院后的前几天完善各种术前检查，抽血化验、超声、CT、胸片、测听力，面部做各种表情拍照以便和术后对比。超声、CT 等需要出病房的检查，陪检会预约好时间，其间陪检全程陪同。

2023 年 12 月 22 日，晚饭后收到一个好消息，我的主任医生答辩通过了，这也是我一直坚持到答辩前才做检查的原因，所幸没有酿成悲剧，一切都是刚刚好。

铁打的医院，流水的患者，3 床的大叔恢复得很好，今天出院了。他在家人的搀扶下能下床走动了，来的时候是意识不清由救护车急诊送入的。他的家人非常高兴，对梁主任团队深表感谢。

手术前的各项检查都做完了，没有手术禁忌证。12 月 24 日，下午的探视时间，赖医生来病房找家属做术前谈话，赖医生问我要不要去听一听，我告诉他不必了。我早已经告诉过妻子，一切听医生的安排。当你作为患者需要做出抉择的时候，听医生的安排和选择就是最好的。3 床新来的是个 20 多岁的小伙子，发现听神经瘤 2 年多了，目前长到了 1.5 cm 大小，现在预约手术治疗。他已经做完了术前的各项检查，今天做术前谈话后，他们退却了，明日出院。我从北京出院回家后，同学去看望我，对我说：你知道吗，当时最难的、最着急的是你老婆！无法想象在医生和妻子做术前谈话的时候，她承受着多么大的压力，内心是多么的无助。第二天下午，理发师来到病房给明天做手术的患者理发，男士理光头，女士比较人性化，只是理了局部的头发，长发遮盖后不影响美观。病房内能够洗澡，如果身体情况允许，建议理发后一定要洗澡，因为手术后很长时间不能洗澡，而且会伴有发热、出汗的情况。

2023 年 12 月 26 日，早晨 7:30，手术室的工作人员来接诊了，我更换了新的病号服，躺在平车上，工作人员推着我辗转到了手术室。在我来到手术室后，手术室的麻醉医生和护士开始有条不紊地忙碌起来，穿刺置管、连接监护仪器、摆体位，麻醉医生拉过来一个带有管路的面罩罩在我的面部，告诉我深呼吸，几秒钟后我便失去了记忆。手术从 9:30 开始，持续了近 5 个小时，梁主任团队和手术室的医护人员为我辛苦奋战，延误了午饭时间，医者仁心，深表感谢。妻子和大哥等家人早早在一楼大厅等候，随着时间的推移，看着大厅手术进程的显示屏上一个个结束的名字，心中焦急不必细说。妻子在手术结束后第一时间接到了梁主任的信息，手术圆满成功，家人悬着的心终于落下了。我再次醒来的时候已是 14:00 多了，听到有人在耳边喊我的名字，努力睁眼看到赖医生、李医生，告诉我是听神经瘤，肿瘤已经全部切除了。手术过程顺利，麻醉苏醒后生命体征良好，手术室的护士护送我回到了病房。病房的护士为我测血压、体温，上监护仪，继续输液。护工高师傅把浸湿温水的纱布敷在我的嘴上，此时我才感觉到口干舌燥，说话没有力气，声音也嘶哑了。回到病房大约 2 小时后，陪检过来带我去楼下复查头部 CT，正好赶上探视时间，妻子、大哥、姐夫、内弟、侄子都围在床边，当时我周身无力，抬手攥拳表示我很好，让他们放心。做完 CT 顺利回到病房，CT 结果是正常的术后改变，没有不好的表现。妻子守在床边，握着我的手，告诉我要坚强，过几天就好了。这时我突然觉得左胳膊有麻木感，心里一惊，难道是发生手术并发症了。妻子知道后，安慰我不会有事的，并给我按摩胳膊，过了一会，左胳膊麻木的感觉逐渐消失了，活动除了没有力气，其他都正常。原来是手术时间长，左侧卧位的时候压得，虚惊一场，一颗悬着的心落下了。夜间护工高师傅隔一段时间就给我换一次嘴上的纱布，加上输液补充的液体，口干舌燥的症状好多了，手术后应该都有这个情况，可能与全麻手术时应用呼吸机有关。听着监护仪的滴滴声，看着输液器中的点滴一滴滴落下，我睡意全无。朦胧中我感到有人来到了床边，俯下身看着我，我定睛一看，原来是梁主任，梁主任关切地问我现在感觉怎么样，告诉我是听神经瘤，手术非常成功，肿瘤全部切除了，术前的所有担心都成为过去式了。我想坐起来，但全身无力，说话也沙哑没有力气，便双手合十表示感谢。事后听高师傅说，梁主任无论结束手术多晚，都会到病房看一下当天术后的患者。

一夜在迷迷糊糊中度过。第二天早上醒来，我觉得头部胀痛，全身发冷，一阵阵恶心感袭来，胃里没有食物，吐出来两口胃液，测了体温是 38.2℃。护工高师傅端来了早饭，没有胃口，根本吃不下去。早晨查房后，赖医生告诉我上午做腰椎穿刺。2 床的常大哥是术后第二天做腰椎穿刺，腰椎穿刺后平卧休息时，睡得鼾声阵阵。昨晚没有休息好，我想腰椎穿刺结束后我也能好好睡一觉了。我躺在床上背对赖医生摆好体位，消毒、铺巾、麻醉、穿刺，赖医生熟练地完成了腰椎穿刺，脑脊液压力爆表，留取送检标本。做了放脑脊液治疗，赖医生叮嘱我去枕平卧 4 ～ 6 个小时。腰椎穿刺后头痛的症状减轻了，但是仍然发热，吃了退热药后体温降下去了，过段时间又烧上来了。2023 年 12 月 28 日，术后第二天，仍反复发热，最高时体温 39℃，伴有寒战，白天我喝了很多温水，但没有出汗。下午大约 2 点，我觉得一阵恶心，随后白天喝的水和中午吃的米粥一起喷涌而出，吐得一塌糊涂，还好我用盖在身上的被单接住了。2023 年 12 月 29 日，术后第三天，早晨查房后，梁主任安排赖医生又给我做了一次腰椎穿刺，脑脊液压力依然爆表，输液中增加了甘露醇。第二次腰椎穿刺之后，头痛和发热的症状明显减轻了，也想吃东西了，状态明显好转。只是晚上睡觉的时候怕压到头部的手术刀口，总是睡不安稳。虽然已经问过赖医生向右侧躺着没有问题，但心里还是担心。

　　2024 年 1 月 1 日，术后第 6 天，已经不发烧了，白天基本就是在床上输液，大大小小的输液瓶有 12 瓶。不输液的间隙，我能够在病房内自己活动了。1 月 2 日晚上，大约 7:00 后，一阵阵的头痛，我想忍一忍就会过去了，但头痛越来越厉害，是持续性的闷痛。晚上 9:00 多的时候，值班护士给了我一粒盐酸曲马多片，吃药后我又坚持了 2 个小时，头痛没有缓解，而且越来越严重，感觉脑袋要胀开，我在床上坐立不安。没有办法，让护工高师傅找来了值班医生，刚好值班医生是梁主任团队的李医生，他了解我的病情，给我静滴了 125 mL 甘露醇，用药后头痛缓解了。我迷迷糊糊睡了 2 个小时，之后又开始阵阵头痛，但能够忍受。1 月 3 日早上，梁主任查房，安排郭医生给我做了腰椎穿刺，脑脊液压力 300 mm H_2O，腰椎穿刺后头痛症状好转了。1 月 4 日下午我头痛后呕吐了 1 次胃内容物，感觉头痛和以前不一样了，以前头痛的

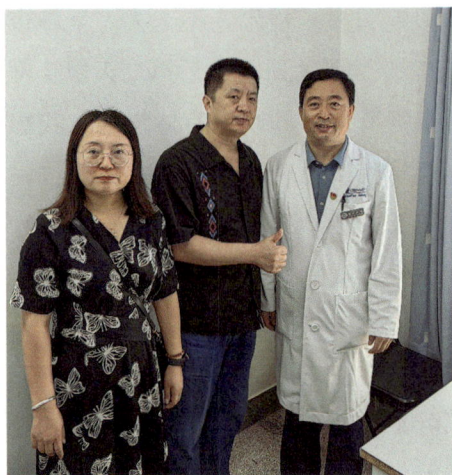

图 2-29　出院前和梁主任合影

时候越平卧越严重，现在头痛平卧休息后就缓解了。下班之前，郭医生来病房又给我做了腰椎穿刺，脑脊液压力 90 mm H$_2$O，正好梁主任查房过来看我，让停掉了输液的药物，安排明日复查头部 CT。2 床的常大哥听神经瘤 2.5 cm，手术后只做了 1 次腰椎穿刺，恢复得很快，和他相比我的肿瘤实在是太大了，以至于把一向坚强的我折磨得如此狼狈不堪。1 月 5 日复查了头部 CT，和之前的头部 CT 对比没有异常的改变。虽然还有阵发性头痛，但是能够忍受，平卧休息一会儿就缓解了。

2023 年 1 月 6 日星期六上午，郭医生赶来医院为我手术切口拆线，详细交代了出院后的注意事项及复诊时间。妻子和侄子过来接我出院，早就在一楼大厅等候。从"大脑袋"楼出来，沐浴在寒冬的阳光下，我感慨万千，这是我的新生，需要感谢的人很多，感谢梁主任团队及手术室医护人员的帮助、照护，感谢亲人及朋友的关心、照顾。

我在首都医科大学宣武医院附近的宾馆休整了 3 天，恢复体力。2023 年 1 月 9 日，妻子把行李打包邮寄，北京的朋友开车送我们到高铁站，我和妻子轻装坐上了回家的高铁，下午回到家中，心情大好，再也没有出现头痛。

回到家后，我发现刷牙的时候不能含水漱口了，吃饭时右侧颊部存留食物，右眼干涩，还有点痛。我意识到出现了面瘫，眼睛干涩是面瘫后睡觉时眼睛不能闭严，角膜长时间暴露在空气中造成的。我及时联系了梁主任，梁主任告诉我这属于迟发性面瘫，多与气温变化、奔波劳累有关，口服 1 周泼尼松，眼睛滴一些具有润滑湿润作用的滴眼液，做面神经康复操，一定会恢复的。遵照梁主任的方法，1 周后我的症状明显改善了，1 天 4 次的面神经康复操成了我每日必做的功课。就这样坚持了 1 个月，面瘫症状全部消失痊愈了。

回顾自己的患病及就医过程，宛如一梦，唯有头部的手术瘢痕时刻在提醒自己，这件事是真实存在的。作为医生，面对患者特别是多次就医疗效不佳时，一定要转换思路，不要一条路跑到黑，加强对少见病的认识，避免误诊或漏诊，以致延误治疗。虽然少见病发病率低，但是对于患者本身就是 100%。作为患者，有病要及时就医，避免小病拖成大病，做好自己身体健康的第一责任人。

出院 2 个半月后，我回到了熟悉的工作岗位。俱往矣，行医路漫漫，今后当以梁建涛主任为榜样，努力工作，做一个有温度的医生，回报家人，回报社会。

王志军

2024 年 5 月 5 日

梁建涛点评：

王主任是一名呼吸科医生，和我既同龄也同行，爱人是一名高中老师。王主任 4 年前就出现头晕、耳鸣、听力下降等症状，也曾数次就诊耳鼻喉科，但都没有做头部影像学检查，直到术前不久出现右手动作不流畅，耳鸣、头晕加重，做了头部 CT 检查才发现将近 5 cm 的颅内肿瘤。因为 CT 对颅内肿瘤诊断信息有限，到底是良性肿瘤还是恶性肿瘤，CT 还真判断不出来，这把王主任两口子吓坏了。直到做了增强 MRI，才基本确定是听神经瘤。

出现耳鸣、听力下降，患者一般先会到耳鼻喉科就诊，医生一般会按神经性耳聋给予扩张血管、神经营养治疗，很少会联想到听神经瘤，毕竟在耳鼻喉科，100 例耳鸣、耳聋患者，其中未必会有 1 例听神经瘤。但对于中青年人，如果出现单侧耳鸣和听力下降，且症状进行性加重，还是应该建议患者头部 CT 或 MRI 排查听神经瘤。在首都医科大学宣武医院近年完成手术的 1000 位听神经瘤患者中，至少有 50 位属于这种情况。

医学分科越来越细，有好处也有弊端，好处是专业技术越来越精，弊端是医生的视野越来越窄，每位医生的视野都局限在本专业狭小的范围内。在神经外科还有"鞍区肿瘤"经常被误诊，患者的主要症状是视力下降，一般患者首先到眼科就诊，而眼科医生翻来覆去按照眼科疾病诊治，效果不好仍然想不到转换诊疗思路，殊不知颅内肿瘤导致的视神经受压也是视力下降的常见原因。

从事任何职业的人在任何阶段，主动学习、扩展视野非常重要。

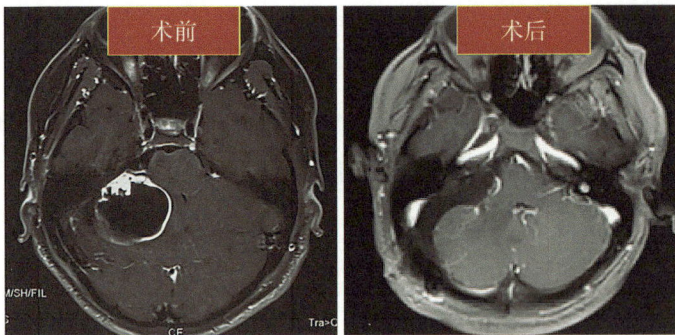

图 2-30   王志军手术前后 MRI 影像图

故事 15   亦真亦幻亦如梦

2021 年即将过去，做完听神经瘤手术已经一年多了，忽如一场梦，醒来生活又逐渐回归了正常。

1 发　现

2020 年，趁着"十一"假期自驾去了一趟山西旅行放松，平遥古城里住了三日，十分惬意，回京。10 月 7 日晚上晚睡了一会，10 月 8 日早上醒来，出现了耳闷、耳堵，不明原因，可能与旅行加上前夜没有休息好有关。又多眯了会觉仍觉不适。

起床后接了一个电话，换成右耳接听，声音变得不一样，好像播放器少了一个音频。告诉了爱人，爱人说可能是上火，我俩并未在意。

10 月 9 日耳闷、耳堵并未改善。因为年底工作任务大，不想因为身体耽误工作，中午就去单位附近的医院挂了耳鼻喉科检查，做了听力测试，发现低频听力下降严重，医生诊断为突发性耳聋。我吓了一跳，年纪轻轻的怎么就耳聋了？医生告诉我要赶紧输液，大多数人能治愈，但有人也不能。于是下班就到家附近的世纪坛医院挂急诊，预约了第二天住院。

人生第一次因病住院，十分委屈，多年来遥远的通勤距离、工作压力大、每天工作面对负能量，压在心中的抑郁就在独自住院那刻崩溃，一个人就在病床上哭了起来。

从未住过院的我，晚上在医院睡不好，成宿睡不着，但医生又告诉我这个耳聋一定要休息好才有利于好转。复查听力也未见好转，焦虑难安，直到 MRI 排查发现我长了一个神经鞘瘤。

2　求　医

非常感谢世纪坛医院对患者重视和负责的态度。在发现神经鞘瘤后，医院组织了耳鼻喉科和神经外科的专家对我的情况进行了会诊，向我和我爱人科普了这个肿瘤的基本情况，神经外科主任很乐观地告诉我们：这个肿瘤是一个常见的颅底良性肿瘤，切掉就好了，不要过于慌张，但也告知我们最大的风险是面瘫。医生们给我们罗列出做这个手术不错的医生，并给我留下了联系方式，告诉我如果有需要可以随时联系他们。同时，医院也通知我，因无法继续给予治疗而为我办理出院，并给我开了 1 个月的病假，便于我继续求医。

出院当天母亲知道了我的病情，在接我回家的路上哭了起来，实在不忍心母亲为我生病担心，一直劝慰母亲不要担心，告诉母亲就是一个良性肿瘤，切掉就好，大不了就面瘫，又不会要命，丑一点就丑一点吧。

发现了耳聋的真正症结，也顾不得惊慌失措，不知道从哪里来了面对这个疾病的勇气。可能真的不是一个小病吧，希望自己可以勇敢，不想让关心我的人担心。

晚上回自己家，终于和儿子还有爱人一起睡了一个好觉。第二天起床便觉得听力都提升了不少。也非常感谢爱人，在最短的时间内帮我预约了北京三家医院看听神经瘤的优秀医生，我也在两个星期内顺利面诊结束。

3 面 诊

2020 年 10 月 22 日上午，前往 T 医院面诊了第一位医生——J 医生，也是我期待最大的一位医生。主要是因为 J 医生业内名气很大，联系到的医生朋友无不推荐，一位单位同事的亲戚 5 年前找 J 医生做了这个手术，非常成功。我们找了很多关系才挂到 J 医生的一个特需号，虽然贵一些，不过能够挂到号就很开心了，也很期待。但是在面诊过程中却是最沮丧的。我们当天早上不到 9:00 就到了 T 医院，但可能是因为加号，最后一个才看上。进门见到 J 医生介绍完情况后，J 医生就一再问我为什么肿瘤长这么大才发现，一再问我能否接受面瘫，不能接受面瘫就回去等到严重了再说。真的是排队一上午看病一分钟，当时全家人都认为这么严重的情况被医生一分钟的门诊给打发了，从门诊室出来后都沮丧得不行，本来最寄希望的医生给我下了这样的结论，从医院出来觉得天都灰了。

接着当天下午去首都医科大学宣武医院面诊了梁主任。因为已经有上午 T 医院就诊的经历，去面诊的时候也没有抱很大的希望。首都医科大学宣武医院门诊大楼条件不是很好，再加上上午的面诊经历，在等待梁主任叫号的时候我的心情很差。终于等到梁教授叫号，第一次见到梁主任觉得非常谦逊温和。梁主任很仔细地看了我的 MRI 片子，也是我面诊的三位医生中唯一一位仔仔细细看完我所有 MRI 片子的医生。梁主任详细地问了我的工作及家庭情况，在得知我了解听神经瘤的基本情况后，很直接地告诉了我：面瘫的可能性为 5% ~ 10%，听力保留的可能性 50%，手术的等待时间 1 个月左右。梁主任非常肯定地回答了我所有想了解的信息。从梁主任门诊室出来，从出现耳聋后一直阴霾的心情第一次开始好转起来，忽然觉得人生又重新有希望了。

2020 年 10 月 29 日下午，我们去 S 医院门诊面诊 H 主任，这个老主任也是我面诊的唯一一位耳鼻喉科专家。H 教授医风也很严谨，和梁主任一样先询问了我的个人情况，仔细看过我的 MRI 片子之后告诉我，他认为我面瘫的可能性不大，就是患侧听力可能不保，还跟我说他前两天才做完 1 例听神经瘤手术，效果很好，安慰我说这个手术现在不是什么特别困难的手术，也让我感到很暖心。有了这位老主任的面诊结论后，我安心了不少。

最终，在三位医生里我选择了梁建涛主任。选择梁主任的原因主要是：①在面诊完梁主任后，是让我感到最踏实的；②看了梁主任关于听神经瘤的直播回放和专业问诊平台梁主任关于听神经瘤手术的介绍和寄语，让我觉得梁主任是一个专业且有温度的医生，让我觉得做这个手术并没有那么可怕；③这个手术我认为神经外科的经验更丰富，首都医科大学宣武医院和德国汉诺威 INI 的合作，让我觉得首都医科大学宣武医院神经外科理念走在全国甚至世界前列；④首都医科大学宣武医院做这个手术的女性患者可以选择局部剃头，在形式上让我没有这么大的心理压力。

4　手　术

不得不夸一下首都医科大学宣武医院的效率，2020 年 11 月中旬就通知我可以住院做手术了，但是因为我患了一场重感冒，将入院时间推迟到了 11 月底。

2020 年 11 月 27 日做完入院前检查，下午就入住首都医科大学宣武医院"大脑袋"楼了。

"你看他的脸是不是有点面瘫？""我也有点觉得。""你看她的片子，是不是有点不像听神经瘤，会不会是面神经瘤？"才入院的那个下午，宋刚医生和吴晓龙医生来看我们时如此谈论我的病情。宋医生跟我说，有时候听神经瘤和面神经瘤很像，但只有手术的时候才能知道，但如果是面神经瘤的话，面瘫肯定逃不过了。听到这些，我的脑袋只剩下"嗡"的声音了：什么？我是听神经瘤啊，怎么出现一个面神经瘤？作为女性，内心深处是很难接受面瘫的。

周六下午，梁主任还亲自来病房看患者，宋医生和吴医生也跟梁主任说了怀疑我是面神经瘤的想法，梁主任让我做了各种表情，他让我不要太担心。但当时我的心理状态已经非常差了。

第二天爱人陪我去外院做高清MRI检查，在路上，我的眼泪止不住了，在车里哭噻了起来。好不容易觉得可以有勇气面对这个疾病，怎么又出来一个面神经瘤，命运为什么要这样对待我，已经侵蚀了我的听力，为什么还要吞噬我的面容。我在车上哭了一个多小时，可能我是真的哭不动了吧，也可能是不得不面对现实，大脑一片空白地去做了高清MRI。

做MRI的医院离家很近，中午回家吃了饭，爸爸妈妈婆婆儿子都齐聚了等我吃饭，给我手术加油鼓劲。虽然他们都知道了我被怀疑是面神经瘤这个不好的消息，但依然很乐观给我加油。在家睡了一会，洗了个澡就又回首都医科大学宣武医院了。

可能是知道了最坏的结果，也可能是有家人的支持，也可能是对梁主任和首都医科大学宣武医院的无限信任，我相信既然我都来了，医生就会尽力把我的情况处理好的。这样一想，我反而又有了勇气。

晚上在医院还是睡不好，但是很坦然地让护士给了我安眠药，什么都不想了，踏踏实实地睡觉，养好精神准备手术吧。

很快，在住院的第四天（其中还有两天是周末）就通知我准备第二天手术。这也太快了吧，昨天还在怀疑我是不是听神经瘤，今天就通知我手术。护工刘姐告诉我，手术通知快，说明情况好，手术好做。

剃了一小缕头发，头发放下来完全看不出来。各项术前检查也都很顺利。但因为当天第一台手术进行得很晚，我的手术从2020年12月1日的第二台被推到了2020年12月2日上午的第一台。

手术的前一天晚上，找护士要了2片安眠药，睡了一个好觉。早上我被推进手术室的时间很迟，所以没有经历在手术室外漫长的等待，我进手术室时梁主任已经在手术室里等待了，梁主任也在一旁跟我说："别害怕，手术做完了就好了。"

麻醉医生一直询问我的情况，我没戴眼镜，也没顾上回复梁主任。进入手术室后，我内心其实并没有很紧张，我内心想的就是这个手术做了，我就好了。麻醉医生让我吸了一个面罩之后我就什么都不知道了。

　　"快醒醒,快醒醒",我被这个声音叫醒了,逐渐恢复了一些意识。"你手术做完了",我才知道我手术做完了。我问:"现在几点了?"回答:"13:45。"但我眼皮还很重,我又睡过去了。我感觉到我好像被人搬动去做 CT 了,然后把我送到了 ICU 的病床上,我又沉沉睡去。再次醒来,觉得很渴,但护士不让我喝水,说才做完手术不能喝水,但我嗓子已经快干得冒烟了。

　　眼睛睁不开,一会儿有意识,一会儿没意识地睡着。到了晚上,梁主任来看我了,让我做了各种表情,确定我没有面瘫,也把我的状态发视频给我爱人了,让他们放心。真的很感谢梁主任,给我做了手术,还在结束了一天手术后来 ICU 看我,让我很踏实。梁主任告诉我,手术很顺利,肿瘤也切得很干净,让我放心,也没有面瘫,神经保护得很好。我很开心,但由于身体原因也想不了太多。

　　吴医生后来也来看我,告诉我手术做得很成功的消息。看到吴医生时我感觉我就像见到了亲人,跟吴医生说能不能给我喝口水,吴医生看了眼时间后给我拿了水,我也顾不得许多,喝了不少。

　　喝了不少水的后果就是我开始呕吐,ICU 护士看到之后就不让我再喝水了。可能是因为我在白天睡太多了,晚上在 ICU 根本睡不着,辗转了一夜。想吐,想喝水。终于熬到第二天早上出了 ICU 病房。

　　回到普通病房,一切都方便舒适多了。有了护工刘姐的照顾,自在了许多。第二天中午护士来拔尿管了,虽然觉得自己头重脚轻很难受,但在医生、护士及护工刘姐的鼓励下,下午第一次下床上了厕所。晚上就着咸菜吃了一些粥,感觉状态好多了。

　　很庆幸,我术后没有出现感染,也没有进行腰椎穿刺。从手术完第二天开始,我的状态越来越好,想呕吐的症状减轻了,逐渐可以自己走路了,吃饭也越吃越多,到术后第七天我就顺利出院回家了。

5 恢 复

出院后，我逐渐恢复了正常。每日胃口越来越好，吃得越来越多，能步行的距离越来越长。术后 2 周拆掉了头上的绷带。术后 1 个月，在家人的协助下洗了头。术后 3 个月，将耳机调到非常大的音量时，患侧耳朵可以听到。术后 4 个月，开始正常上班了。术后 6 个月，第一次复查一切正常。开始练习瑜伽锻炼身体，平衡感逐渐好了很多。术后 1 年，感觉自己基本正常了。体力也恢复上来了，可跑可跳，可抱娃。但是患侧仍然有疼痛，不过不频繁，可以忍受。耳闷耳堵逐渐消失，开始耳鸣。嘈杂处感觉听力有一些影响，其余都还好。头发都长齐了。

总体感觉非常满意。

6 感 谢

非常感谢梁主任团队和首都医科大学宣武医院给了我一次很好的手术体验，并没有让我觉得非常难受，无论是身体还是心理上。感谢梁主任团队的专业、负责、细心和为患者着想。这次住院，让我切身感受到医生这个职业的不容易，也让我对医生更加崇敬。

感谢跟我一起做手术的病友王阿姨、应阿姨，在住院期间对我的照顾，住院的日子里相互鼓励与支持，让我并未感到孤单。

感谢爱人、爸爸、妈妈、婆婆、哥哥、嫂子，因为有你们在物质及精神上的无限支持，让我没有畏惧。

最后，也非常感谢我自己，勇敢地面对这一切。

2021 年末写下此文，以此为念，也是一次断舍离。手术已经 1 年多了，听神经瘤我要和你说再见了，我就把你留在 2021 年了。

2022 年开始，我要追求新生活！

王思珊

2021 年 12 月 31 日

梁建涛点评：

现代社会，网络信息畅通无阻，通过各种途径查询，就会对听神经瘤及擅长做这个手术的医院、医生有个大概的了解，其实思珊所就诊的三个医院的三位医生，都是国内听神经瘤名医，由谁来手术效果应该都差不多，但她选择宣武的理由主要不是技术，而是温暖、不剃光头等医学人文的关怀，我深深明白：做医生要尊重、理解、关爱患者，能和患者共情，并给他们以安慰和鼓励，让他们知道有医生和她们并肩作战，他们并不孤单。

爱美之心，人皆有之。没有人不在乎面瘫。医生不经意的一个表情、一个动作、一句话，会对患者产生很大的触动和影响。宋医生和吴医生关于是否面神经鞘瘤的一句讨论，让王女士感到很恐惧、很绝望，这些医学人文的细节我们日后应当注意。

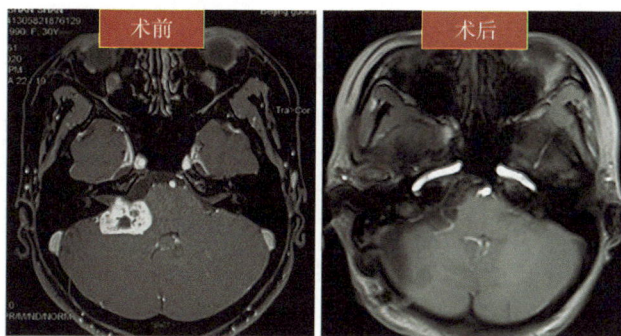

图 2-31　王思珊手术前后 MRI 影响图

故事 16　被打了一巴掌，又赏了一颗糖

2024 年 4 月中旬回到首都医科大学宣武医院复查，梁主任说让我写生病这个事儿，当场应了下来，却一直懒懒散散没有动笔。今天是 2024 年 5 月 26 日，术后半年整，是时候好好复盘，把生病这个事儿翻篇。

从 2023 年 9 月底确诊听神经瘤，到现在手术结束满半年，我还没有完全消化和接受这一系列突如其来的变故，似乎一直在迟钝地逐步感知。

何其有幸，让我遇见最好的医生，最好的团队，感谢梁主任、宋主任和团队的医者仁心、高超技艺，不仅"保面保听"，实现了最好的治疗结果，同时，也在住院过程中给了我很大的心理支撑、心灵安抚。求医问诊这一路，我做好自己该做的，剩下的交给专业的医护团队，全然的信任配合就好。感谢你们拨开我头顶的乌云，照亮我前行的路。

1 靴子终于落了地

2023 年年中开始持续的牙疼，伴随整个右脸麻木刺痛，忍了一段时间没有缓解，辗转于牙科的各个诊室，牙龈、牙周、牙神经都没有问题，初步怀疑三叉神经痛，推荐到首都医科大学宣武医院神经外科就诊。2023 年 9 月 12 日挂了神经外科普通号，医生开了 MRI 检查，预约到 10 天后的周五晚上。2023 年 9 月 26 日拿到了检查报告：考虑听神经瘤可能性大，脑膜瘤不除外，建议增强检查。茫茫然地"飘上"三楼找医生。医生见过太多我这样的片子，很平静地告诉我需要尽快手术治疗，而我还在纠结是不是机器出现故障，检查误诊。人在面临巨大冲击的时候，会选择否定眼前的现实来保护自己，震惊于听神经瘤、脑膜瘤这些可怕的字眼，揪着"可能""建议"不放。

我和朋友在 8 月底就订好了国庆假期去新疆的行程，9 月 28 日提前出发。这下好了，是不是赶紧取消行程挂号再看看？但是当时当刻我真是无力相信、无法消化眼前的检查报告。还有半个月就是我 30 岁生日，我还没到 30 岁，还没有想好送自己什么生日礼物，老天怎么就送了我这么一份"大礼"呢？我甚至想到如果这次不去新疆，日后是否还有机会，我能不能治好？纠结了一下，我决定继续新疆的行程计划，给自己一个接受的时间。大美新疆秀丽多彩的风景让我暂时忘记生病这件事儿，但是夜深人静时又忍不住想起。

"十一"假期结束后，我马不停蹄地挂了首都医科大学宣武医院、天坛医院多位主任医生的号，有的医生怜惜我年轻，为保住听力，建议"部分切除＋伽玛刀"的治疗方案；有的医生说手术要排到半年以后。拿到检查报告后，我不时在小红书、微博等各类社交媒体上搜索听神经瘤的相关信息，认识了一位年初刚做完听神经瘤手术的病友，我俩都在北京，差不多年纪，差不多的奇怪经历拉近了沟通的距离。他是梁建涛主任做的手术，平时都是"老梁、老梁"地喊，很是亲近。我翻看了梁主任关于听神经瘤的所有科普视频，挂了 2023 年 10 月 9 日的门诊号，面诊体验很好。梁主任问我：家是哪里？做什么工作？他看完我的片子来摸我的头，说头有点扁啊，给我逗乐了，长大以后已经很久没有人说我"小扁头"了。我问了部分切除＋伽玛刀的治疗方案是否能保住听力，梁主任说不一定，要看肿瘤具体位置。反复就医确认同一个问题，得到的答案几乎也是相同的，侥幸的想法不断地落空，让人疲惫，也让人接受现实。梁主任当天给我开了住院通知单，预计等待 2 个月左右。我想就这样吧，10 月 10 日是我的生日，住院证就算是礼物了吧。

2 神明只会授予你能够跨越的考验

忙碌的问诊结束后，日子和往常一样，有条不紊地继续着。每天还是会加班到很晚，时不时想起生病会感到茫然无措又心浮气躁。有时候会想为什么是我，但也明白生病是概率事件，没有办法的事儿，落在谁头上都是一座大山，幸好有一路同行的病友，为我答疑解惑，互相宽解，互相支持。等待通知的那段日子里，对很多事情失去了兴趣，也没了记录的渴望，现在回头看，记忆也变得空白、模糊，好像什么都没做。从零落的只言片语中，发现自己开始做饭了，减少了很多外卖，周末去公园走一走、晒晒太阳，悄无声息地好好生活着。

到了 11 月，眼看着不能再拖下去了，我先和我弟说了生病这个事情，商量着什么时候和爸妈说。手术前后要辛苦他了，这个时候更加体会到了手足相亲、守望相助的力量。挑了个周末，爸妈都在家的时候打了视频，本想轻松地把生病的事说了，但是眼泪不争气地流出来，抽嗒抽嗒得泣不成声。其实都安排好了，等着手术就可以，也没有很难过，但是看到父母就立刻委屈回孩子模样，也为让他们担心挂念而自责愧疚。说完之后，

225

爸妈基本就是每天轮流来和我聊天：吃了什么？今天怎么样？什么时候手术？通知了吗？能不能提前做？就这样到了11月末。

2023年11月23日下午2点，我接到了一个陌生电话，是医院通知我11月24日住院。我立刻慌了、害怕了，之前知道大概有2个月的等待期，心态还算平稳，突然就要住院手术，惊慌、紧张顿时席卷了全身，不自觉地想要退缩。我下意识地脱口而出：怎么这么快？不是说2个月吗？我心里也知道如果这次推迟，后面不知道要等到什么时候，而且也会是突然通知，我承受不住这样的心跳，爸妈他们也紧张。我立刻看了火车票，通知爸妈收拾准备，就反馈可以去住院了。

2023年11月24日上午，我独自去办理了住院，进入了传说中的"大脑袋"楼。无数次上下班路过首都医科大学宣武医院，一直猜测这个奇怪形状的建筑是做什么的，万万没想到此时此刻有了答案。戴上住院手环就不能出去了，但是还有一个加强MRI没有做。等着爸妈、弟弟乘坐高铁到北京，先去我家把东西放下，再来医院带我出去检查。傍晚，护士打电话催促我检查完赶紧回去，我抓紧时间带着爸妈、弟弟去吃了聚宝源涮羊肉，心满意足地回了医院。我毕业工作6年了，一直想着有机会让爸妈来北京玩一玩，却没想到是在这样的情况下。但是，他们来到我身边，真的让我无比安心。

医院规定不能陪床，每天16:00—18:00固定时间探视，术后安排护工照顾。25日是周末，不会安排手术，我给爸妈预约了故宫，不管有没有心情，出去走走也比在家里胡思乱想强。而我在病房和病友、护工阿姨、医护人员闲聊熟悉了起来，过起了新的集体生活。26日中午，宋刚主任和管床李维民医生与我及我的家人进行了术前谈话。虽然已经做好了心理准备，但是近在眼前、无法回头的决定时刻，还是让我紧张了起来。我们都控制着自己的紧张情绪，和医生详细讨论可能的后果，我妈不受控制地出现了不停干呕的生理反应。我忘记了术前谈话不要让她参加的决定，但当时我已无暇顾及。下午护士过来理发，一直纠结全剃还是局部，最终还是只剃了右边手术位置周围的头发。22:00以后禁食、禁水，手术的紧张气氛一下就来了，而且我还没有见过梁主任。

　　我被安排在 2023 年 11 月 27 日周一上午的第一台手术，术前没有见到梁主任让我很不安心。从 26 日下午就开始念叨：不会吧，我术前不会见不到梁主任了吧？ 27 日起了个大早，护工牛阿姨帮我梳了个冲天髻，并且不断安抚我：梁主任术前都会和患者见面的，再等等。终于在我被推去手术室之前，见到了梁主任。他和我确认了手术安排，鼓励我，让我做好准备待会见。我安心地被推上 8 楼手术室，在等待手术期间，望向窗外，看到了首都医科大学宣武医院的字牌，想着我和医院外的行人看着一样的风景，他们是否能够想象，此时此刻，有人正在等待着被推进手术室，等待着未知的命运和结果。进了手术室，和麻醉师闲聊了几句，戴上面罩，在一声声用力吸气中，意识渐渐模糊。被叫醒的时候，好像做了一个长长的梦被打断，下午 2 点手术结束了。随后被送进重症监护室，6 个小时禁水，真的是度秒如年。脑袋昏昏沉沉，似有千斤重。已经 16 个小时没有进水，口渴难耐，嗓音嘶哑，不停地询问护士时间，盘算着还有几分几秒，自我催眠即将喝上全世界最好喝的水，难以想象会有多好喝。迷迷糊糊间，耳边传来话语："小朋友，怎么样？ 还好吗？"有一只温暖的手握住了我的手，紧紧的，像一股暖流注入心间，顿时百感交集，有点儿可怜、有点儿开心、有点儿骄傲，又有点儿委屈，想说：梁主任，你看我多厉害，我挺过来了，我真棒！但是我没有力气，我说不出来，我只能低声地喊着梁主任。我的管床医生李医生随后也来看我，让我做一些简单的动作，让我听声音，告诉我手术结果很好，并且已经通知家属了。我当时还无暇顾及这一切背后的重要意义，只想着好沉重，没有力气，好想喝水。

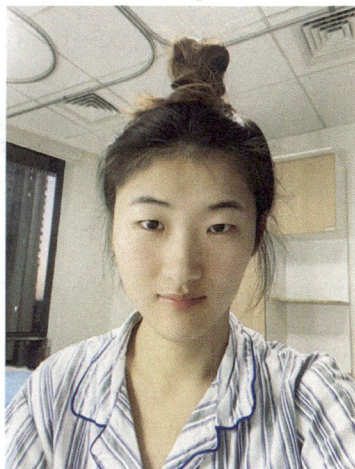

图 2-32　术前照片

　　28 日顺利从重症监护室回到 517 病

房，熟悉的病友、护工牛阿姨、医护人员，竟然有种回家的感觉。和牛阿姨委屈地吐槽重症监护室躺着不舒服，牛阿姨把前面病友留下的枕头给我换上，让我枕得舒服点儿。佳姐、李阿姨隔床鼓励我，给我加油打气。下午探视时间，我和李姨同一天手术，我爸妈、我弟和牛阿姨的儿子一起进来，大家有一种喜相逢的感觉，都很开心。从11月28日到12月4日，短短几天，过得既慢又快，既艰难又快乐。刚开始食欲不振，什么也不想吃，但是医嘱要尽量吃，尽快恢复。真是硬着头皮吃，吃一口歇一会儿。刚回到病房，躺着无法起身，头痛晕沉，昏睡的时间比清醒的时候多，医院固定时间探视的制度真是帮了大忙。过了某个阶段，状态一天比一天好。能下床的时候，探视时间段就让爸爸扶着我去走廊散步一圈，看着走廊两侧的动物摄影作品，讨论公告栏里各位医生的研究方向，再时不时地往其他病房里张望张望。妈妈则照顾我吃水果、洗漱及换洗衣服。他们每天来之前，都会商量给我带什么吃的，甚至排长队去牛街买包子。上学离家后，和父母待在一起的时间越来越少，此刻仿佛又让我回到了孩提时代，需要父母的帮扶，无论多大年龄，在父母面前始终都是孩子呀！

3 山高水长终有回甘，四方梦想如愿以偿

回望来路，突然得了病，又快速治好了，总归是幸运比不幸多，幸福比苦难多，感谢这一段短暂的、宝贵的经历和缘分。在517病房，我和病友们因相同或相似的病情住到一起，互相理解、互相支持，术前衷心祝愿，术后互相鼓励。但有时面临不同的手术结果，也需要各自疗伤。我刚住进来的时候，佳姐刚做完第二次手术，她的坚强乐观深深地鼓舞了我；和我同一天入住、同一天手术的李阿姨，我带动她多吃点，她带动我多动些；后来入住的刘阿姨，我和她分享住院必备，她和我分享她精彩的工作过往。

治疗我们的医护人员，在那里就是我们的神，帮助我们恢复健康。同时他们也是普通人，有自己的喜乐悲欢。有个护士妹妹每天来给我们扎吊瓶，我问她怎么天天上班也不调休，她说想攒几天假期，带爸妈出

门去旅行。我带了一本日本作者写的书，被护士长看到了，她说她以前特爱看，家里买了很多本。我的管床医生是从四川过来学习的，我问他在北京生活还习惯吗，吃得来不。有幸加了梁主任的微信，术前翻阅研究，看到他细致地分析过往的病情案例、积极地分享儿女成长的日常，就觉得很靠谱、很安心。

护工牛阿姨，在家人无法陪床的情况下成了我们坚实的依靠。因为经验丰富，她可以预知我们不同阶段的不同反应，抓住每一阶段的看护重点，劝着吃、逼着吃，让大家尽快恢复，扶着、拉着、带着我们多走动，在大家情绪低沉时说笑逗乐。听到她走南闯北的过去，含饴弄孙的未来，是个很厉害又能干的女士呢！

出院不是结束，是漫长恢复的开始，从此自己要做自己身体的第一责任人，照顾好自己。"保面保听"，我已经收获了超出预期的手术结果，但是术后耳鸣还在慢慢适应中，身体抵抗力好像也有变差，2024 年 4 月复查突发加强 MRI 造影剂过敏，5 月突发化脓性扁桃体炎。未来可能还会有身体的起起伏伏，但是听神经瘤这一仗，在大家的大力支持下，应该算是漂亮地打完了。生病以来收到许多的帮助和关怀，也想把这份善意分享传递出去。祝愿大家越来越好！活在当下，不留或少留遗憾！

陈　荣

2024 年 5 月 26 日

梁建涛点评：

在神经外科界，医生有个共识：给年轻、漂亮、未婚的女患者，尤其是老师、职员等，做听神经瘤手术压力最大。这个压力不是来自患者，而是来自医生的内心，因为全切、保面、保听对她们都非常重要。陈荣就属于这样的患者，她在银行工作，每天面对客户，她年轻漂亮且未婚，肿瘤中等大小，如果术后出现重度面瘫，无论她本人有无怨言，医生都会有满满的挫败感、负罪感。尽管说"疾病面前人人平等"，但不同的年龄、性别和职业，对同一个手术并发症的耐受程度确实不大一样。在医生的内心，手术中把握"全切肿瘤和功能保护"最佳平衡点时，会有不同的考量侧重。比如绝大多数听神经瘤，保功能，尤其是保面神经功能是第一位，但对于生长旺盛的复发肿瘤，肿瘤全切可能是首选。

还有一点，陈荣在文章中多次表扬护工牛阿姨："护工牛阿姨，在家人无法陪床的情况下成了我们坚实的依靠。因为经验丰富，她可以预知我们不同阶段的不同反应，抓住每一阶段的看护重点，劝着吃、逼着吃，让大家尽快恢复，扶着、拉着、带着我们多走动，在大家情绪低沉时说笑逗乐。"

患者朋友往往记住的是主刀医生，但每一位患者的治疗过程中，最少有10位不同角色的人为之默默奉献：手术医生3人、麻醉医生2人、手术护士2人、电生理监测医生1人、管床护士1人、护工师傅、外送师傅、ICU医护人员等，每一位都不可或缺，每一位都值得尊重和赞美。

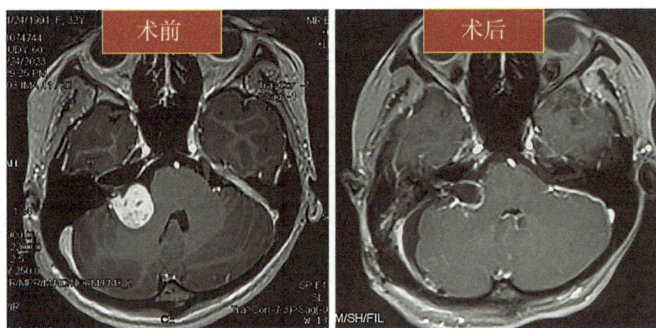

图 2-33　陈荣手术前后 MRI 影像图

故事 17　因为有你们，我才能涅槃重生

1 角色转换

每天踩着"风火轮"，不分昼夜地穿梭在每个病房，患者把我们比作"提灯女神""白衣天使"。我清晰地记得，2022年11月，因一次突聋做了MRI检查。一天工作日的中午，我躺在休息室的床上，查看着

我的 MRI 报告，映入眼帘：右侧桥小脑区占位！第一反应，长肿瘤了？我完蛋了。截屏把检查报告转发给我的爱人，淡淡地说了句，我脑袋里长东西了，此时我的思想已经呆滞了。老公说："没事，媳妇，我们抓紧时间去看。"不记得午后的班是怎么过来的，只记得强忍着内心的恐惧，尽可能和同事、患者多聊天，让自己更忙碌一些来转移我的无助。我由一名医务工作者转换成了脑肿瘤患者。

终于下班了，走出医院大门那一刻，我的眼泪像决堤的河，怎么也止不住了。回到家后，我嚎啕大哭了起来，老公沉默地忙碌着，掩饰着他内心的慌乱。我哭着对婆婆说，如果我万一有什么事，你一定要帮忙照顾我的儿子，他还那么小！到了晚上，我躺在老公怀里，哭得像个被上帝舍弃的孩子，哭得很绝望。想不明白，和老公哭诉着从小到大我没干过一件亏心事，为什么让我长脑瘤呢？老公也哭了，轻拍着我说："还有我呢，有病咱就治。"可作为一名医务工作者，我深切地明白脑袋是万万动不得的，稍有闪失，我就万劫不复。

2　看到了希望

镇静下来之后，我开始网上查各种资料，初步了解到我得的是听神经瘤，是良性的瘤子，这时候的内心像得到了松绑一样，最起码不能死，可等待我的又是什么呢？面瘫？耳聋？还是各种术后可怕的后遗症？我在抖音上查到几个做听神经瘤的大咖级医生，通过多番考量，我最终锁在了首都医科大学宣武医院梁建涛主任身上，于是在网络问诊平台上开始了我的第一次问诊。第一次听到梁主任的声音，很温暖。由于我当时的肿瘤比较小，也没有什么症状，所以建议动态观察。我很安心地度过了一年的时间，复查结果也是好的，肿瘤没有长大。一次机缘巧合，我得到了梁主任的微信，胆怯地加了他，当通过的那一刻，我哭了，就像一个垂死挣扎的孩子抓住了救命稻草一般。简单介绍了我的情况后结束了交谈，我怕影响他的工作，但我的内心万分激动。翻看着梁主任的朋友圈和手术视频，字里行间，我都能感受到他是一位医德高尚、温和儒雅的医生。他的足够优秀，使我变得踏实。

3 奔赴战场

一次嘴角的抽动、眼睑的跳动又打破了我平静的生活，离最后一次复查时隔 5 个月，肿瘤长到了 2 cm。这一年我已经做好失去一侧听力的准备，可我真的接受不了面瘫，我才 35 岁，我不知道该怎么去面对那样的自己，我也试着问我的六岁儿子，如果有一天妈妈口歪眼斜了，变得特别丑，你会怎么想？儿子说："妈妈，只要你活着，不管你什么样，我都爱你！"是啊，只要活着，只要我能有机会陪儿子长大，我就心满意足了！看着儿子软软地睡在我的怀里，紧紧地抱住了他，眼泪又不争气地流下来。我打开了梁主任的微信，说明了情况，梁主任说做了吧，我说好。梁主任说我一定会全力以赴，有我在，不要怕！可我深切地清楚脑袋的手术有太多的不确定性，儿子问我："妈妈你能保证不死吗？你一定要活着回来！妈妈，你只能成功，不许失败！"带着儿子的祝福，带着对梁主任的信任，2024 年 5 月 18 日，我在爱人和弟弟的陪同下向不曾谋面的梁主任奔赴而去。

4 初次见面

2024 年 5 月 19 日办理了住院手续，通知我 20 日下午做手术。可我还没见到梁主任，内心很煎熬，像热锅上的蚂蚁，坐立不安。20 日早晨去做心电图，错过了梁主任的查房时间，主任给我发微信，说手术前一定和我见一面。果然，中午我躺在床上内心忐忑地等待手术，听到了陌生又熟悉的声音叫我的名字，我急忙起身，嘴里喊着梁主任，眼泪又不争气地掉下来。梁主任细心地安慰着我，查看我剃头是否充分，主动和我握手。这一握，握到了我的心坎里，我一个普通患者，何德何能让一个这么忙碌的主任如此关心，正因为梁主任的态度，让我更加确定了自己的选择。有一种信任叫"生死相托"，我相信我的选择，我愿意为我的选择承担一切后果！

5 涅槃重生

见完主刀医生，我心里踏实多了，躺在床上用右耳听着最喜欢的音乐，也算是对它的一种告别吧，有可能今天过后，此生都要失去它了。很快，我被接到 8 楼手术室准备手术，手术室里的医务人员也都非常有爱心，帮我缓解恐惧。我小声问："梁主任什么时候来啊？"护士耐心安慰我："放心吧，梁主任答应你来，他肯定会来的！你睡会吧。"感觉脑袋沉了几下，就没有知觉了！时隔 5 个小时后，有人拍着我，唤我的名字。我有了意识，我窃喜，我还活着！积极配合医生活动四肢，做各种表情：保面全切。我偷偷地把手伸到右耳边上，用指甲盖来回摩擦，

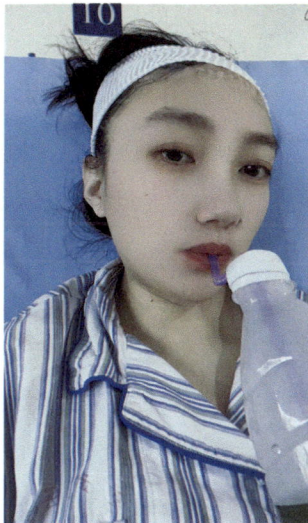

图 2-34 术后照片

我居然能还听得到这么小的声音！过了一会，医生也来检查我的听力，用手指摩擦问我是不是能听得到，我全部能听得到！我内心狂喜，梁主任果然厉害，保面保听全切。我告诉自己：你涅槃重生了！

6 熬过折磨

从手术室推出来后，我浑身不停地抖动，又控制不住地呕吐，是陪在我身边的医护人员帮我擦干净的，虽然我不知道他是谁，内心也是非常感谢。在重症监护室观察的晚上，我像个木头人一样一动不敢动。其间，有好多个医生陆续地来看我的状态。2024 年 5 月 21 日上午 9:00 多，我转回了普通病房。这一路上，我全程闭眼，配合着医护人员的各种安排，内心充满信任。术后前 2 天，我不敢转头，头疼得厉害，眼睛也睁不开，虽然身体非常痛苦，但心里却是美滋滋的。我的护工张姐尽心尽力地、专业地照顾着我。在别人熟睡的夜晚中，我也看到了忙忙碌碌的"提灯

女神"。从一个人被推上手术台，到手术顺利结束，我不曾再掉过一滴眼泪，因为我看到很多医护人员在和我一起努力，为了打赢这场仗而精心应战。那刻，我不再只是我，而是我们！

7 何其有幸遇到你们

在朦朦的睡意中，感觉有人轻轻探了一下我的脖子，我努力睁开眼睛，看到了梁主任！他轻声问："睡着了啊？没事，看看你。"我知道那应该是梁主任晚上刚下手术台，但体力不支的我又睡了过去。在医务人员和护工张姐的照顾下，术后第三天我可以下地走路了，可以自己洗漱了，一天比一天好转，每天都充满着希望。在出院的前一天，在得到主任的允许下，我拥抱了梁主任和宋主任。我紧握着梁主任的双手，内心无比踏实，是这双手为我披荆斩棘！梁主任说："祝贺你的手术圆满，感谢上天对你的眷顾。"对自己的功劳却只字不提，但我内心深处无比清楚，我又是何其有幸遇到了你们，得到了你们的救治，重启了我的美丽人生，依旧可以笑对人生，还是儿子眼里那位漂亮的妈妈，还可以听鸟叫虫鸣。我做了正确的选择，感恩上天眷顾，感恩梁主任团队的庇佑，帮我打了一场漂亮的翻身仗！现在术后第 17 天，一切都好，完美的一场保面保听全切手术，听力保留接近于正常水平。以前的我，已经习惯用左耳去听语音，接电话，右耳给我带来的感觉就是乱糟糟的。现在的我，右耳听力清晰。我对未来的每一天都充满希望！

8 遇到新的自己

感恩生活赋予我的一切，感恩听神经瘤让我停止了内耗，学会了要好好地珍爱自己，但再也不见！感恩梁主任的温暖，他的言行，让我真正地见识到了什么叫不贪财、不逐利，什么叫医者仁心、医德高尚，他是我十几年的职业生涯中见过的最好医生！我更愿唤他作男神，他的品行值得我崇拜一生、学习一生。我也一定会把我感受到的温暖，传递给我今后护理的每一位患者。于我的人生而言，他已经占有了不一样的分量，我的父母给我生命，我的爱人和儿子给我一个家，而梁主任重启我 35 岁以后的人生！我衷心地祝福他，一切都好！妈妈说，人生在世，每个人都会有劫难，而正因为你的善良，有贵人相助，终于渡劫成功。是啊，我一定会继续善良，心怀慈悲之心对待我身边的人，珍爱自己，热爱生活。人生如梦，健康如诗。愿我们用健康的身体去感悟人生的美好，用美好的心情去拥抱健康的馈赠。

宫　丽

2024 年 6 月 8 日

梁建涛点评：

宫丽是一名护士，却实打实做了一回患者，几个月后她会回归岗位，继续从事护士工作。人的一生，会经历很多个角色互换，比如今天的孩子，明天会成为大人；今天的学生，明天可能会成为老师；今天的患者，明天可能会成为医生；今天的主角，明天可能会成为配角。

我们总谈"将心比心，换位思考"，但如果没有真正站到对方的位置，真正做一回"对方"，是不可能真正理解对方的感同身受和酸甜苦辣的，比如医生对患者痛苦的理解。我曾遇到一位省会城市三甲医院的院长，他因脊髓血管病出血，背部疼痛，住院期间在做 CT 的路上因为路面不平，推车颠簸，导致他的疼痛更加剧烈，更加难以忍受，出院后他重新平整了医院所有的路面，他说，不做一回患者，真体会不到因颠簸导致的疼痛加重到底有多难受。

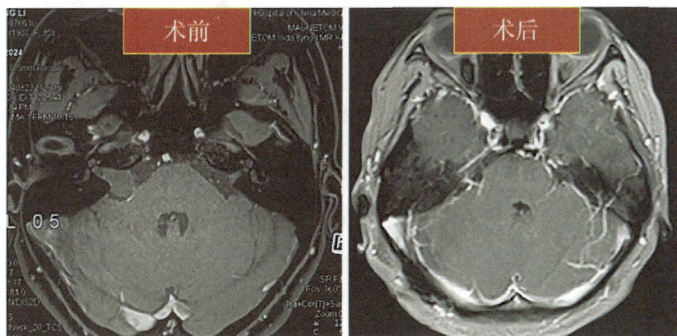

图 2-35　宫丽手术前后 MRI 影像

宫丽说："我也定会把我感受到的温暖，传递给我今后护理的每一位患者。"我相信她说的是真的，因为做了一回患者，她更明白了患者最需要什么。

故事 18　拯救母亲

我的母亲没读过书，不识字，就让我代笔吧。

当我第一次听到"巨大听神经瘤"这个名词时，我的内心是恐惧和不安的。那是一个阳光明媚的早晨，武汉同济医院的医生用严肃而沉稳的语气告知我，我母亲的病是听神经瘤，而且直径非常大，已经压迫脑干了。听到这个诊断结果，巨大的恐惧笼罩在心头，我不得不开始面对这突如其来的坏消息。首先为钱发愁，其次是手术风险，加上我母亲 67 岁了，是否能承受手术？我没告诉她实情，怕她有心理负担。当时父亲最害怕的是做手术人财两空，但作为儿子，我会陪着我的母亲一起面对，我一定要治好她，哪怕花再多的钱我也愿意，这是我的决心和态度。

母亲回想起最初的症状：持续的耳鸣和听力缓慢下降。这些微小而又不经意的变化，竟是听神经瘤的初期信号。随着病情的恶化，眩晕和身体平衡失调逐渐袭来，有时候吃饭吃得好好的，一阵电击一样的感觉突然袭来——三叉神经痛，直至我母亲右耳听力完全丧失。在武汉的时候我们也做过保守治疗，找了同济医院的老中医，我母亲跟我说中药喝了很多，三叉神经痛的症状并没有得到改善，现在回想起来还是我们做子女的认知不够，走了一些冤枉路，浪费了就医时间，花费了一些没有实际意义的钱，却并没有解决母亲的病痛。这个过程让我深切体会到身体健康的重要性，也让我明白了疾病的不容小觑。

就医过程中，我经历了从迷茫到逐渐清晰的心路历程。面对疾病的未知，我首先选择了信任的医院和医生。我记得是 2023 年 7 月 23 日，从武汉开车 1100 多公里把母亲接到了雄安，母亲岁数大了，担心她晕车，我没有一口气开到，中途在郑州休息了 1 天，来雄安的目的是离北京近一些，姐姐也在北京，可以多个人照顾。在网上搜寻了很多医院，放疗也考虑过，但是放疗对直径比较大的听神经瘤效果不理想，就果断放弃了。接下来就搜寻好一点的医院（天坛医院、首都医科大学宣武医院和解放军总医院），经过对比，可能是一种感觉吧，选择了建筑风格像大脑袋的首都医科大学宣武医院。医院选择好了，接下来就开始找医生了，我利用抖音的强大功能，搜到了梁建涛主任，点开梁主任的主页，用心看完每一个作品的讲解，我由衷地有一种安全感，接下来就在手机里办理了异地就医，在手机里办理了预约挂号，一切似乎都很顺利。找好朋友借到了手术费用，在家里等了差不多 2 周，首都医科大学宣武医院的工作人员打来了电话，告知我母亲准备手术了，需要准备哪些生活用品，怎样办理住院流程，以及多少住院费用。收到消息之后，买了雄安至北京的高铁票，2023 年 8 月 31 日办理入院，2023 年 9 月 13 日办理出院。我记得母亲是 2023 年 9 月 5 日 16:00 进手术室，次日 00:25 手术结束，8 个半小时的手术对我来说是一种煎熬，记得当时其他手术都结束了，一楼候诊大厅只有我一个患者家属了。当我看到梁主任向我走来的时候，我心里既高兴又忐忑，急切想知道我母亲怎么样、手术怎么样。梁主任和我说手术很成功，肿瘤切得很干净，因为手术时间长，现在又这么晚，接下来要去重症监护室观察一个晚上，如果没有什么特殊情况，明天上午就可以转回病房了。我当时不知道怎样形容我的内心，可能是母亲一生的善良换来的福报。9 月 6 日下午去探视母亲的时候，母亲头部缠着纱布，脸部略微有些水肿，可以吃些流食了，一般情况下术后 7 天出院，母亲的肿瘤很大，多住了 1 天。9 月 13 日叫了一辆出租车，我和我母亲回雄安了。接下来就是术后恢复及调理，妈妈术后发生了面瘫，但是听力恢复了，大问题解决了，接下来就是解决小问题，我给母亲找了一个针灸医生郝医生，把实际困难告诉了郝医生，郝医生二话没说，每天上门给母亲针灸治疗，总共做 20 次针灸。平时我会用艾灸给母亲面部艾灸，促进血液循环，按照梁主任的嘱咐，每天都会做面瘫恢复操，坚持服用梁主任开的药品。饮食方面以清淡营养为主，早上鸡蛋下面条，中午吃

237

米饭搭配瘦肉，绿色蔬菜，晚餐是小米粥、玉米、荞面馒头。我虽然是个男孩子，但是我 8 岁就会做饭了。住院的时候母亲的体重为 53 千克，经过我在雄安的照顾，母亲回武汉时体重是为 60 千克。母亲在雄安的日子里，晚上做梦做得最多的是梦到自己在刷碗，现在想想这也是一种幸福吧。

转眼母亲术后有半年时间了，复查的时候一切正常，刀口也恢复得很好，面瘫恢复了，听力也保留了，走路也有劲了，每天还可以接送孙子上学放学，在家跟孙子一起玩的视频也会发给我。从内心深处来讲，我感到很欣慰，亲人的健康比什么都好。

我相信只要积极配合治疗，选择靠谱的医院和靠谱的医生，听神经瘤并不可怕，治疗过程中的种种困难，如手术风险、康复痛苦等，都成了对意志和毅力的考验。我学会了坚强，学会了在痛苦中寻找希望。

母亲在与病魔的抗争中，我深刻感受到了朋友支持的重要性。他们是我的坚强后盾，是我在困境中不屈不挠的动力。同时，我也意识到社会的支持和关爱同样重要。医院的护士及护工细心周到的护理，让我感受到了人间温情。

回首母亲的就医经历，我深刻体会到生命的脆弱和宝贵。我更加珍惜自己的身体健康，也更加理解那些正在经历病痛折磨的人们。在未来的日子里，我将更加积极地面对生活，用自己的实际行动去关爱和帮助那些需要帮助的人。

患者叶环芝的儿子：郑超雄

2024 年 4 月 8 日

梁建涛点评：

这是超雄代他母亲写的文章，朴实无华的文字背后蕴藏满满的孝心，非常令人感动。拨动我们柔软心弦的从来就是真心真情，而非华丽辞藻和文笔技巧。

"百善孝为先，论心不论行，论行贫家无孝子"。超雄举债带母亲看病、手术，看似天经地义，但未必人人能做到，尤其是经济不怎么宽裕时。更加难能可贵的是，超群在母亲术后恢复期，亲自给母亲下厨做饭，饮食安排得非常周到得当，让母亲体重迅速恢复。扪心自问，有几个做儿子的能对母亲做到这一点？我估计我是做不到的。

父母爱孩子，是本能，是没有物种区别的，小猫小狗的妈妈同样会拼命保护自己孩子的。从生物学角度，这是物种繁衍所必需的，人也不例外，所以在医院鲜见有父母为孩子看病而犹豫不决；但孩子孝顺年迈、体弱多病的父母，却并非本能，很大程度上依赖家庭、社会在精神层面的教化，且实际效果差别很大，这可以解释为什么老人看病做手术时，子女们的意见分歧有的会很大，有的甚至会延误治疗时机。

超雄的母亲经济上也许不宽裕，但因为有这么个好儿子，精神上很富有。谢谢超雄的文章带给大家的启迪。

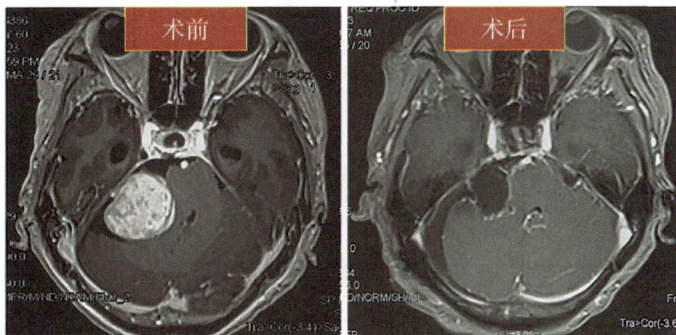

图 2-36　叶环芝手术前后 MRI 影像图

故事 19　意外的收获

致敬医者，致敬在疾病面前勇敢面对的人！

与其他听神经瘤病友不同，在首次头部 MRI 检查结果出来之前，我并未经历过明显听力下降与耳鸣的困扰。我从事 IT 工作，从 2022 年下半年起，左腿莫名其妙开始持续性麻木，考虑到早在 2015 年也产生过类似的感觉，且当年在 301 医院查过腰椎未见异常，本次依然当是没休息好及职业病处理，心想过个十天半月应该就好了。过了 2 个月没有好转，想着要不继续查查腰椎，如问题严重也好尽早介入康复治疗。跑了两家医院，也做了 MRI 检查，还是没有异常。可腿麻持续到 2023 年 3 月（持续了七八个月）还是未见好转，甲钴胺及其他活络的药吃了不少，一点没有好转。不知不觉内心也有点不好的预感，回想起 2015 年解放军总医院医生说的一句话：你要是不放心可以查神经内科。就这样转战到了公司附近一家医院的神经内科，医生开了头部 MRI 检查与双下肢肌电图。医生还安慰我：年轻、不会是头的问题，不会有事，不过既然来了就都查完了放心。

漫长的头部 MRI 检查等待期，到了 3 月底才做完，报告单需要等 3 天。说实话，不知道为什么，其实内心是有一些不好的预感，不敢查报告。有一天晚上与朋友聊起来，最近身边同事们的身体陆续出现问题，谁长了什么东西，朋友说了句经典的台词：年龄到了，长点东西也正常，一语成谶。吃完晚饭回到家，拿起手机到医院 App 看了一眼头部 MRI 检查报告，一堆专业术语一个没记住，只有最后一行字吸引了我的注意：左侧桥小脑角占位，听神经瘤？

看到"听神经瘤"这四个字脑子是懵的，以为自己喝多看错了，晃了晃头，又看了几遍，理智战胜了感性，就诊的这家医院毕竟是综合排名靠前的医院，并且是 MRI 检查，应该不会错。冷静地喝了口水，点了根烟到厕所，准备先在手机上查这位"听神经瘤"到底是何方神圣。

单侧听神经瘤：良性，耳鸣，面瘫，走路不稳，原因未知，概率很低。目前关于它的症状我一个都没有，发现它纯属意外"收获"。不觉倒吸一口气，与检查初衷相违背，现在腿麻原因还是不知道，意外发现脑子里长了个瘤，没准得开颅手术，到底是福是祸？一夜未眠。

第二天先与老妈通了个气，我是属于有事不爱瞒家里人，共同想办法才是上计。在此之前我连神经外科这个科室是做什么的都不知道，因为肿瘤是神经内科检查发现的，查询到宣武医院的神经内科更好，于是挂了个宣武医院神经内科的专家号，但完全是挂错了科室，其间多亏了一个朋友提醒才知道我这种肿瘤类属于神经外科。但我根本分不清神经内科跟神经外科有什么区别。查询到首都医科大学宣武医院的神经外科也是国家重点学科，不知道该挂哪个医生的号，恰巧看到陈革主任有号，并且擅长听神经瘤治疗，于是挂上了陈革主任的专家号。2023 年 4 月 10 日专家门诊，胆战心惊地进了陈主任的诊室，在此之前我内心想的都是希望医生说我没事，可以不用管这个肿瘤。可陈主任接下来的举动让我内心慌乱，他看了一眼 MRI 报告，直接熟练地从 8 张 MRI 片子里挑出了 2 张，给我指了指肿瘤的位置，可见他对这个病是非常熟悉的。陈主任建议尽快开刀，并且对我进行了摩擦手指的听力测试，也分析了其他治疗方式的利弊。保守观察，后期越长越大，风险越高；伽玛刀效果未知，术后听力会受影响，面神经能不能保住是有概率的。他估计肿瘤的生长时间应该在 2 年以上，发现得还算很早。更令我震惊的是，陈主任直接让助手打了一张住院单给我，让我考虑，不着急缴费，等医院通知有床位再说。我强作镇定，问了陈主任大概需要等多久才能安排手术，以及手术费用。陈主任回答：大概 1 个月之后可以手术，具体时间待确定，费用在 6 万 ~ 8 万元，北京医保报销之后在 2 万元左右。还给了我一张纸条，是好大夫在线的二维码，说有不懂的可以在平台上向他咨询。这所有的举动完全不在我的计划之内，我的想法仅仅是希望听到医生对我说你没事，快回家吧。事与愿违，我失落地走出医院，上了地铁，魂似乎已经丢在了那拥挤的走廊。

　　我一直认为在北京不花钱、不找人是没法住院的，更没有想到北京这种神经外科的开颅手术竟然需要排队一个月之久！后来了解到北京大三甲的手术别说一个月，只要不是重症，排半年都很正常。出了医院，给家里打电话告知医生的建议，坐上地铁回家了。之前完全没想开刀的事儿，实在太突然，内心惶惶不安，这种感受应该只有患过病的人才能理解。到家花了点时间查阅资料、在各类平台看帖子，了解到治疗听神经瘤最好的选择是手术，北京除了宣武医院就是 T 医院，关于手术医生的选择心里也有了个大概。左耳从当晚突然开始强烈耳鸣！我甚至不知道之前有无耳鸣的症状，已经分不清是生理原因还是心理原因。

回到公司后跟主管领导说了自己的情况，领导让我积极治疗，早发现是好事，有了领导的支持，心里也少了后顾之忧。不过有点头疼的是，家里人现在比我更慌乱，是不是微创、手术大概多长时间、什么原因导致、有没有多看几家医院等一系列问题抛向了我。我一一解释，明明我作为一个患者，却反过来安慰家人的情绪，好在我心态积极乐观。我认为良性肿瘤要不了命，其余的要相信医生。有几位亲戚听闻我脑部患有肿瘤之后，立马去约了头部 MRI 做相关检查，真是让我哭笑不得。既然都说了要做手术，那就保持好状态，戒烟戒酒，早睡早起，积极准备。突然就放弃所有的快乐，人也变得空虚。奇怪的是，之前的失眠也没了，到了 10 点多放下手机直接就能睡着。睡眠时间由 5 小时延长至 8 小时。

几位还留在北京的大学同学每月例行聚餐一次，跟大伙分享了这件事，最有意思的是 S 同学，鼓励我别怕面瘫，说他自己天生脸歪，一样结婚生孩子。有一群正能量的小伙伴在身边，心里又多了一分宽慰。

细细想来，有些事其实还是有一些预兆的，去年配眼镜，左眼莫名其妙涨了度数，戴耳机的时候偶尔能微微感觉出左耳听力比右耳听力稍弱一点，应该与这位左耳"听神经瘤"大神有关，偶尔突然起身会有那么一下身体不平衡，或者头感到嗡嗡响。这些应该是身体发出的求救信号被我完全忽略了。我的求医重心也由腿麻转移到开颅手术。

身边许多人劝我要多看几家医院，多看几位医生，不要听信一家之辞。家里人和一些朋友也劝我到排名更靠前的 T 医院，可我考虑距离过远，目前单身，住院时已退休的母亲从老家过来照顾我，去医院接送或探视我，恐怕有难度，通过综合分析，我个人更倾向于首都医科大学宣武医院。那段时间只要一有时间就查询关于首都医科大学宣武医院的一切，也了解到另一位医生鲍遇海主任似乎更擅长听神经瘤，但我怎么也找不到他的门诊挂号信息，网上咨询打听后才了解到他目前已经到深圳坐诊，不在首都医科大学宣武医院了，但是鲍主任的学生梁建涛主任还在首都医科大学宣武医院坐诊，并且同样擅长听神经瘤，似乎梁主任是比陈主任更合适的人选，他接诊的听神经瘤病例更多。这要感谢现在的网络平台，信息获取变得更加便捷，尤其是一位小红书群主，她完整的就医经历成了我参考的重要价值。

2023 年 4 月 17 日，我又挂到了宣武医院梁建涛主任的号，梁主任与陈主任的建议都很中肯，并且两位主任态度和蔼，说话温暖，两位医生的话让我心里也渐渐有了底。来之前，我考虑同一个医院换医生会不会有些阻碍，但实际是多虑了，我与梁主任表明想找他做手术的意愿，梁主任同意了，给我重新开了住院单。

等待排队过程中，还是有些担心与焦虑，仅仅从网上的只言片语中就选择一位医生是否有些草率与大胆呢？对我们普通人来说，开颅手术非同小可。于是在接下来的日子中，我疯狂寻找关于首都医科大学宣武医院及首都医科大学宣武医院神经外科和梁建涛主任的一切信息。我想到了陈主任留给我的好大夫在线平台，因为手上有两张住院单，还有选择的余地。这个平台我从未了解过，没想到会公开患者与医生的问诊过程，我浏览两位主任的每一个就诊记录，听每一段语音。无论怎么看，我都更坚信梁主任更适合我这个听神经瘤手术，而陈主任更擅长内镜比如垂体瘤手术。于是我与家里人说，想确定找梁主任做手术，并且考虑到首都医科大学宣武医院神经外科的平台，以及梁主任的助手都是副主任级别的宋刚主任，这样主、副手都是主任的配置放眼全国神经外科也很少见。

但内心似乎没有与表现出来的一样坚决，于是我继续查找关于梁主任的一切。偶然间，我发现了一本书《用心：神经外科医生沉思录》，网上只有只字片言，我立马在淘宝上购买了实体书，仔细阅读。第一次了解到叙事医学与医学人文，并且被内容深深震撼到了。这本书讲述了宣武神经外科主任们的一些失败案例，很难想象在如今社会，竟然有医院出这种书，大胆、直面地书写了医生们真实的内心世界，尤其是梁主任的章节：谭阿姨、老张、老于和田阿主任，这些名字过了一年我仍然能清晰地记得。老于的故事最为惊心动魄，是梁主任多年前一个梦魇般的手术，术中出现大出血，老于再也没有醒过来，故事发人深省，如果

243

断章取义，一定不会选择这种医生为自己手术，但接下来没过多久，主任又去援疆，到和田前线更加艰苦的条件进行一例又一例的高难度手术，挽救患者于水火，他没有被之前的失败吓退，我看到了一位医生救人的决心与对抗病魔的坚决态度，也坚定了我要找梁主任手术的决心！我也与母亲分享这段故事，她也大受感动，支持我到首都医科大学宣武医院找梁主任手术。

时间飞逝，2023 年 5 月 25 日星期四突然接到首都医科大学宣武医院电话，让我明天去住院。即使做了这么久的心理准备，但接到住院电话时，内心还是无比的紧张。事发过于突然并且没到预期的一个半月，工作也没交接，和医院沟通之后往后延迟了一周。住院医生说，因为我本人在北京，床位确实紧张，只能提前一天告诉我，应该是下周一至周三，说不准哪天。该来的还是要来的，坦然面对吧！

就在一切准备就绪的时候，还是发生了一个小意外。2023 年 5 月 29 日起床时感觉浑身发冷，一个不好的预感，可能"阳"了。没想到这个节骨眼突然发生了这个意外情况，由于是首"阳"，反应很大，发热、腰痛。5 月 30 日医院又来电话让我去住院，如实告知了情况，最后医院方面表示要等康复之后才能住院，不然也没法做手术。真是让人哭笑不得，不过我还是低估了新型冠状病毒感染的强烈程度，发热的感觉真是让人很难受。不知不觉过了 1 周，还是感觉四肢无力，每天都感觉困乏嗜睡，真的是非常难受。

不知不觉过了半个月，阳性转阴。2023 年 6 月 12 日联系助理医生；6 月 16 日通知住院；6 月 17 日办理住院。从牛街地铁站出来，我给母亲指着"大脑袋"楼，安慰了略显焦虑的母亲。缴纳了押金，母亲送我到神经外科大楼 5 楼后便离开了。入院前三天，做了心电图和胸部 X 线检查。端午节放假前，6 月 19 日，通知我明天下午做手术，赶在端午节前最后一台。22:00 之后禁食禁水。术前谈话在一楼大厅，是宋主任与一位小杨医生与我母亲谈话。母亲对宋主任说，听力可能不保的问题一时难以接受。于是小杨医生将我从 5 楼带到 1 楼，母亲终于见到了已经剃了光头的我。我反复与母亲解释，让她放松心态，并且与宋主任确认手术是否由梁主任主刀。宋主任说是他与梁主任一起，这样的答案也算安心了。住院期间我将《用心：神经外科医生沉思录》一书带到医院，反复阅读，平静自己焦躁的内心，但住院后还未见过主刀的梁主任本人，且次日就要手术了，焦虑感让我很难入睡。思考再三，将各个银行卡密码发给母亲，她也同样未睡，我安慰她不要多想。暗自苦笑，自己又何尝不是多想。

手术当天一早，还是未见到梁主任，我想着既来之则安之，反正宋刚主任已经说是他们二位一起做手术，想太多也无用。想到这里，我就进了洗手间洗澡，为下午做准备。就在我刚把身上淋湿，詹医生突然敲厕所门，说梁主任来看我了，我紧张地赶紧穿上病号服，里面还是湿的，终于见到了梁主任本人。梁主任亲切地与我握手，并且说手术前一定要来看患者，不然患者不放心。感觉梁主任就像一位和蔼的长辈，他看到了我床头的书，拿起来问我，我的《梦魇般的手术》一文你看过了吗？我说看过了。他说，那你还敢来找我做手术。我一时词穷，赶紧说看完了更加有决心了。梁主任微笑着再次伸出了手与我握手，说："好，延刚咱们一起努力！"他又说："关于听力问题期望不要太高，不然可能会有些失望。"我点点头。之后他同意了我添加微信的请求，还回复我：一起努力，我很有信心。这一刻，我终于把悬着的心放下来了。

14:00 进手术室，一路望着天花板倒退，内心五味杂陈，一针动脉，一针静脉就这样"消失"了 6 个小时，睁眼醒来一切已经结束。还是在失去意识前的床上，某位医生正在给我缠绕纱布，我意识到我还活着，手术结束了。回病房后，一阵阵头晕，我呕吐不止，牛阿姨为我垫好尿垫，拿来了盆子。如果形容那个感觉，就是喝酒断片，头晕、想吐的感觉，但是强度增加 10 倍。年轻医生提醒我联系家属，通知她们可以离开，此刻我才意识到母亲与舅妈已经在一楼大厅从 12:00 多等到了 22:00。我赶紧拿起手机，拨通母亲电话，强作镇定，说手术顺利，可以回家了。我甚至听到了旁边舅妈不可思议的语调问我妈：现在就能说话了？放下手机，又是一阵呕吐，我用了止痛泵，说实话没什么用。只能强撑着，就当回味曾经喝酒断片的自己，相信这一切终能过去。这时又被推去做了 CT，检查有无出血，可以说生不如死就是这种感觉吧！刚回病房又到放射科做检查，完全靠一点意志在坚持。回到病房，牛阿姨看我折腾够呛，安慰我说：你这两个神经咱们主任都给保住了，放心吧。后半夜，隔壁床大叔传来了呼噜声，我心烦意乱，只能堵住没被纱布缠住的右耳，世界突然安静了，我听不见他的呼噜声，甚至什么也听不到，我才明白牛阿姨是在好意地安慰我，我也明白从此我的左耳再也不能听见声音了。即使术前已经做了多次心理准备，这一刻还是未能控制情绪，顿感失落。我尝试做表情，似乎没有面瘫，心情很复杂与纠结，忘了当时有没有睡着。由于术中插了很多管子，左侧舌头烂了，右侧嘴唇肿得很大，梁主任当天下午又过来看我，看到梁主任不知不觉心里又多了点力气。

与别人相比我似乎疼得更厉害，中间还要再吃止痛药，就这样坚持一天又一天，熬到了出院。

2023 年 6 月 26 日下午，小杨医生通知我第二天可以出院了，心里五味杂陈。我这情况能行吗，至今没坐着超过 10 分钟，走路也不超过 20 米。有些焦虑，护工牛阿姨说："没事，我用轮椅把你推到门口，别担心。"我心里温暖了许多。小杨医生帮我拆了线，母亲也到了，牛阿姨推着我，就这样出院了。打了辆车回家，本来路上以为会坚持不住，还好顺利到家了。住院期间能碰到这样一位负责任的护工，也是我的幸运，她已经 62 岁，能直接抱起 90 千克的我，对她我不仅有感激，还有敬佩。

出院后一切看似顺利，1 周后我出现面神经水肿的面瘫症状，我发消息给梁主任，梁主任让我不要担心。没过 2 天，又发现伤口处有黄色液体，我联系护工牛阿姨，他又帮我找到宋主任，让我回到"大脑袋"楼现场看一下。就这样我又回到"大脑袋"楼，宋主任看后说：皮下积液，需要抽取。积液抽出 2 管注射器，他又帮助我缝了一针，重新加压包扎，叮嘱我吃消炎药，刀口有些红肿。就这样，我在北京炎热的季节又戴上了"紧箍咒"，心情烦躁。

　　熬了半个月总算都熬过去了。从住院期间睡不着开始，我在小红书上更新自己住院的经历与感受，得到了很多私信与留言。回复很多同样未做手术的病友，其中有一位徐姐，可以算是被我"忽悠"到了宣武医院，她在小红书上与我联系，恰好她要到宣武医院请梁主任面诊，那天我也到宣武医院找主任看面瘫，我们在门诊楼相遇，她比我术前要更恐慌一些。她看了我的状态及面部情况。我鼓励她：不要害怕开颅手术，到首都医科大学宣武医院就可以放心了。

　　恍恍惚惚，不知不觉手术已经过去了 1 个月。2023 年 7 月 17 日周一，挂了梁主任的门诊号，主任看了最后一针的刀口处，说恢复得挺好，面瘫情况也恢复了 80%，能感觉出还差一点点。没有建议我去做针灸或者其他康复。主任说当时切得很干净，半年复查就可以。当天把线也拆掉了。

　　当天的门诊遇到一位广州来的大姐，她一侧耳聋，另一侧患听神经瘤，也挂了梁主任的门诊。她问我听力是否保住。我不知道怎么安慰她，感觉很难受。她的号在我后面，我不敢再看她。我也曾安慰鼓励过一些病友，但那一刻感觉很无力，希望有一天不再有疾病。

　　虽然术后有些小波折，但好在还算顺利，一切往好的方向发展，2 个月后顺利回到了工作岗位。至于耳鸣的问题，高压氧没有去尝试。在饭馆、商场这些地方，耳鸣控制不了，但不耽误与同行朋友沟通，算是一种"特殊"的体验。耳机也不敢再戴了，一侧听力消失之后，就会感觉另一侧很重要。就像人的欲望一样，越得不到满足越不甘心，术前寄希望于不面瘫，术后又希望奇迹发生，可以重获听力。纠结、难过，百感交集，甚至有两次梦到听力恢复，激动得惊醒，赶紧在耳边搓手指，原来是梦一场。

　　近期加入了一些病友微信群，有术前、术后的伙伴，群里很活跃，某天大家探讨关于复发的问题和复查真正的意义。有位与我同在宣武医院做手术的病友说，当时同病房有一位大姐，外院术后十余年，后期未按期复查，未能及时发现复发的问题。还有一些伙伴说，术后大补也容易复发，尤其禁食鲤鱼、公鸡等大发之物。自认为内心够强大的我，此时也被搞得有一些焦虑。想来因素无非有以下几点：①对开颅手术的恐惧感，大脑是人体最复杂最神秘的，即使现在开颅手术成熟，但提起"开颅手术"还是人人心慌，大家都是如此，最基本的人性，无法逃脱；②对肿瘤的态度问题，没人希望身上长出额外的东西，尤其是二次出现"肿瘤"，这东西让人感到厌恶，不敢面对，也不想面对，但又不得不面对，除了手术也没有其他更好的治疗方案，但是又能如何，只能寄希望于医者在首次手术时将肿瘤摘除干净，不给复发的机会。

我没有按照梁主任术后 6 个月复查的嘱托，在不到 4 个月的时候就回宣武医院复查了。2023 年 10 月 9 日，乘坐地铁 19 号线到牛街站，下车看到"大脑袋"楼，思绪被拉回半年前，闭眼回想已经记不起当时术后的剧痛。周一的门诊大楼，熙熙攘攘。由于宣武医院 MRI 检查预约时间太长，我在十一假期前选择了一家可以当天出 MRI 检查报告单的医院做了头部 MRI。报告显示强化，主任说是因为打开内听道，是填充物及人工材料。还问我为什么 4 个月就提前来复查了，我说最近看讨论复发，有点焦虑。他说一般明确告知有残留的，复查频率可以高一些，术中全切可以不用频繁复查，可以间隔时间长一些，并且填充物有一点像肿瘤，真正是否残留只有术者知道。

说到这里，心中一颤，这就考验患者是否相信术者，术者是否能完全告知患者。之前某个群里看到，保听保面全切，复查却再生长，术中未打开内听道；也有术后十多年复查发现复发。有人欢喜有人愁，片子是真实的，机器不会说谎。我还是选择相信医生，也相信大部分医生都是为患者考虑的，十多年前的事，谁又能知道当时发生了什么，水平、误差都有可能吧，即使有残留，也未尝不是从患者面瘫方面考虑。术前很多人宁可选择残留也不接受面瘫，术后又为残留而焦虑。像我自己术前觉得听力无所谓，不面瘫就行，术后水肿消失后面瘫好了，又渴望听力，觉得自己不幸未能保听。知足者常乐，好说却不好做。

术前症状因人而异，术后反应同样因人而异，经历也是因人而异。说到自己，谁又能想到一个腿麻能发现听神经瘤呢。我执着了一下，有伙伴说可以查血管外科，于是又查了双下肢血管超声，还是未见异常，上半身已经都查了，下半身查过肌电图、坐骨神经超声，打过封闭针，又做了双下肢血管超声。最后血管科副主任说了一句：不是一切的临床症状都能检查到原因的。

　　就在我与肿瘤说再见的 4 个月后，我的心态却发生了重大的变化，与之前的积极心态不同，我后悔了。已经上班 2 个月，心态变得糟糕起来，耳鸣严重，眩晕感始终未彻底消失，并且整个事情的起因"腿麻"也还存在，左耳的听力导致我辨别方位出现问题，在人多的场合我变得害怕。开始我并没有放弃，尝试用针灸来治疗腿麻与耳鸣，未见明显效果。我开始变得烦躁不安，渐渐地内分泌失调了，脸上开始不停地起痘。术后我加入了几个微信群，病友们来自五湖四海，有在宣武医院做手术的，有在其他医院做手术的，有很多肿瘤比我大的患者都有保听，结合自己的现状，我开始胡思乱想，觉得做手术过于激进了，听神经瘤才发现两个月，大家对于小肿瘤都是观察，我的才 2.3 cm，不大不小，而目前的结果及手术效果似乎并不理想。手术之后，整个生活都变了，是否术前我对听力可有可无的态度影响了医生对于保听的操作，抑或是选择错了手术医生，是不是到某医院手术会更好？选择首都医科大学宣武医院，选择梁主任是我深思熟虑的决定，而今这个决定却使我陷入了自我矛盾之中，焦虑、失眠，每天各个群里比我好的手术效果比比皆是，而我看似像一个"失败者"。我不想再与其他人沟通，默默退掉一些群，想让自己变得安静一些，对整个过程重新审视。

　　自从生病之后，常常患得患失，整个生活也发生了翻天覆地的变化，烟、酒从此与我无关，24 小时单侧耳鸣与单侧听力消失。与人沟通或者朋友们小聚时，我常常故作镇定，而实际内心变得异常烦躁。

　　理性分析，我应该感到庆幸，肿瘤发现得早，面瘫也早已恢复，医保与补充医疗报销了大部分费用，购买的重疾险与公司的团体重疾赔偿了一笔可观的费用，整个人外表看似什么都没发生过。但实际是对内在的创伤远远大于头上的那一道"疤"，不停地想办法"自愈"，尝试与朋友们一起小聚，尝试到篮球场上投篮，尝试钓鱼，尝试打台球。我终于明白，看似肉体上的手术，真正的瘢痕却是在心里。不少伙伴已经释然如初，恢复正常生活。而我至今还依然在徘徊与迷茫，并且那个奇怪的不适感"腿麻"还是存在，加上耳鸣严重，症结始终不能解决。

求医路上，心结始终未能打开，既希望早日能查出原因，又害怕是一些什么稀奇古怪的毛病，如果我对"腿麻"一点都不关注，听神经瘤是否会几年后才能发现。第二次腰椎 MRI 还发现了骶管囊肿，医生说太小就当天生。最近尾椎疼痛，听说艾灸有用，就去家楼下理疗馆充值3000 元理疗费，做了几次未见明显效果。脸上起痘，搞得心情很差，去美容院充值 2000 元做护肤，最后发现好像是术后牛奶喝得太多引起油脂分泌旺盛，一周不喝牛奶，好像也不起痘了。这些哭笑不得的事情被朋友说我焦虑过度，应该去医院看精神病。

近日，听闻噩耗，一位与我年龄相仿的同事，突发交通意外身故。前几天还在企业微信上和他对话，共同开会场景还历历在目，虽然意外与疾病每天都在夺走人的生命，但真实地发生在自己身边还是久久不能释怀。时间不会因为谁的离开而暂停，我们也不能始终活在过去。住院期间，有一天躺在病床上，望着天花板，想想自己以后左耳听力全无，想想以后的单耳生活，也悄悄地流过一次眼泪。但想想那些在病房中见到的比自己更严重的患者，自己还是幸运的。经历了这次生病，虽然生活还是柴米油盐，但要用更好的心态来面对，相比于健康，相比于死亡，那些琐琐碎碎的烦心事又算得了什么呢，为什么不过得更开心一点呢。回想手术前一天晚上，永生难忘的 2023 年 6 月 19 日，我甚至想过生命会不会因明天的手术而消失。自从工作以来，第一次这么长的休假，有时候真不应该给自己太多压力，或许也就不会得这个病吧。

有些朋友比较关注医生的选择问题，就一些顶级医生而言，我觉得手术结果本身并不在于医生，而是由肿瘤决定的，医生一定会按最好的结果去做，结果如何却不是医生能控制的。有位朋友在微信群中加我，想了解宣武医院做这个手术的后遗症概率，还问我在宣武医院看到面瘫的患者多不多。说实话，住院期间都是紧张焦虑的，术后患者都是在病房养着，我能去哪统计。心病，医生应该也解决不了吧，更何况我一介凡人。至今了解到，无论哪位主任做手术都有过残留和面瘫的案例，但更多的是保面，甚至也有保听很好的结果。但是一旦发生，概率就是 100%，而肿瘤什么样只有开颅后才知道。

目前术后 10 个月，一切安好，也不再纠结，快乐工作，快乐生活，体能上可以徒步 10 km。宣武医院神经外科的牙骨传导也进入临床，让因听瘤而失去单侧听力的我也看到了希望，一切都在慢慢变好。

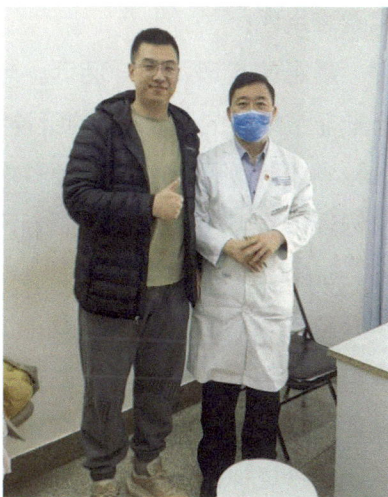

图 2-37　术后 7 个月第二次复查与梁主任合影留念

最后，还是想用梁主任朋友圈的话与各位共勉："五十知天命，越来越感觉到，手术结果，似乎也是冥冥之中，自有主宰，时不时会有努力之后结果仍差强人意的挫败感和无奈感。话虽如此，作为一名外科医生，出于对患者的责任和职业的荣耀，我仍然有逆天而动、人定胜天的信心和决心对待下一台手术。"

把自己交给这样的医生，我不应该感到任何后悔与焦虑。出院当天，梁主任查房，我想与梁主任合影，梁主任欣然同意，带着我到护士站合影，可惜宋刚主任不在，合影未能圆满，我身高比梁主任略高一点，拍照时梁主任拍着我的背笑呵呵地说，小巨人呀。我当时晕得厉害，看见梁主任又紧张，一时间竟说不出话。在这里正好可以说出来：我只是看着高一点，您才是真正的巨人。

致敬医者，致敬在疾病面前勇敢面对的人！

王延刚

2024 年 4 月 22 日

251

梁建涛点评：

延刚的文章，洋洋洒洒。想不到小伙子高大魁梧的身躯内竟然藏有一颗非常细腻的心。延刚的听神经瘤是因腿麻做MRI检查"意外"发现的，这种令人猝不及防的"意外"发现，在听神经瘤患者中并不少见，因为单侧轻微耳鸣、听力下降往往不会得到重视。

延刚文中提到的《用心：神经外科医生沉思录》一书，是我的老师凌锋教授策划出版的，它真实记录了首都医科大学宣武医院神经外科医生的工作模式，收录了很多真实的手术案例，其中不乏令当事医生刻骨铭心的失败案例，既让患者或非医疗行业的读者了解神经外科的工作特点，也希望神经外科同行能够避免相同的失败和教训。

《一次梦魇般的手术》一文中的真实的失败案例就发生在2014年，距离今天正好10年，但手术的所有细节、术后复杂情感至今都历历在目，恍如昨天。延刚读了这本书，全家依然选择我为他做开颅手术，这其实是对"医者坦诚"的高度认可。对听神经瘤的手术结果，医者对患者也需要坦诚，切干净了就是切干净了，有残留就是有残留。不能因为内心的虚荣而欺骗患者。

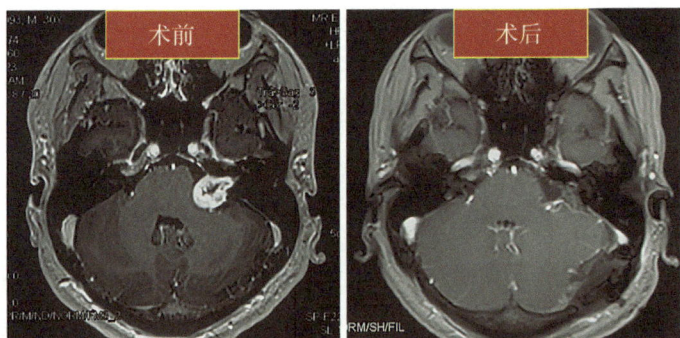

图 2-38　王延刚手术前后 MRI 影像图

故事 20　爱若晨曦，穿透阴霾

莫言说：记住那些对你好的人，因为他们本可以不这样。

2024 年 4 月 2 日，北京电视台播放的专题片《生命缘》让我心潮澎湃，片中听神经瘤患者李涛和首都医科大学宣武医院梁建涛主任团队共克疾病的历程，深深触动了我。很久没有这么认真地看过一档电视节目了，安静地坐在电视机前，每一帧画面都如同烙印般印刻在我心头，仿佛我与李涛并肩作战，共度风雨。当镜头转向那些熟悉的医护人员身影时，一股暖流涌上心头，仿佛看到了生命中的守护者，那些最可爱的人。

思绪被拉回 2023 年 2 月，因为嘴角发麻，我去当地医院神经外科挂号检查，上午刚做完增强 MRI，就接到 MRI 室打来的电话，询问我近期是不是左耳听力下降，这才回忆起来好像看新闻时没有字幕总觉得听不清楚，当下拿出耳机测试了一下，左耳听力果然大不如前，心里咯噔一下，有种不好的预感。下午拿到片子，报告上的"左侧听神经瘤"几个字如同晴天霹雳，顿时就懵了，从小到大从没中过奖，这次难道这么"幸运"？凭什么是我呀？难道要开颅做手术吗？我不要剃光头啊……各种声音在脑中乱作一团，惊慌、恐惧、无助、委屈的情绪纷至沓来，涌上心头，眼泪夺眶而出，一边哭一边想起妈妈还需要人照顾，孩子 6 月也马上面临中考，这个时候我怎么能垮掉，一边崩溃一边前行不就是一个成年人的基本修养吗？明天的工作还在等着我，我必须坚强。

2023 年 3 月，我和先生踏上了去北京的火车。通过从医朋友的推荐和网上各个平台的信息反馈，无论是从医疗技术还是医疗服务，临床经验还是患者评价，所有信息都指向了首都医科大学宣武医院梁建涛主任团队。毫不迟疑，我们订了北京的车票，一早赶到梁主任的诊室，门诊外的过道狭长，挤满了全国各地的患者和家属，空气不流通、闷热，待久了呼吸都变得不太顺畅，可大家好似都不在意，三五成群热烈地交流和讨论着，可能关乎生死人就变得什么都可以忍受。先生在网上预约的是梁主任的最后一个号，轮到我时已经是 13:00 多了，早已过了午饭时间，有些忐忑地推门进去，主任和蔼可亲，并没有因为时间原因而有丝毫不耐烦，他看了我的片子后，第一句话便是："别担心，肿瘤是良性的！"这句话仿佛一缕阳光穿透阴霾、照进希望，提在嗓子眼的心瞬间落下。

虽然梁主任告诉我手术势在必行，但我仍抱着一丝侥幸心理，主任耐心解释，如果不切除肿瘤，它会慢慢变大，压迫神经，影响听力和面部神经，影响身体平衡，甚至危及生命，所以这个手术我此生必做，越早越好。心提起又落下，落下又提起，最后释然，有些时候也许别无选择就是最好的选择。我询问梁主任如果延后几个月手术会怎么样？梁主任不解地问我为什么？我解释了一下自己的情况，孩子马上要中考了，这个时候对他来说是人生的关键节点，如果因为我手术对他造成任何影响，导致一些偏差，我此生都会活在愧疚中。梁主任点点头，贴心地让我加了他的微信，还安排助理医生为我登记了预约住院的信息，方便随时联系。

情绪隔离法是我面对难题时自动启动的防御机制，虽然逃避"可耻"，但是有用。手术必行，我不再考虑与病情有关的任何事情，正常吃饭，正常作息，正常工作和生活。虽然看不到肿瘤的情况，但是感觉病情在不断发展，最初只是嘴角发麻，后来整个头部、面部都麻木起来，口腔感知不到冷热，也失去味觉。炒菜怕咸了不敢多放盐，孩子总抱怨味道太淡了；头皮对高温没有反应，做头发烫伤都感觉不到；左耳开始耳鸣，听力逐步下降；身体平衡感也出现了问题，走路时不时地会踉跄一下。有时候打败我们的往往不是狂风暴雨，而是生活中细碎的小事，那些支撑起我们幸福的三餐四季、柴米油盐，如果连这些再平常不过的小事都做不好，如果有一天我成为别人的负担……偶尔思考这些问题时都会感到恐慌，疾病带来的不仅仅是对身体的侵害，更是对生活希望和信念的摧毁。

患病的事没有告诉家人和朋友，变成我和先生两个人的秘密。怕孩子情绪波动影响学习，怕老人思虑过度伤及身体，怕给朋友们带来负担，都处在人到中年身不由己的时候。有一天躺在床上，很自然地跟先生讲起病情的发展情况时，聊着聊着没有了回应，我疑惑地回头，看到先生紧闭着双眼，一行清泪自眼角缓缓流下，从此病情变成一件我们心照不宣、不愿触及，甚至避而不谈的事。有时候我会仰望夜空寻找属于父亲的那颗星星，会在心里抱怨："你为什么要那么早离开，为什么不能陪在我身边，我也会累、会害怕，我还想做一回小孩子。"想留住身边每个爱我的人，却发现连自己的健康都没能守住。

2023 年 7 月，孩子成绩出来了，不负众望考入了理想的高中，悬在心头的一块大石终于落下，手术也变得迫在眉睫，我试着给梁主任发了微信，没想到他很快就回复了，并为我安排了入院事宜。随着手术日期的临近，那些隐藏起来的情绪慢慢浮出水面，整理了家里的重要证件和密码，交给先生并郑重告诉他，如果手术中有什么意外发生千万不要抢救，比起死亡，我更怕没有尊严地活着。没想到堂堂七尺男儿，铮铮硬汉在我面前失声痛哭，嘴里喃喃自语:"你有个三长两短，我怎么跟孩子交代。"这一刻我才意识他身上背负了太多压力和恐惧，我逃避的痛苦全转嫁给了身边最亲近的人，每天陪读到深夜的是他，天不亮就起来做早饭的也是他，有空就趴在计算机上寻医问诊的还是他，他承担了全部。

准备北上的前一天，朋友们得知我要手术的事，连夜赶到我家门口，22:00，五个女孩子站在路边围成一圈，没有了往日聚会时的欢声笑语，大家都变得默不作声，是啊，该怎么互相安慰比较好呢，似乎所有的语言都显得苍白无力。良久，大家塞给我一个又大又厚的信封，百般推脱无果只好收下，拉扯间我们都哭了。相识三十载，这份友情却依然如初见般单纯美好，它摒弃了功利，超越了血缘，跨过了时间，无须多言，它的存在本身就是一种力量，让我在沮丧时仍不放弃希望，流着泪依然选择前行。当我试图照顾好自己的生活、守护我爱的人们时，爱我的每个人都在以各自的方式守护着我。凌晨把孩子托付给公婆，先生陪着我一起踏上这段未知的旅程。

入院伊始，心理上是有些不适应的，因为住院部施行封闭式管理，家属不能陪侍，每天只有下午 2 个小时的开放时间允许家属探视。后来慢慢发现病房各种设施和配备都很人性化，一个房间三个床位，空间很大，配有专门的储物柜，备有浴室，24 小时热水供应，点餐打开小程序就可以挑选喜欢的菜品，有专人送达，房间和楼道整洁卫生，医护人员轻声细语，而且因为没有陪侍人员显得格外安静，更适合患者休息。术前有专门人员带领大家做各项检查，报告自动送到医护站，术后有专职护工负责饮食起居与康复，每天医生都会查房，询问患者的身体情况和各项指标，一切都井然有序、有条不紊。负责我们病房的护工是牛华大姐，大家都亲切地叫她牛姐，牛姐嗓门大、语速快、带着点老家口音，工作起来干练麻利，有时候我也不能完全接收她发出的信号，但是扑面的热情是真切地感受到了。手术前除去常规检查，其余时间很清闲，白天我会看看书，在微信群跟朋友们打个招呼，汇报一下手术进程，夜幕降临，还会和隔壁床病友及牛姐来一次秉烛夜谈，聊聊病情聊聊生活，原来每个人背后都有着不为人知的故事，每个城市的每个角落，那些我们熟悉或陌生的人，大家都在默默过自己的生活、渡自己的劫，也许某次说声再见就是诀别。每天最期待的还是家属探视时间，先生会带来各种美食，白记年糕、豌豆黄、大益烤鸡、奶酪魏……牛街的美食都被他搜罗了个干净，我都有些恍惚了，究竟是来做手术还是来度假的。

手术前一天晚上，理发师来到病房给第二天手术的患者理发，确实如梁主任所说，只是剪掉了术侧局部的头发，长发放下遮盖，一点也看不出痕迹。后来在我拜读了梁建涛主任所写的"医生手记"才了解，这是首都医科大学宣武医院神经外科凌锋教授一直倡导并延续下来的医学人文精神的细节体现，深受感动，这个举动不仅仅关乎美丽，更关乎一个女性患者的价值和尊严。

即使情绪隔离法再有效，手术当天，内心还是恐惧和不安起来。清晨梁主任亲自查房，亲切同我握手，关心地询问："手怎么这么冰凉？"我愣了一下尴尬地答道："紧张吧。"梁主任微笑地说："没关系，放宽心。"自己都没有意识到的情绪却被梁主任敏锐地觉察，他掌心的温度传递过来，那是离心房最近的位置，带给我莫大的安全感，心瞬间变得踏实和笃定，他温柔而坚定的目光仿佛春风拂面，抚慰人心，医者仁心，大爱无言，从此具象。莫言说：记住那些对你好的人，因为他们本可以不这样。

等待手术的过程有点煎熬，牛姐让我先去睡会儿，一会儿接手术的工作人员来了叫我。大概过了几个小时，我被叫醒时还有点迷迷糊糊，匆匆忙忙更换了手术服，牛姐为我扎好了头发，送我出病房，躺在走廊的手术推车上准备出发时，牛姐忽然叫住了工作人员，拉住我的推车，口中念念有词，有点像法师在做什么法事一样，最后用拇指在我眉心按了一下宣告结束，她的这个举动还招来工作人员的"不满"和调侃："赶紧的，时间来不及了，你这还神神叨叨的。"虽然这次完全没有听懂，但是全部接收到了牛姐传达的关心和祝福，我的牛姐呀，爱你！

你知道手术室的顶灯有几颗吗？我数过，84 颗，一遍又一遍地数直到昏睡过去。躺在手术床上，深刻地感受到人是孤独的，每个人的人生中都会有一个或几个需要自己独立面对的沉甸甸的课题，或早或晚，无人能替代，只有自己。

你见过凌晨 3:00 的北京吗？我看过，有一天做完 MRI 检查，先生陪着我返回医院，细雨打在街道上，路面反射着清冷的月光，不见行人，小巷仿佛看不到尽头，我不孤单，良人在旁，携手一生，内心温暖而富足。

手术进行得很顺利，当我从麻醉中苏醒，第一眼看到的是梁主任，他俯下身来轻声呼唤："张静，张静，你做几个表情试一试。"当看到我能自如地咧嘴皱眉后，主任放松般起身，欣慰地告诉我："手术很成功，肿瘤切除得很干净，面神经也保住了，恭喜你！"这一刻，我感到无比的庆幸和感激，泪水模糊了双眼，我努力望向主任的方向，执着而虔诚，如果不是麻药的残余作用，我想双手合十深深鞠躬；这一刻，我感受到的是来自信仰的力量，敬佑生命，救死扶伤。对患者的悲悯与关怀，是医者内心的柔软与温暖，对专业的细致和专注，是医者肩负的责任与担当。

术后检查完，我直接转入病房，又是牛姐张开迎接我，可我已无力回应，麻醉药的药效时间过后，头痛欲裂，脑子里像开了一个铁匠铺，叮叮当当，又像有千军万马呼啸而过，白天输完止痛药可以小睡一会，晚上药效过了头痛得还是睡不着，止痛片、安眠药一片不行再吃一片，直到护士再不答应给药。我就睁着眼睛熬时间，熬到第二天又可以输止痛药，就这样过了几天，幸好后来做了几次腰椎穿刺后缓解了。没有一丁点食欲，一小块馒头能在嘴里反复咀嚼，就是难以下咽，先生买来各种水果和果汁，妹妹还送来亲自熬煮的奶油南瓜羹，我都无福消受，要是平时就这样多好，也不用那么费力地去保持身材了。每天没有舒服的时候，只有难受、比较难受和特别难受，唯一安慰我的是原来脸部、头部麻木的情况术后神奇地消失了，我又恢复了味觉。医生每天会来查房，除了询问术后情况，还会解答患者各种奇奇怪怪的担心和疑问，遗憾的是，没有再见过梁主任。

一周后我拆线准备出院，医生详细交代了出院注意事项和复查时间，并为我开好了出院后服用的药物。那天下着大雨，牛姐怕我着凉，翻出她衣柜里一件崭新的白色高领打底衫给我套上，提着我的行李，扶我下楼，先生早已等候多时，惊心动魄的旅程就这样结束了吗？心里忽然升起一阵阵不舍，我紧紧抱住牛姐，眼泪夺眶而出，她的眼眶也湿润了，我们约定了复查时再来看她。临走时我抬头望了一眼神经外科大楼，想起那些我叫得出名字和叫不出名字的医护人员，十几天前我们还是陌路，现在却有了割舍不断的链接，那是于细微处着手、于无声间关怀带来的抚慰，是医学人文精神的核心与体现。

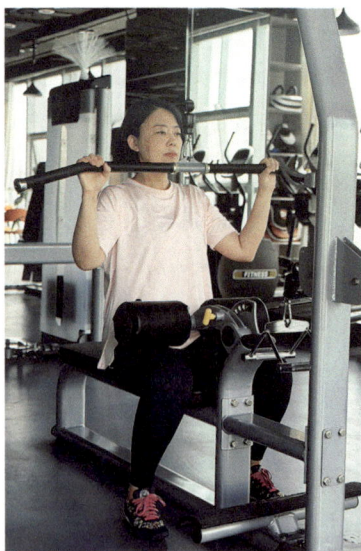

图 2-39　术后有计划地康复训练

木心先生说自己是个悲观主义者，陈丹青问他："照你这么说，世界就是这个样子，那怎么办？"木心停了很久后回答："最后起作用的还是爱，爱人，爱自然，爱生命，爱艺术，随你怎么说，就你得有这个爱。"手术到现在已经过去 8 个月了，虽然身体还需要一段时间的调养，但我已经能够重新投入正常的生活和工作中了。病痛仿佛是上世纪的事情，那些记忆与感受都模糊了，清晰的只有爱，那是朴素、温暖、坚实的爱，是见识过彼此的瑕疵与狼狈之后，仍坚定不移的爱。烟火人间、繁华喧嚣，周遭的一切仿佛都在告诉我要加倍珍惜现在所拥有的一切，更不要忘了将自己接受到的帮助与善意回馈给他人。

当听神经瘤的病友看到这篇文字时，希望你同样有幸与梁建涛主任团队相遇，生命脆弱而宝贵，一次正确的选择胜过百倍的努力，希望你也遇良医，有爱守护。主任说："天下之至柔，驰骋天下之至坚"，保护医生的最强利器是"不傲慢、不冷漠、不贪婪"，他知行合一。感谢

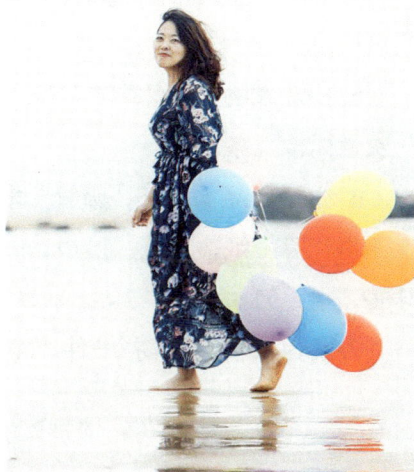

图 2-40　一直认真生活着

梁主任及其团队带给我第二次生命；感谢护工牛华大姐手术期间的照拂；感谢家人及朋友长久以来的陪伴与支持，爱你们！

如果说生命是体验的过程，那么我只是比别人多了一种经历而已，不是大难过后就会大彻大悟，所有问题迎刃而解，而是内心变得更包容更松弛，明白烦恼就是生活的一部分，也允许意外发生。生活还是原来的样子，却又变得有些不同，我会原谅自己的平庸，也允许自己犯错，现在的我，虽然表面看起来像正常人一样，只有自己知道永远也回不到过去的状态了，左耳听力几近全无，耳鸣、眩晕和平衡感失调也许会相伴一生，那又怎样，就这样带着缺憾继续前行，一朵小花也要拼命绽放。

谨以此文记录平凡人生中不平凡的一段经历，也把爱我和我爱的人写进生命。

附：住院物料清单

1. 证件：身份证，医保卡，医保本，银行卡（预存手术和生活费用额度），现金少量。

2. 病历：过往病历及相关检查片子和报告（统一放在一个袋子里）。

3.文件袋：用来存放入院后押金条和检查过程中所有单据，以免丢失。

4.洗漱用品：毛巾，香皂，牙刷，牙膏，洁面和护肤品，洗发水，沐浴露，吹风机。

5.换洗衣物：根据季节至少准备一身备用衣物，袜子一双，拖鞋一双；一次性内裤几条。

6.生活用品：水杯，吸管（术后用），餐盒，餐具，塑料袋，衣架，卫生巾，卫生纸，抽纸，湿巾，一次性纸杯（刷牙、喝水、盛水果等），牙签，指甲刀。

7.其他：外套或开衫一件，做检查时披上；帽子一顶，出院戴；书一本。

张　静

2024 年 5 月 29 日

梁建涛点评：

张静在 2023 年 8 月做手术，那年她 46 岁。她的所思、所想、所感，代表了大多数听神经瘤患者的心声，因为听神经瘤发病年龄的中位数就是 47 岁。这个年龄段，上有老，下有小，在家里、在单位、在社会，都是不可或缺的顶梁柱。看病治病，牵一发动全身，需要先瞒住老人，安顿好孩子，安排好工作，才千般不舍、万般无奈地踏上茫茫求医路。

临行前，她把家里的有价证券、银行卡密码一一交代给爱人，好像"交

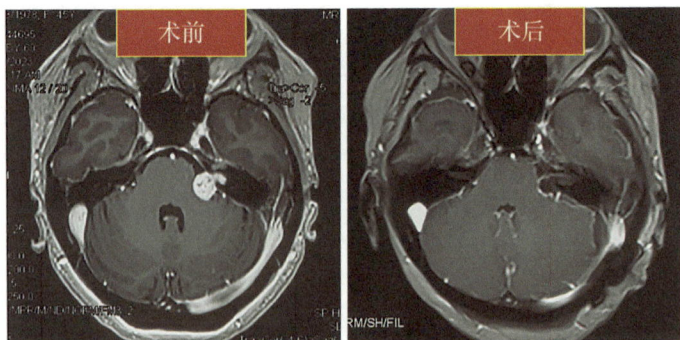

图 2-41 　张静手术前后 MRI 影像图

代后事"一般,万一……怎么办,万一……怎么办,充满"风萧萧兮易水寒,
壮士一去兮不复还"的伤感和"醉卧沙场君莫笑,古来征战几人回"的悲壮。
同样的描写,本书的患者故事里有几篇文章都出现过。可见听神经瘤手
术在广大患者的心目中是何等的生死未卜,充满风险,充满恐惧。

张静很爱读书,她的文笔很细腻,很准确,寥寥数语,就能击中要害,
直抵心灵。我非常喜欢读她的文章,还把一部分初稿交给她润色修改,
她为此付出了很多心血,在此向张静女士表示诚挚感谢。

第3章

听神经瘤的治疗历史

　　200 多年前，没有现代先进的检查手段，人们对听神经瘤的认识起源于尸检，据史料记载，首次描述听神经瘤是在 1777 年，荷兰解剖学教授 Eduard Sandifort 在解剖报告中第一次描述了单侧听神经肿瘤[1]，双侧听神经瘤病例则是 Wishart 在 1822 年第一次报道[2]。Jean Cruveilhier（1791—1874）是巴黎第一位病理解剖学教授，他编写了第一本脑病理学彩色图谱，其中有关于嗅沟脑膜瘤和桥小脑角区肿瘤的标本描述。书里有一段描写了一名 26 岁女性在生命最后 3 个月的经历，该患者以头痛起病，19 岁时丧失了听力，逐渐失明并伴有左脸抽动，在尸检中，Cruveilhier 发现后颅窝有一个大肿瘤，压迫小脑和脑干，累及第 5 ~ 11 对颅神经，并导致双侧视神经萎缩，肿瘤紧贴岩骨后部，并侵蚀内听道[3]。

　　听神经瘤手术的最早描述是在 1894 年，英国外科医生 Charles Ballance（1856—1936）对桥小脑角区肿瘤进行了第一例成功手术（患者存活），从临床表现和患者术后的转归来看很有可能是听神经瘤或是脑膜瘤，Ballance 描述用手指将肿瘤移除，患者后来出现神经性角膜炎，需要摘除眼球，患者存活，但遗留有三叉神经、面神经麻痹症状。病理报告为纤维肉瘤，然而，当时神经鞘瘤常被描述为胶质细胞肉瘤或纤维肉瘤[4]。因此，有些学者认为 Ballance 实际上切除的是桥小脑角的脑膜瘤，而不是神经鞘瘤[5]。1905 年，在伦敦的国立医院，Horsley 成功地切除了一例患者的听神经瘤，患者存活，但因小脑前下动脉损伤导致脑干缺血出现严重残疾，同年，Borchardt 首次经乙状窦后入路切除听神经瘤，并在 1906 年报告了他切除桥小脑角区肿瘤的结果，共进行了 18 例手术，其中 13 例死亡[2]。

　　Fedor Krause（1857—1937）出版了神经外科图集，详细描述了后颅窝疾病的治疗方法，在他的专著（1909—1912）中，描述了如何使用手指切除桥小脑角区肿瘤的技术。Krause 报告了 31 例桥小脑角区肿瘤切除的结果，其中 26 例死亡。在伦敦召开的国际医学大会上，Horsley、Eiselberg 和 Krause 报告的死亡率为 67% ~ 84%。

　　根据 А Д 等介绍，1903 年 Garré 曾尝试切除术中发现的双侧听神经肿瘤。然而患者死亡，死后尸检发现为广泛的神经纤维瘤病[1]。

Goodrich 曾提到[6]，法国神经外科先驱 Thierry de Martel（1875—1940）对脑桥小脑角肿瘤特别感兴趣。De Martel 是工程师出身，他将坐位引入后颅窝手术，之前只有侧位或俯卧位，并报告了 1 例接受手术治疗的听神经瘤患者，其临床症状得到迅速改善[7]。

1916 年 Henschen 通过评估尸检样本发现，听神经瘤起源于前庭蜗神经的前庭部分[1]。

美国神经外科之父 Harvey Cushing 在 1906 年进行了 1 例听神经瘤切除，但当时手术条件有限，并没有完全切除肿瘤。他在前期描述了 30 例听神经瘤手术，并在 1917 年发表了著名的《听神经瘤和桥小脑角综合征》。他认为囊内切除比试图将肿瘤从脑干和颅神经中分离出来要安全得多。通过使用这种技术治疗的患者，死亡率降低了 10% ～ 15%。但 5 年复发率高达 54%。Cushing 一共进行了 176 例听神经瘤切除，其中 13 例完全切除，总死亡率为 7.7%[2,8]。Cushing 的学生 Walter E. Dandy（1886—1946）认为 Cushing 报告的听神经瘤复发率太高，1917 年，他展示了成功完整切除听神经瘤的过程。因此，他认为，如果采用细致的技术进行肿瘤及囊壁剥离，而不是仅仅是囊内切除，死亡率则会降低。1922 年，Dandy 发表了手术策略和技术，但是没有提及 Cushing 早期的文献和贡献，因此，Cushing 写信给院长，对 Dandy 的行为提出质疑而且措辞很严厉[6]。1925 年，Dandy 描述了 5 例采用双侧枕下开颅的方式完全切除肿瘤，后来将其改为单侧枕下开颅[6]。1941 年，他报告了 46 例听神经瘤经单侧枕下入路完全切除肿瘤，死亡率为 10.87%，然而，在 45 例接受手术治疗的病例中，只有 1 例成功地保留了面神经[2]。1949 年，Horrax 和 Poppen 支持 Dandy 的理念，报道了完全切除听神经瘤的优势，他们的 5 年死亡率为 12.7%，远低于囊内减压的死亡率 54% ～ 56%[2]。

1904 年，Panse 提出直接通过岩骨可以更加安全地到达听神经瘤部位，Zange 在 1945 年规范了这一入路，但是该入路必然会损伤听力和面神经功能，而且也会导致脑脊液漏，甚至由于脑脊液漏而致命，因此无法进行大肿瘤切除，只推荐进行内听道内小肿瘤切除。Cushing 评价，对于小的肿瘤可以利用这一入路进行手术，否则该入路作用不大，之后经迷路入路一直受到冷落，直到有了电测听、CT 和 MRI 等诊断技术后才有所改观。到 20 世纪 60 年代至 70 年代，House 开展了中颅窝手术入路切除听神经瘤，随后 House 和 Hitselberger 开展经迷路入路进行手术，诊断技术的应用进一步完善了经迷路入路，并降低了手术死亡率[2,9]。

耳鼻喉科医生首先在临床手术中使用显微镜，其次是眼科医生、血管外科医生和整形外科医生，他们在"二战"后开始在手术室中使用显微镜。神经外科首先使用显微镜的是 Theodore Kurze，他使用显微镜切除了 1 名 5 岁患者的面神经鞘瘤。1960 年，他建立了世界上第一个颅底显微外科实验室[10]。

1965 年，Rand 和 Kurze 报道经枕下入路显微切除听神经肿瘤，这为保留面神经、前庭神经和耳蜗神经提供了可能。枕下入路可能保留听觉功能，而经迷路入路则无法做到这一点[8,11]。

Leksell 在 1951 年描述了立体定向放射治疗，这是一种通过使用由立体定向精确定位控制高剂量聚焦电离辐射来损毁颅内目标的方法。据 Niranjan 和 Lunsford 回忆，1967 年在斯德哥尔摩 Leksell 和 E. O. Backlund 进行了第一次伽玛刀手术，2 年后的 1969 年，Leksell 和 G. Norén 进行了第一次放射手术来治疗听神经瘤。近期报道的听神经瘤患者接受放射外科治疗的长期结果显示面和蜗神经保留率高，同时肿瘤生长长期控制率高。

Mahmut Gazi Yasargil 是一名年轻的土耳其神经外科医生，在美国佛蒙特州完成了 1 年的显微外科培训后回到苏黎世，并于 1967 年成功地进行了第一例颞浅动脉 – 大脑中动脉搭桥手术。这极大地改变了神经外科手术的方式。他发明了许多器械设备，如可调节距离的显微镜、可调节的牵开器和显微器械[12]。也正是这些器械和技术的改进，面神经功能保留得到了很大程度的提高。

随着计算机断层扫描(CT)、磁共振成像(MRI)和其他成像方式的发展，以及神经监测技术的引入，使桥脑小脑角手术的并发症率显著降低。听神经瘤患者的面神经功能和听力保留率也逐渐得到了提高，同时死亡率降低[13,14]。20 世纪 90 年代，文献报道的面神经解剖保留率达到了 93%，听力保留率 39% ~ 47%，死亡率降到 1%[13,14]。近期的文献报道对于小的听神经瘤听力保留率达到 70% 以上[15]。在 Samii 教授最新报道的数据显示，对于 Samii 分型 T_1 ~ T_3 的肿瘤面神经保留率达到 100%，T_4 肿瘤面神经保留率达到 97%，听力保留率也得到了很大的提高[16]。

中国的听神经瘤治疗始于 20 世纪 50 年代，最早开展听神经瘤治疗的是中国神经外科的奠基人赵以成教授，于 1956 年在《中华外科杂志》上发表了 "颅内肿瘤"，报道了 10 例听神经瘤的外科治疗[17]，之后蒋先惠、柴万兴、薛庆澄、朱祯卿、陈炳恒等先后报道了共约 300 例听神经瘤的外科治疗[18-21]，当时的主要诊断是以临床症状和 X 线检查内听道，由于医疗水平的限制，多采用局部麻醉，并切除少部分小脑以增加显露空间，死亡率也高达 12.4% ~ 40.0%[17-21]。随着解剖、手术技巧、影像学、手术器械的发展，在 20 世纪八九十年代，死亡率降到了个位数，而且面神经保留率达到 60%，肿瘤全切率也达到 77.4%[22]。到 2000 年以后，国内的外科治疗技术得到了不断完善，步入成熟阶段，这得益于显微解剖、影像技术、术中监测、内镜技术的不断发展，国内的面神经保留率也达到了国际水平。现阶段，国内大的神经外科中心，听神经瘤手术死亡率 < 1%，肿瘤影像学切除率达 90% ~ 98%，面神经功能保留率 80% ~ 90%，听神经功能保留率 20% ~ 40%[23]。

参考文献

[1] AHN MS, JACKLER RK, LUSTIG LR. The early history of the neurofibromatosis. Evolution of the concept of neurofibromatosis type 2[J]. *Arch Otolaryngol Head Neck Surg*, 1996, 122(11): 1240–1249.

[2] KOERBEL A, GHARABAGHI A, SAFAVI–ABBASI S, et al. Evolution of vestibular schwannoma surgery: the long journey to current success[J]. *Neurosurg Focus*, 2005, 18(4): e10.

[3] PEARCE JM. Cruveilhier and acoustic neuroma[J]. *J Neurol Neurosurg Psychiatry*, 2003, 74(8): 1015.

[4] STONE JL. Sir Charles Ballance: pioneer British neurological surgeon[J]. *Neurosurgery*, 1999, 44(3): 610–631.

[5] AL–RODHAN NR, LAWS ER, JR. Meningioma: a historical study of the tumor and its surgical management[J]. *Neurosurgery*, 1990, 26(5): 832–846; discussion 846–837.

[6] GOODRICH JT. A millennium review of skull base surgery[J]. *Childs Nerv Syst*, 2000;16(10–11): 669–685.

[7] LANZINO G, DIPIERRO CG, LAWS ER, Jr. One century after the description of the "sign": Joseph Babinski and his contribution to neurosurgery[J]. *Neurosurgery*, 1997, 40(4): 822–828.

[8] RAND RW, KURZE TL. Facial nerve preservation by posterior fossa transmeatal microdissection in total removal of acoustic tumours[J]. *J Neurol Neurosurg Psychiatry*, 1965, 28: 311–316.

[9] HOUSE WF, HITSELBERGER WE. Transtemporal bone microsurgical removal of acoustic neuromas. morbidity and mortality of acoustic neuromas[J]. *Arch Otolaryngol*, 1964, 80: 752–754.

[10] KRISS TC, KRISS VM. History of the operating microscope: from

magnifying glass to microneurosurgery[J]. *Neurosurgery*, 1998, 42(4): 899−907.

[11] RAND RW, KURZE T. Preservation of vestibular, cochlear, and facial nerves during microsurgical removal of acoustic tumors. Report of two cases[J]. *J Neurosurg*, 1968, 28(2): 158−161.

[12] TEW JM, JR. M. Gazi Yasargil: Neurosurgery's man of the century[J]. *Neurosurgery*, 1999, 45(5): 1010−1014.

[13] SAMII M, MATTHIES C. Management of 1000 vestibular schwannomas (acoustic neuromas): surgical management and results with an emphasis on complications and how to avoid them[J]. *Neurosurgery*, 1997, 40(1): 11−21.

[14] SAMII M, MATTHIES C. Management of 1000 vestibular schwannomas (acoustic neuromas): hearing function in 1000 tumor resections[J]. *Neurosurgery*, 1997, 40(2): 248−260.

[15] MASTRONARDI L, DI SCIPIO E, CACCIOTTI G, et al. Hearing preservation after removal of small vestibular schwannomas by retrosigmoid approach: comparison of two different ABR neuromonitoring techniques[J]. *Acta Neurochir (Wien)*, 2019, 161(1): 69−78.

[16] SAMII M, GERGANOV VM, SAMII A. Functional outcome after complete surgical removal of giant vestibular schwannomas[J]. *J Neurosurg*, 2010, 112(4): 860−867.

[17] 赵以成, 薛庆澄. 颅内肿瘤 二百例临床病理的分析 [J]. 中华外科杂志, 1956, 4(9): 671−680.

[18] 蒋先惠, 姚肇康, 裘法祖. 听神经瘤 [J]. 中华外科杂志, 1961, 9(6): 461−467.

[19] 柴万兴. 听神经瘤 50 例分析 [J]. 中华外科杂志, 1961, 9(9): 641−644.

[20] 薛庆澄. 小脑桥脑角肿瘤 [J]. 中华外科杂志, 1962, 10(3): 164−167.

[21] 朱祯卿, 邹永清. 听神经瘤手术治疗的几点体会 [J]. 中华外科杂志, 1965, 13(4): 314.

[22] 张瓦城, 李德泽. 听神经瘤 602 例的临床分析 [J]. 中华神经精神科杂志, 1983, 16(5): 266−270.

[23] 宋刚, 吴晓龙, 林庆堂, 等. 大型前庭神经鞘瘤手术治疗效果分析 [J]. 临床神经外科杂志, 2021, 18(3): 295−298, 304.